Hefte zur Unfallheilkunde
Beihefte zur Zeitschrift „Unfallheilkunde/
Traumatology"
Herausgegeben von J. Rehn und L. Schweiberer

165

D1662597

Experimentelle Traumatologie
Neue klinische Erfahrungen

Forumband der
4. Deutsch-Österreichisch-Schweizerischen Unfalltagung
Lausanne, 8.–11. Juni 1983

Herausgegeben von
C. Burri U. Heim J. Poigenfürst

Mit 74 Abbildungen

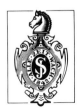

Springer-Verlag
Berlin Heidelberg New York Tokyo 1983

Reihenherausgeber:

Prof. Dr. Jörg Rehn, Chirurg. Universitätsklinik und Poliklinik der Berufsgenossenschaftlichen Krankenanstalten „Bergmannsheil", Hunscheidstraße 1, D-4630 Bochum

Prof. Dr. Leonhard Schweiberer, Direktor der Chirurgischen Universitätsklinik München – Innenstadt Nußbaumstraße 20, D-8000 München 2

Bandherausgeber:

Professor Dr. Caius Burri Klinik für Unfallchirurgie, Hand-, Plastische und Wiederherstellungschirurgie der Universität, Steinhövelstraße 9, D-7900 Ulm

Priv.-Doz. Dr. Urs Heim Thunstraße 106, CH-3074 Muri

Professor Dr. Johannes Poigenfürst I. Universitätsklinik für Unfallchirurgie Alser Straße 4, A-1090 Wien

ISBN 3-540-12460-8 Springer-Verlag Berlin Heidelberg New York Tokyo
ISBN 0-387-12460-8 Springer-Verlag New York Heidelberg Berlin Tokyo

CIP-Kurztitelaufnahme der Deutschen Bibliothek. Experimentelle Traumatologie und neue klinische Erfahrungen : Forumbd. d. 4. Dt.-Österr.-Schweizer. Unfalltagung in Lausanne, 8. – 11. Juni 1983 / hrsg. von C. Burri ... – Berlin ; Heidelberg ; New York ; Tokyo : Springer, 1983.
(Hefte zur Unfallheilkunde ; 165)
ISBN 3-540-12460-8 (Berlin, Heidelberg, New York, Tokyo)
ISBN 0-387-12460-8 (New York, Heidelberg, Berlin, Tokyo)
NE: Burri, Caius [Hrsg.]; Deutsch-Österreichisch-Schweizerische Unfalltagung < 04, 1983, Lausanne >; GT

Druck- und Bindearbeiten: Beltz Offsetdruckerei, Hemsbach/Bergstr.
2124/3130-5 4 3 2 1 0

Vorwort

Die Organisatoren der 4. Deutsch-Österreichisch-Schweizerischen Unfallchirurgentagung vom 08.-11. Juni 1983 in Lausanne haben versucht, diese Veranstaltung so zu gestalten, daß sie möglichst allen, die sich mit Unfallpatienten befassen, etwas bietet: Die Hauptthemen sind weit gestreut, sie bringen Übersichtsreferate und Rundtischgespräche zu den Verletzungen des Abdomens, des Gesichtes, der Schulterweichteile, der Wirbelsäule, des Knorpels, aber auch zur Katastrophenmedizin und zu psychischen Unfallfolgen. Daneben stehen in zwei Parallelsitzungen die Experimentelle Traumatologie und Neue Erfahrungen über Diagnostik, Operationstechniken, Instrumente und Implantate auf dem Programm. Auf den bisherigen nationalen und internationalen Tagungen wurden die Ergebnisse der unfallchirurgischen Forschung an einem, maximal an zwei Halbtagen abgehandelt, die Mehrzahl der Anmeldungen konnten bei der zur Verfügung stehenden Zeit gar nicht angenommen werden. Da aber gerade die Forschung auf diesem Gebiet in unseren drei Ländern weltweite Anerkennung gefunden hat, schien es mehr als gerechtfertigt, der Darstellung der Ergebnisse in der experimentellen Traumatologie einen weiten Raum zu gewähren, um den heutigen Stand einem breiten Kreis zugänglich zu machen und Anregungen für die Zukunft zu geben. Die Programmgestaltung machte es möglich, daß sämtliche Anmeldungen zum Thema experimentelle Traumatologie ins Programm aufgenommen werden konnten, diese Tatsache gilt auch für „Neue Erfahrungen über Diagnostik, Operationstechniken, Instrumente und Implantate". Dieses zweite Hauptgebiet der Parallelsitzungen sollte allen unfallchirurgisch Tätigen — auch aus kleineren Krankenhäusern und aus der Praxis — ermöglichen, spezielle Probleme aufzugreifen und darzustellen.

Der Band zu den beiden dargestellten Gebieten liegt zur Tagung gedruckt vor, dem Teilnehmer wird dadurch Gelegenheit gegeben, sich diejenigen Sitzungen sorgfältig auszuwählen, für die er sich am meisten „zu begeistern" vermag und sich gezielt auf die Diskussion der einzelnen Darstellung vorzubereiten. Die Organisatoren sind der Ansicht, daß diese Vorteile den recht großen Aufwand an redaktioneller Arbeit und die frühzeitige Abgabe der Manuskripte rechtfertigen. Dem Springer-Verlag — und hier insbesondere Herrn Schwaninger — sei für die speditive und saubere Drucklegung in diesem Zusammenhang herzlich gedankt.

Caius Burri
Urs Heim
Johannes Poigenfürst

Inhaltsverzeichnis

X

I. Experimentelle Traumatologie

A. Biomechanik

Die Finite Element Analyse in der Orthopädie

E. Schneider, G.S. Beaupre, R. Vogel und S.M. Perren

M.E. Müller-Institut für Biomechanik, Universität Bern

Die Kenntnis der Belastung des menschlichen Bewegungsapparates ist von großer Bedeutung für die Chirurgie des Bewegungsapparates im Hinblick auf Anwendungstechnik (Arzt) und Design (Ingenieur) von Prothesen, Implantaten, Materialien und Verfahren. In vivo Messungen sind aufwendig und beschränkt in ihrer Aussagekraft. Die Finite Element Analyse (FEA), eine realitätsnahe, theoretische Methode der Belastungsanalyse, hat sich deshalb bereits einen festen Platz in der Orthopädie erobert. Mit ihrer Hilfe wurden u.a. die Belastung des intakten Knochens (z.B. Hayes et al. 1978), die Situation beim Gebrauch von internen (z.B. Woo et al. 1977) und externen Fixatoren (z.B. Chao et al. 1979) sowie von Prothesen (z.B. McNeice et al. 1977) bestimmt. Noch weit davon entfernt, ein handliches Arbeitsmittel zu sein, benötigte der Einsatz der FEA bisher ein hohes Maß an technischem Fachwissen. Es wäre aber wünschenswert, diese Methode zu einem effizienten und leicht zur bedienenden Arbeitsmittel weiter zu entwickeln, das die verschiedensten Belastungssituationen schnell und eindrücklich analysieren und darstellen kann.

Die Benutzung der FEA oder einer anderen Methode zur Bestimmung der Belastung beim menschlichen Bewegungsapparat war bisher nur in einzelnen Fällen oder für größere Forschungsaufgaben möglich. Eine Planung der Operation im Einzelfall unter Berücksichtigung eventuell übermäßiger Belastungen war aber nicht möglich. Dies wäre besonders für jüngere, aggressive Patienten angezeigt, die erfahrungsgemäß ihre Implantate stärker als ältere Leute strapazieren. Der Vorteil eines solchen Verfahrens wird in all jenen Fällen deutlich, bei denen Operationen vorgenommen werden müssen, die über den durch lange Erfahrung gewonnenen Erfahrungsbereich hinausgehen.

Die Probleme, die sich einem effizienten Einsatz der FEA heute entgegenstellen, sind u.a. die Programme, die in ihrer gegenwärtigen Form unhandlich im Gebrauch sind und einen leistungsfähigen Computer benötigen, die beschränkte Anzahl von Elementtypen, die zur Nachbildung der biologischen Realität zur Verfügung stehen, die Generierung des mathematischen Modells, die einen beachtlichen Zeitaufwand und viel Erfahrung erfordert und die Darstellung der Resultate, die — gemessen an den heute zur Verfügung stehenden graphischen Möglichkeiten — rudimentär erscheint. Hinzu kommt, daß der Gebrauch dieses Verfahrens ein technisches Fachwissen voraussetzt, das z.B. einem Arzt nicht ohne weiteres zur Verfügung steht. Gerade er möchte aber wissen, was die Wahl eines bestimmten Implantates und einer gewissen Operationstechnik u.a. in Bezug auf die Belastung des Bewegungsapparates für den Patienten und dessen spezifischen Zustand bedeutet.

Hefte zur Unfallheilkunde, Heft 165
Hrsg.: C. Burri/U. Heim/J. Poigenfürst
© Springer-Verlag Berlin Heidelberg 1983

Als Schwerpunkte zukünftiger Entwicklungen müßten somit eine Verbesserung der Effizienz der Finite Element Programme selbst durch Verkleinerung des Speicherbedarfs und Verkürzung der Rechenzeit um mindestens eine Größenordnung, sowie die Entwicklung neuer Elementtypen (z.B. zur Nachbildung visco-elastischer Strukturen von Bändern, der speziellen Gegebenheiten der Corticalis und Spongiosa mit ihren ausgeprägt richtungsabhängigen Eigenschaften sowie der Ansatzstelle von Bändern und Sehnen an verschiedenen Knochen) gefordert werden. Diese Aufgabe müßte von Fachleuten der Finite Element Methode übernommen werden. In Bezug auf den Gebrauch der Programme wären Verbesserungen bei der Modellgenerierung, insbesondere der Einbezug von Geometrie, Eigenschaften und Belastung des Normalskeletts sowie eine schnelle Erfassung dieser Daten beim individuellen Patienten zu fordern. Die dreidimensionale Darstellung der Resultate des aktuellen Falles sowie der entsprechenden Normalsituation wäre ebenfalls vonnöten. Zur Zeit wird an der Realisierung der folgenden Teilgebiete gearbeitet:

— Erstellen einer Datenbank zur Speicherung und Systematisierung der relevanten Literatur über die Belastung des menschlichen Bewegungsapparates.
— Aufbau von Organisation und Struktur einer Datenbank des menschlichen Bewegungsapparates mit Angaben über die Geometrie, die mechanischen Eigenschaften und die im Normalfall auftretenden Belastungen.
— Modellierung der Struktur des menschlichen Normalskeletts als Finite Element Netz und Entwicklung der technischen Möglichkeiten, dieses allgemeine Netz dem aktuellen Fall eines Patienten anzupassen.
— Entwicklung eines modernen und leistungsfähigen Graphik-Systems, das die Resultate durch freie Wahl des Standortes des Betrachters und beliebige räumliche Positionierung des Objektes in eindrücklicher Weise visualisieren kann.

Literatur

Chao EY, Briggs BT, McCoy MT (1979) Theoretical and experimental analysis of Hoffmann-Vidal external fixation systems, External Fixation — The Current State of the Art (Brooker A.F., Edwards C.C.) (eds). Williams and Wilkins Co., Baltimore, p 345-370
Hayes WC, Swenson LW, Scherman DJ (1978) Axisymmetric finite element analysis of the lateral tibial plateau. J Biomech 11:21-33
McNeice GM, Ayres RK, Raso VJ (1977) The total hip — finite element and clinical studies, In: Mechanics in Engineering. Waterloo, University of Waterloo Press, p 83-110
Woo SLY, Simon BR, Akeson WH, McCarty MP (1977) An interdisciplinary approach to evaluate the effect of internal fixation plates on long bone remodeling. J Biomech 10:87-95

M.E. Müller-Institut für Biomechanik, Universität Bern, Murtesstraße 35, CH-3010 Bern

Implantate und Knochenreaktion in vivo

U.K. Lüthi[1], R. Frigg[2] und R.D. Stroud[3]

1 Kantonsspital, Abt. Chirurgie, Chur
2 Labor für experimentelle Chirurgie, Davos
3 Lab. for Orthopaedic Research, Davis, California, USA

Einleitung

Das Anbringen eines Implantates auf einen Knochen hat nicht nur mechanisch eine Umverteilung des Kraftflusses zur Folge (stress protection), was über längere Zeit zu Strukturanpassungen der Knochengeometrie führt. Aus Klinik und experimenteller Chirurgie wissen wir, daß in der frühen Phase nach Plattenosteosynthesen auch Veränderungen in der intracorticalen Perfusion unter den Implantaten gefunden werden. Diese Vascularisationsstörungen bleiben bis zu 8 Wochen lang bestehen, und sie stimmen örtlich mit der Zone des frühen Remodellings überein (Gunst et al., Pfister et al.). Um die Mechanismen kennenzulernen, welche diese vasculären Störungen verursachen, wurden Schafstibiate mit stempelförmigen Implantaten belastet. Anschließend hat man die intracorticale Zirkulation mit Hilfe von Disulfinblau dargestellt und die Störungen ausgemessen.

Material und Methode

36 Schafstibiate waren mit einem mechanischen Druckelement bestückt, welches mittels Federkraft einen 4 mm dicken Stempel für die Dauer einer Stunde auf die Knochenoberfläche preßte. Die dabei applizierte Kraft reichte von 10 Newton bis 1000 N.

20 Schafstibiate wurden mit einem pneumatischen Druckelement für die Dauer einer Stunde mit 50 MPa belastet. Als Implantat wurde der gleiche 4 mm Stempel verwendet. Das experimentelle Bein war mittels Gewindebolzen durch die Femurcondylen aufgehängt und mit einer Zugschraube durch das proximale Metatarsale auf einen Holzblock fixiert. Diese Anordnung erlaubte die Applikation des Implantates auf die Tibia, ohne deren Durchblutung zusätzlich zu stören.
— In Gruppe A wurden die Tiere 12 h vor der Operation mit 1,3 gr Aspirin vorbehandelt.
— In der Gruppe N wurde eine Stunde vor der Druckapplikation der N. ischiadicus durchtrennt.
— Gruppe C diente als Kontrolle ohne Vorbehandlung.

Die Darstellung der Zirkulation erfolgte bei allen Versuchen eine Stunde nach Beginn der Druckapplikation mittels i.v. Infusion von Disulfinblau. Die Größe der Durchblutungsstörung erfaßte man planimetrisch auf einem Knochen-Querschnitt durch die Stempelmitte.

Resultate

In der Tibiaknochendiaphyse wurden unter allen Implantaten intracorticale Durchblutungsdefekte beobachtet. Diese waren leicht zu erkennen als ungefärbte Knochenareale umgeben von blau gefärbtem, perfundiertem Knochen mit blauen Haversschen Kanälen.

Hefte zur Unfallheilkunde, Heft 165
Hrsg.: C. Burri/U. Heim/J. Poigenfürst
© Springer-Verlag Berlin Heidelberg 1983

In den mittels Federkräften belasteten Knochen konnte keine direkte Korrelation zwischen Auflagedruck und Größe der Durchblutungsstörung gefunden werden.

Unter den pneumatisch belasteten Stempeln waren auf den Querschnitten die Zirkulationsausfälle am größten in der Kontrollgruppe C, gefolgt von der denervierten Gruppe N. Am kleinsten waren die Defekte in der mit Aspirin vorbehandelten Gruppe A.

Auf der Knochenoberfläche fanden wir subperiostal die größten Ausfälle in der denervierten Gruppe N, gefolgt von der Kontrollgruppe C und die kleinsten in der mit Aspirin behandelten Gruppe A.

Die corticalen Zirkulationsausfälle waren subperiostal bis zu zehnmal größer als die im Periost ungefarbten Areale.

Diskussion

Unter Stempelimplantaten war nach einstündiger Druckapplikation im Bereich von 1 MPa bis 100 MPa keine direkte Korrelation zwischen Druck und Größe der Durchblutungsstörung zu finden. Die Druckfestigkeitsgrenze des Knochengewebes (150 MPa) wurde dabei nicht erreicht, daher kann eine irreversible Kompression der intracorticalen Gefäße als Ursache der Perfusionsstörungen ausgeschlossen werden. Auch eine direkte Kompression der afferenten periostalen Gefäße kann die gefundenen intracorticalen Ausfälle nicht erklären, da diese Störungen erstens viel größer waren als die periostalen ungefärbten Gebiete und zweitens auch endostal versorgte Knochenanteile betrafen.

Die Elimination der nervösen Gefäß-Regulation und -Reflexe durch eine komplette N. ischiadicus Durchtrennung zeigte trotz lokal erhöhtem Blutfluß in der Tibia (Shim) keinen Einfluß auf das Ausmaß der Zirkulationsstörungen unter den Stempelimplantaten.

12 h nach Vorbehandlung der Schafe mit Aspirin fanden wir etwas kleinere Durchblutungsausfälle. Unter Implantaten ist der transcorticale Blutfluß behindert, somit könnte der Antiaggregationseffekt von Aspirin (Stuhlberg) möglicherweise bei langsamer intravasaler Strömung eine Blutgerinnung verhindern.

Literatur

Gunst M, Suter Ch, Rahn BA (1979) Die Knochendurchblutung nach Plattenosteosynthese. Helv Chir Acta 4b:171-175

Pfister U, Rahn BA, Perren SM, Weller S (1979) Vaskularität und Knochenumbau nach Marknagelung langer Röhrenknochen. Acta Traum 9:191-195

Shim SS et. al (1966) Bone Blood flow in the limb following complete sciatic nerve section. Surg Gynecol Obstet (Aug), p 333-335

Stuhlberg BN, Dorr LD, Ranawat CS, Scheider R (1981) Platelet Activity after Orthopaedic Surgery: The Effect of Aspirin. J Bone Joint Surg Vol 63-A 12:288-294

U.K. Lüthi, Abt. Chirurgie, Kantonsspital, CH-7000 Chur

Experimentelle Untersuchungen zu einem neuen intramedullären Kraftträger

M. Faensen, R. Rahmanzadeh und F. Hahn

Abteilung für Unfall- und Wiederherstellungschirurgie im Klinikum Steglitz der FU Berlin, (Leiter: Prof. Dr. R. Rahmanzadeh)

Die Marknagelung mit ihren biomechanischen Verzügen hat zu vielen Anstrengungen geführt, dieses Verfahren auch bei weniger geeigneten Indikationen zur Anwendung kommen zu lassen. Es ist aber die notwendige Anpassung des Nagels an den Markraum nur begrenzt möglich, so daß eine ausreichende Rotationsstabilität distal und proximal schwer zu erzielen ist.

Es wird über experimentelle Untersuchungen berichtet, bei denen ein intramedullärer Kraftträger aus mehreren Speichen besteht, die von einem Kunststoffsack umgeben sind. Zwischen diese Speichen werden magnetisierbare Partikel eingebracht, die nach der Magnetisierung die Speichen fest verklemmen und den Markraum ausfüllen. Die Magnetisierung bleibt über unbegrenzte Zeit erhalten. Nach Entmagnetisierung können die Teile entfernt werden und das Speichensystem kann aus dem Markraum herausgezogen werden.

Priv.-Doz. Dr. M. Faensen,
Abteilung für Unfall- und Wiederherstellungschirurgie,
im Klinikum Steglitz der FU Berlin, D-1000 Berlin 45

Die Blutversorgung der Knochencorticalis nach Marknagelung — Vergleichende Untersuchungen an verschiedenen Tierspecies in vivo*

S. Keßler[1], B.A. Rahn[2], F. Eitel[1], L. Schweiberer[1] und S.M. Perren[2]

1 Ludwig-Maximilians-Universität München, Chirurgische Klinik und Poliklinik Innenstadt (Direktor: Prof. Dr. L. Schweiberer)
2 Laboratorium für experimentelle Chirurgie, Schweizerisches Forschungsinstitut (Prof. Dr. S.M. Perren), Davos

Durch Marknagelosteosynthesen werden erhebliche Durchblutungsstörungen an den inneren Corticalisanteilen hervorgerufen. Untersuchungen der Revascularisationsrichtung in der Corticalis ergaben auf der einen Seite, daß grundsätzlich das physiologische Gefäßverteilungsmuster wiederhergestellt wird, indem die Markgefäße das Knochenrohr zentrifugal versorgen [1, 4, 5]. Andere Autoren fanden die Möglichkeit eines überwiegend einwärts gerichteten Revascularisationsablaufes [3, 6]. Es hat sich dabei die Frage ergeben, inwieweit Re-

* Diese Arbeit wurde aus Mitteln der Deutschen Forschungsgesellschaft unterstützt

Hefte zur Unfallheilkunde, Heft 165
Hrsg.: C. Burri/U. Heim/J. Poigenfürst
© Springer-Verlag Berlin Heidelberg 1983

sultate von Durchblutungsanalysen, die an verschiedenen Species vorgenommen worden sind, untereinander vergleichbar sind und in welchem Maße sie auf den Menschen übertragen werden können [2]. Wir haben an 24 Neuseeland-Kaninchen (Alter 6 bis 12 Mon.), 14 Beagle-Hunden (2 bis 7 Jahre) und 18 Bergschafen (3 bis 6 Jahre) die Tibia in Schaftmitte osteotomiert und durch Marknagelung versorgt. Die Präparate wurden nach 1, 4 und 8 Wochen gewonnen. Die Beurteilung der Knochenumbauvorgänge erfolgte durch polychrome Sequenzmarkierung. Die Revascularisation analysierten wir durch Vitalfärbung mit Disulfinblau und durch Mikroangiographie mit Mikropaque.

Die Analyse der postoperativen Röntgenkontrollen und der Knochenpräparate ergab, daß beim Hund durch den Vorgang der Aufbohrung nahezu das gesamte Knochenrohr von der proximalen bis zur distalen Metaphyse aufgeweitet worden ist. Auf dem Querschnitt sieht man die Frässpuren an der gesamten inneren Circumferenz. Das bedeutet, daß durch den Bohrvorgang das gesamte medulläre Gefäßsystem zerstört worden ist. Bei den Schafen und Kaninchen sind die Frässpuren im Längsschnitt weitgehend auf den Osteotomiebereich beschränkt. Auf dem Querschnitt erkennt man, daß durch die ovale Form der Markhöhle Gefäßbezirke unverletzt bleiben bzw. neben dem Nagel schnell wiederhergestellt werden können (Abb. 1).

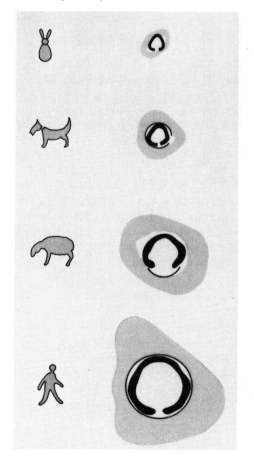

Abb. 1. Querschnitte aus der Tibiamitte vom Kaninchen, Hund, Schaf und Mensch bei liegendem Marknagel.
Beim Kaninchen und Schaf sind nur begrenzte Bereiche, beim Menschen die gesamte, beim Hund nahezu die gesamte innere Oberfläche angefräst. Entsprechend sind die freien Räume beim Kaninchen und Schaf, bezogen auf den Gesamtquerschnitt, größer als beim Menschen und Hund (Menschlicher Querschnitt umgezeichnet nach Befunden von Th. Hunger)

Der operationsbedingte Gefäßschaden gestaltet sich wegen der anatomischen Besonderheiten bei jeder Tierart unterschiedlich. Nicht zerstörte Gefäße tragen unmittelbar zur Revascularisation des Knochens bei. Markhöhlenareale, die nicht vom Implantat eingenommen werden, erlauben eine schnelle Gefäßeinsprossung.

Die von uns untersuchten Species wiesen neben den Unterschieden in der Knochenform erhebliche Abweichungen in den Knochenabmessungen auf. Die Corticalisdicken betrugen beim Kaninchen im Querschnitt 2 bis 3 mm, beim Hund 3 bis 4 mm und beim Schaf 4 bis 5 mm. Entsprechend fielen die Durchblutungsausfälle bei den Schafen absolut größer aus als bei den Kaninchen und Hunden. Dies bedingt unterschiedliche Revascularisationsstrecken.

Unter dem Mikroskop findet man auf den Knochenschnitten speciesabhängig unterschiedliche Osteostrukturen bzw. Gefäßarchitekturen. Plexiformer Knochen, den wir beim Kaninchen und Schaf häufig angetroffen haben, zeigte nur selten Zirkulationsausfälle. Offensichtlich führen die zahlreichen Gefäßanatomosen in dieser Knochenstruktur zu vielfältigen Kompensationsmöglichkeiten, wenn ein Zuflußgebiet ausgefallen sein sollte. Lamellär gebaute Sekundärstrukturen reagieren auf Zirkulationsausfälle in der Nachbarschaft mit einer verstärkten Umbaurate. Dieses Phänomen findet man im plexiformen Knochen nur selten. Die Stabilität der versorgten Osteotomien konnte nicht gemessen und deshalb nicht detailliert zwischen den Species verglichen werden. Es besteht aber kein Zweifel, daß aufgrund der Unterschiede in der Anatomie der Markhöhle, der Form und Materialbeschaffenheit der Implantate, der unterschiedlichen postoperativen Ruhigstellung und des jeweiligen Entlastungsverhaltens erhebliche Variationen in der Fragmentretention bestanden.

Die Unterschiede im Ausmaß der Gefäßschädigung, der anatomischen Struktur und der Stabilisierung hatten Unterschiede im Ablauf der Revascularisierungsvorgänge zwischen den einzelnen Tierarten zur Folge. Bei den Kaninchen waren die zirkulationsgestörten Corticalisanteile nach 4, bei den Hunden nach 8 Wochen nahezu vollständig revascularisiert. Bei den Schafen bestanden zu diesem Zeitpunkt noch größere, nicht perfundierte Areale. Die Richtung der Revascularisation war uneinheitlich und abhängig von den operationsbedingten Gefäßschäden sowie der Gefäßeinsprossung in die Markhöhle. Prinzipiell konnte die Corticalis von jeder Seite her revascularisiert werden, wenn ein funktionsfähiges Gefäßsystem vorlag. In verschiedenen Fällen konnten gleichzeitig auswärts- und einwärtsgerichtete Revascularisierungsvorgänge nachgewiesen werden. Bei den Hunden fanden wir wegen der operationsbedingten ausgedehnten Markschädigung wenige zentrifugale Gefäßsprossen.

Literatur

1. Eitel F, Schenk RK, Schweiberer L (1980) Corticale Revaskularisierung nach Marknagelung an der Hundetibia. Unfallheilkunde 83:202-207
2. Eitel F, Klapp F, Jacobson W, Schweiberer L (1981) Bone regeneration in animals and in man. Arch Orthop Traumat Surg 99:59-64
3. Pfister U, Rahn BA, Perren SM, Weller S (1979) Vaskularität und Knochenumbau nach Marknagelung langer Röhrenknochen. Akt Traumatol 9:191-195
4. Rhinelander FW (1973) Effects of medullary nailing on the normal blood supply of diaphyseal cortex. In: Instructional course lectures. The American Academy of Orthopedic Surg. Vol. XII, p 161-187
5. Schweiberer L, van den Berg PA, Dambe LT (1970) Das Verhalten der intraossären Gefäße nach Osteosynthesen der frakturierten Tibia des Hundes. Therapiewoche 20:1330

6. Stürmer KM (1980) Die Schafstibia als Tiermodell für die Marknagelung. Unfallheilkunde 83:341-453, 433-445

Dr. S. Keßler, Chirurgische und Poliklinik Innenstadt, Nußbaumstraße 20, D-8000 München 2

Biomechanische Untersuchungen zur Plattenfixation an die Hauptfragmente

L. Gotzen, N. Haas und L. Riefenstahl

Unfallchirurgische Klinik der Medizinischen Hochschule Hannover
(Direktor: Prof. Dr. H. Tscherne)

Einleitung

Voraussetzung für jegliche Stabilisierung mit der Platte ist ihre stabile Fixation an die Hauptfragmente [2]. Die Stabilität beruht auf den durch die Schraubenaxialkraft bewirkten Anpreßdruck der Platte an die Knochenoberfläche und der dadurch erzeugten Vorspannung und Reibung [3]. Außer von der Schraubenhaltekraft [1] hängt die Festigkeit der Plattenfixation maßgeblich von der Anzahl und Plazierung der Schrauben ab.

In den folgenden Untersuchungen ist die Stabilität der Platte-Knochen-Verbindung bei differenter Plattenmontage an einem Hauptfragment ermittelt worden.

Material und Methode

An querdurchtrennte Leichenfemora wurden bei einer Osteotomiespaltbreite von 5 mm breite AO DC-Platten angebracht, wobei ein Fragment gleichbleibend mit 4 bicorticalen Schrauben gefaßt wurde, während das andere eine unterschiedliche Schraubenanzahl und -anordnung aufwies sowie horizontal in eine Halterung eingespannt war. Die Osteosynthesen wurden am freien Fragment an definierter Stelle mit kontinuierlich zunehmender Kraft belastet.

Die Krafteinwirkung erfolgte parallel zur Plattenebene (Biegung A) und senkrecht zur Plattenebene (Biegung B). Gemessen und mit XY-Schreibern am freien Fragment registriert wurden die Zuglast L, der Biegewinkel α und die Versetzung r des freien Fragments (Abb. 1a, b). Aus den Absolutwerten bei einer Maximallast von L = 300 N sind die Relationen von Biegewinkel α und Versetzung r untereinander errechnet worden. Die Werte für die stabilste Montageform wurden gleich 1 gesetzt und die Werte der anderen Formen dazu relativiert. Daraus folgen Faktoren (F, F_r) mit $0 < F \leqslant 1$. Je kleiner der Faktor ist, desto geringer ist die Stabilität der betreffenden Anordnung in Bezug zur stabilsten Montageform zu werten (Abb. 2).

Hefte zur Unfallheilkunde, Heft 165
Hrsg.: C. Burri/U. Heim/J. Poigenfürst
© Springer-Verlag Berlin Heidelberg 1983

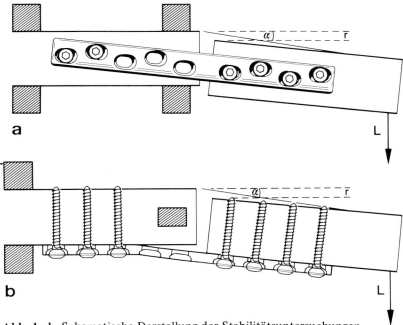

Abb. 1a,b. Schematische Darstellung der Stabilitätsuntersuchungen

Plattenlänge Schraubenanordnung					Biegung A		Biegung B	
					Fα	Fr	Fα	Fr
1				● ●	0,17	0,21	0,70	0,53
2			●	● ●	0,56	0,63	0,87	0,59
3		●	● ●	●	0,82	0,83	0,94	0,64
4	●	● ●	● ●		1,00	1,00	1,00	1,00
5	●	○	○	●	0,85	0,88	0,96	0,77
6	●	●		●	0,79	0,88	0,94	0,77
7	●	○		●	0,78	0,83	0,94	0,75
8	●			●	0,77	0,83	0,85	0,71
9		●		●	0,53	0,58	0,76	0,64
10		○ ○	○	○	0,82	0,88	0,89	0,64
11		● ○	○	●	0,82	0,88	0,90	0,64
12	●		○	●	0,79	0,88	0,94	0,77
13	● ●				0,11	0,07	0,20	0,12
14	● ●	●			0,50	0,50	0,34	0,23
15	● ●	● ●			0,86	0,82	0,48	0,31

Abb. 2. Montageformen mit den zugehörigen Stabilitätsergebnissen (○ = nur plattennahe Corticalis, ● = bicorticale Schraube)

Ergegnisse

Die Faktoren F und F_r für die getesteten Montageformen sind in Abbildung 1c zusammengefaßt. Die Stabilitätsunterschiede zwischen den Anordnungen können durch Differenzbildung ihrer Faktoren ermittelt werden. Die stabilste Montageform ist die Nr. 4, die instabilste die Nr. 13. Ausgehend von der Montageform Nr. 1 erbringt jede weitere Schraube (Montageform Nr. 2 u. 3) insbesondere bei Biegung A einen erheblichen Stabilitätsgewinn. Das gleiche gilt für die Zunahme der Schrauben zur Osteotomie hin bei Formen Nr. 14 und 15, wobei insbesondere die osteotomienächste Schraube für die Stabilität der Biegung B eine sehr große Bedeutung hat (s. Montageform Nr. 14 u. 4).

Besprechung

Aus den Ergebnissen ist zu entnehmen, daß für eine stabile Plattenfixation an ein Femurfragment die Schraubengruppe mindestens 4 Schrauben umfassen und daß das Schraubenfeld nahe am Ort der Knochendurchtrennung beginnen sollte. Wegen ihrer großen biomechanischen Bedeutung kommt der Schraube 1 (frakturnächste) und Schraube 4 (frakturfernste) eine Schlüsselfunktion zu. Sie tragen am meisten zur Stabilität bei und werden am stärksten belastet. Sie sollten in beide Cortices eingesetzt werden, während es für die intermediären Schrauben genügt, sie nur in die plattennahe Corticalis einzudrehen.

Literatur

1. Haas N, Gotzen L (1981) Biomechanische Untersuchungen über die 4,5 mm AO-Kortikalisschraube als Plattenschraube. Unfallheilkunde 84:483
2. Müller ME, Allgöwer M, Schneider R, Willenegger H (1977) Manual der Osteosynthese, 2. Aufl. Springer, Berlin Heidelberg New York
3. Perren SM, Cordey J, Enzler M, Matter P, Rahn BA, Schläpfer F (1978) Die Mechanik der Plattenstellschraube. Unfallheilkunde 81:211

Prof. Dr. L. Gotzen, Medizinische Hochschule Hannover, Unfallchirurgische Klinik, Konstanty-Gutschow-Str. 8, D-3000 Hannover 61

Knochenumbau nach Verplattung: Biologische oder mechanische Ursache?

E. Gautier, J. Cordey, U. Lüthi, R. Mathys, B.A. Rahn und S.M. Perren

Labor für experimentelle Chirurgie, Davos

Einleitung

Nach Plattenosteosynthese wird oft eine Osteoporose der plattennahen Corticalis beobachtet [5]. Als Ursache dieser Porose kommen eine Anpassung an die verminderte funktionelle Knochenbelastung [3] und/oder ein Umbau mit Corticalis-Revitalisation nach Durchblutungsstörung [4] in Betracht. In der vorliegenden Arbeit werden in vitro die Dehnungsverluste des Knochens mit verschieden biegesteifen Platten gemessen und mit der biologischen Reaktion des Knochens in vivo verglichen.

Material und Methode

6-Loch-Stahlplatten und stahlarmierte Polyacetalplatten (102 x 12 x 3,8 mm) mit 3,5 mm Corticalisschrauben dienten als Implantante für die Schafstibia. Die Stahlplatten waren ca. viermal beigesteifer als die Polyacetalplatten; beim einen Polyacetalplattentyp war die maximal mögliche Auflagefläche durch Noppen an der Unterseite auf ca. 20% reduziert. Die Noppenhöhe betrug 0,8 mm, der Noppendurchmesser 2 mm. Dehnungsmessungen unter biegemomentfreier Axialbelastung, unter Biegung und Torsion erfolgten — nach Bestücken der Tibia mit Dehnungsmeß-Streifen [1] — zunächst vor und dann nach medialseitiger Verplattung mit den später auch in vivo verwendeten Plattentypen.

Zur Ermittlung der biologischen Reaktion des Knochens wurden die Platten medial auf das Periost der intakten Tibia montiert. Die Bestimmung der Kotanktfläche zwischen Platte und Knochen erfolgte intraoperativ mittels einer zwischen Milarfolien eingebrachten Abdruckpaste. Die Eichung ergab, daß ein Abstand von weniger als 50 Mikron als Kontakt abgezeichnet wird. Die Fläche mit gestörter Knochendurchblutung (Disulfinblautechnik, 4 Wochen postop.) und die Knochenumbaufläche (Fluorescenzmarkierung, 20 Wochen postop.) wurden planimetrisch erfaßt.

Resultate

Bei Axialbelastung betragen die Dehnungsverluste plattennah 40% für Polyacetal und 58% für Stahl. Plattenfern zeigt sich ein Dehnungsanstieg von 29% für Polyacetal und von 38% für Stahl. Die Biegung mit der Platte auf der Zugseite zeigt plattennah Dehnungsverluste von 42% bei Polyacetal und 69% bei Stahl, plattenfern von 30%, resp. 45%. Unter Torsion werden die Dehnungen an der Knochenoberfläche durch alle Platten nur wenig (Polyacetal −1%, Stahl −8%) beeinflußt.

Der Kontakt zwischen Platte und Knochen fällt bei allen Platten in seiner seitlichen Ausdehnung nach distal ab (Abb. 1a). Unter den glatt aufliegenden Polyacetalplatten verkleinert

Hefte zur Unfallheilkunde, Heft 165
Hrsg.: C. Burri/U. Heim/J. Poigenfürst

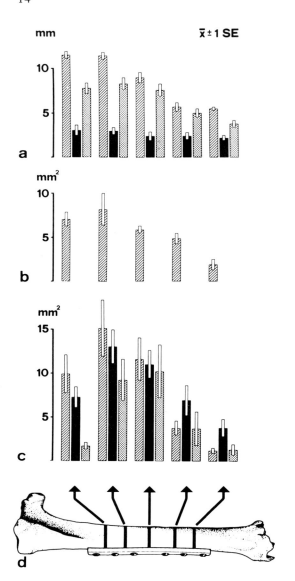

Abb. 1. a Kontaktbreite intraoperativ, **b** Fläche Durchblutungsstörung 4 Wo (Disulfinblautechnik), **c** Fläche Knochenumbau 20 Wo (Fluorescenzmarkierung), **d** Lage der Querschnitte

mm

x̄ ± 1 SE

mm²

☑ **Polyacetal glatt**
■ **Polyacetal genoppt**
▨ **Stahl**

mm²

sich die Durchblutungsstörung gegen distal (Abb. 1b); unter den andern Platten zeigt sich in Plattenmitte eine ähnlich große Zone mit gestörter Durchblutung. Nach 10 Wochen ist keine Durchblutungsstörung mehr zu erkennen. Der Knochenumbau beginnt regelmäßig in der Grenzzone zur nicht durchbluteten Corticalis und schreitet zentrifugal in Richtung zur Platte. Die Knochenumbaufläche ist unter den verschiedenen biegesteifen Platten auf gleicher Schnitthöhe (Abb. 1d) in etwa gleich groß, bei allen Platten besteht aber eine deutliche Umbauabnahme gegen distal hin (Abb. 1c).

Diskussion

Die Dehnungsverluste unter Axial- und Biegebelastung unterscheiden sich nach Verplattung mit verschieden steifen Platten; Der Einfluß der Plattensteifigkeit bei Torsion ist vernachlässigbar gering. Da an der Schafstibia die Querschnittfläche, axiales und polares Flächenträgheitsmoment von proximal nach distal abnehmen [2], ergibt sich auch eine Verkleinerung der Axial-, Biege- und Torsionssteifigkeit des Knochens nach distal zu, gleichbleibend hohes Elastizitätsmodul vorausgesetzt. Somit übernimmt die Platte distal eine relativ größere Last, die Dehnungsverluste sind distal höher als proximal.

In vivo können das Ausmaß der Durchblutungsstörung und die Knochenumbaufläche mit der Kontaktbreite korreliert werden. Aufgrund der ähnlich großen Knochenumbauflächen unter verschieden biegesteifen Platten kann „Streßprotection" als Ursache für eine Porosierung der plattennahen Corticalis wenigstens innerhalb der ersten 20 Wochen nach einer Verplattung ausgeschlossen werden.

Zusammenfassung

Es wird untersucht, ob der Corticalisporose nach Verplattung eine mechanische oder eine biologische Ursache zugrunde liegt. Platten mit unterschiedlicher Biegesteifigkeit und verschieden großer Auflagegläche werden in vitro (Dehnungsveränderung) und in vivo (Durchblutungssituation und Knochenumbau) miteinander verglichen. Trotz der Unterschiede in der funktionellen Knochenentlastung ist der Knochenumbau unter allen Platten ungefähr gleich groß und zeigt gleich wie die Durchblutungsstörung und die Kontaktbreite eine deutliche Abnahme nach distal zu. Unsere Befunde erlauben den Schluß, daß die Frühporosierung unter einer Platte nicht durch „Streßprotection", sondern durch Umbau mit Revitalisierung der nekrotischen Knochenareale bedingt ist.

Literatur

1. Brennwald J, Perren SM (1972) Bestimmung der Knochendehnung in vitro und in vivo nach Plattenosteosynthese. Langenbecks Arch Chir [Suppl]. Chir Forum
2. Cordey J, de Quervain E, Ziegler W, Perren SM (1980) Propriétés radiologiques et géometriques de l'os mesurées à l'aide du tomographe axial, 6è Symposium de biomécanique osseuse, Brüssel,
3. Diehl K, Mittelmeier H (1974) Biomechanische Untersuchungen zur Erklärung der Spongiosierung bei der Plattenosteosynthese, Z Orthop 112:235-243
4. Gunst MA, Suter C, Rahn BA (1979) Die Knochendurchblutung nach Plattenosteosynthese. Helv Chir Acta 46:171-175
5. Matter P, Brennwald J, Perren SM (1974) Biologische Reaktion des Knochens auf Osteosyntheseplatten. Helv Chir Acta Suppl 12

Dr. E. Gautier, Labor für Exp. Chirurgie, CH-7270 Davos

Stabilitätsuntersuchungen an einem ventralen Klammerfixateur der Tibia bei Torsionsbelastung

M. Warmbold, L. Gotzen und R. Schlenzka

Unfallchirurgische Klinik der Medizinischen Hochschule Hannover
(Direktor: Prof. Dr. H. Tscherne)

Die unzureichende Verankerung der frontal in den Unterschenkel eingebrachten Steinmann-Nägel, die stabilitätsmäßig ungünstige freie Weite und die erhebliche Weichteiltraumatisierung laufen der Forderung nach optimaler Stabilität der Fixateur externe-Osteosynthese bei minimaler Weichteilverletzung entgegen. Dies veranlaßte uns ausführliche Untersuchungen mit einem ventral an die Tibia applizierbaren Klammerfixateur durchzuführen. Wie bereits in vorangegangenen Untersuchungen ermittelt werden konnte, erbringt der ventrale Klammerfixateur unter Axial- und Biegebelastung insbesondere durch die Minimalisierung der freien Weite eine hohe Stabilität [3, 4].

In dieser Arbeit werden Untersuchungen zur Rotationsstabilität, die bei einseitigen Fixateuren als unzureichend angegeben werden [1, 2] mit diesem System vorgestellt. Es ist die günstigste Montageform für den ventralen Klammerfixateur bei Torsionsbelastung sowie der Einfluß von Schanzschen Schrauben mit unterschiedlicher Gestaltung auf die Stabilität analysiert worden. Der AO-Rohrspanner in der Montageform Z2S (freie Weite der Steinmann-Nägel und der Schanzschen Schrauben 70 mm; Steinmann-Nägel vorgespannt), wurde zum Stabilitätsvergleich mitgetestet.

Methodik

Um die Versuchsbedingungen zu standardisieren wurde an Stelle von Knochen Aluminiumvierkantrohr (25 x 25 x 2 mm) verwendet. Der Klammerfixateur wurde in verschiedenen Anordnungen montiert, wobei die Schraubenposition und die freie Weite systematisch verändert wurden. Die Last wurde über Seilzüge mittels einer Prüfmaschine (Fa. Schenk) bis zu einem Maximalwert von 10 Nm aufgebracht (Hebelarm = 2 cm, Kraft = 500 N). Die Wege wurden mit Megatoren EVT5 gemessen und simultan mit XY-Schreibern aufgezeichnet; der resultierende Torsionswinkel wurde berechnet. In jedes Rohrfragment wurden 2 Implantate eingebracht (Abb. 1a). Dabei wurden Standard-Schanzsche Schrauben mit einem Durchmesser von 5 und 6 mm verwendet sowie modifizierte Schanzsche Schrauben mit einem Schaftdurchmesser von 7 und einem Gewindedurchmesser von 5 mm.

Ergebnisse

Die Ergebnisse zeigen, daß die Schraubenposition keinen Einfluß auf die Torsionssteifigkeit des Systems hat. Diese Versuchsreihen sind daher graphisch nicht dargestellt. Zwischen freier Weite und Torsionssteifigkeit besteht dagegen ein linearer Zusammenhang. Insbesondere bei Verwendung der 5 mm Schanzschen Schrauben führt die Zunahme der freien Weite

Hefte zur Unfallheilkunde, Heft 165
Hrsg.: C. Burri/U. Heim/J. Poigenfürst
© Springer-Verlag Berlin Heidelberg 1983

Abb. 1. a Schematische Darstellung des Versuchs-
aufbaues für die Torsionsbelastung (*A* Schanzsche
Schraube; *B* Fixationsbacke; *C* Trägerstange;
D Aluminiumrohr; *T* Torsionsmoment; *x* Abstand
der defektfernen Schraube; *y* Abstand der defekt-
nahen Schraube; *z* freie Weite Trägerstange −
Aluminiumrohr)

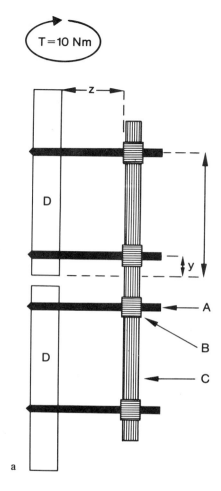

zu einer Stabilitätsverminderung. Die 6 mm Schrauben und die modifizierten Schrauben
erbringen dagegen eine hohe Rotationsstabilität auch bei Vorliegen einer größeren freien
Weite (Abb. 1b). Die Stabilität des AO-Fixateurs gegenüber Torsionsbelastung ist höher als
diejenige des Klammerfixateurs mit 5 mm Schanzschen Schrauben und vergleichbar derjenigen, die der ventrale Spanner mit den 6 mm bzw. den modifizierten Schanzschen Schrauben
liefert.

Diskussion

Die Ergebnisse lassen erkennen, daß die Rotationsstabilität der Überbrückungsosteosynthese
mit dem ventralen Klammerfixateur bei Verwendung von 5 mm Schanzschen Schrauben
geringer ist als diejenige des AO-Systems in der Zeltkonstruktion. Die Schanzschen Schrauben mit einem Durchmesser von 6 mm führen zu ähnlichen Stabilitätsergebnissen wie der

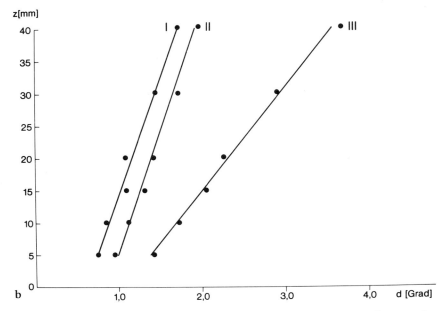

Abb. 1. b Einfluß der freien Weite auf die Rotationsstabilität von Überbrückungsosteosyn-
thesen mit einem Klammerfixateur bei einem Torsionsmoment von 10 Nm und bei Verwendung von Schanzschen Schrauben unterschiedlicher Gestaltung (*I*: Modifizierte Schanzsche
Schraube, Schaftdurchmesser 7 mm, Gewindedurchmesser 5 mm; *II*: Standardschraube Ø
6 mm; *III*: Standardschraube Ø 5 mm)

AO-Fixateur, sind aber andererseits wegen des großen Gewindedurchmesser problematisch.
Um eine hohe Stabilität bei geringer Knochentraumatisierung zu erzielen, wurde eine modifizierte Schanzsche Schraube (Gewindedurchmesser = 5 mm, Schaftdurchmesser = 7 mm)
entwickelt. Bei Verwendung dieser Schrauben und Reduzierung der freien Weite erreicht
der ventrale Klammerfixateur eine hohe Torsionsstabilität.

Literatur

1. Claes L, Burri C, Gerngross H (1981) Vergleichende Stabilitätsuntersuchungen an sym-
   metrischen und einseitig ventro-medialen Fixateur-externe-Osteosynthesen an der Tibia.
   Unfallchirurgie 7:194-197
2. Kempson GE, Campbell D (1981) The Comparative Stiffness of External Fixation Frames.
   Injury 12:291-296
3. Schlenzka R, Gotzen L, Warmbold M. Stabilitätsuntersuchungen an einem ventralen
   Klammerfixateur der Tibia, Teil II: Biegebelastung, Unfallheilkunde (im Druck)
4. Warmbold M, Gotzen L, Schlenzka R. Stabilitätsuntersuchungen an einem ventralen
   Klammerfixateur der Tibia, Teil I: Axiale Belastung, Unfallheilkunde (im Druck)

Prof. Dr. L. Gotzen, Med. Hochschule Hannover, Unfallchirurgische Klinik, Konstanty-Gutschow-Str. 8, D-3000 Hannover 61

Das elastomechanische Verhalten und die Bruchfestigkeit menschlicher Leichenwirbelkörper

Th. Tiling, P. Stanković, A. Schmid und W. Lange

Klinik und Poliklinik für Allgemeinchirurgie der Universität Göttingen
(Direktor: Prof. Dr. med. H.-J. Peiper)

Durch die Materialprüfung eines isolierten Einzelwirbelkörperpräparates wurden Informationen über das elastomechanische Verhalten der Spongiosa gewonnen [1]. Dieses Modell entspricht jedoch bezüglich der Kraftübertragung an der Wirbelsäule nicht der Wirklichkeit. Um einen besseren Einblick in die Biomechanik eines Wirbelkörpersegmentes zu erhalten, wurden Doppelwirbelkörperpräparate des 12. Brust- und 1. Lendenwirbelkörpers mit dazwischenliegender Bandscheibe einer vertikalen Kompression mit einer elektronischen Prüfmaschine vom Typ Instron Modell 95 bei einer Jochgeschwindigkeit von 50 m/min unterzogen. 58 Präparate Verstorbener im Alter von 21 h bis 85 Jahre wurden geprüft und aus dem Kraftwegdiagramm die Last bzw. der Druck zum Zeitpunkt der Elastizitätsgrenze des Druckmaximums, -minimums und die Höhenminderung bei diesen definierten Punkten ermittelt. Zu berücksichtigen ist, daß bei dieser Versuchsanordnung die Summe der Materialeigenschaften zweier Wirbelkörper sowie der dazwischenliegenden Bandscheibe in die Messungen einging.

Nach der Einrichtungsphase kommt es zu einem linearen Kraftanstieg in der elastischen Phase, gefolgt von einer kurzen plastischen Phase bis zum Frakturbeginn und dann zu einem abrupten Lastabfall. Nach Durchlaufen des Lastminimums treten Überlagerungen der Einzelkomponenten des Versuchspräparates auf, bis es dann zu einem immer steiler werdenden, letztlich linearen Kraftanstieg als Ausdruck der Materialverfestigung kommt.

Der Elastizitätsmodul sinkt vom Zeitpunkt der Geburt bis zum Ende des 1. Lebensjahres ab und erreicht in der 3. Lebensdekade ein Maximum schwankend zwischen 101,2 bis 224,3 N/mm^2. Mit zunehmendem Alter fällt der Elastizitätsmodul zuerst steiler, dann langsamer auf Werte zwischen 24,7 und 94,0 N/mm^2 in der 9. Lebensdekade ab. Betrachtet man den Quotienten aus der Last zum Zeitpunkt der Elastizitätsgrenze und des Lastmaximums, der uns die prozentuale Verteilung der elastischen und plastischen Phase bezogen auf die gesamte Bruchfestigkeit angibt, findet sich sowohl bei Kindern wie auch bei Erwachsenen keine Altersabhängigkeit. Die Druckfestigkeit sinkt beim Neugeborenen von Werten zwischen 4,2 und 4,6 N/mm^2 auf 1,4 N/mm^2 bei einem 8 Monate alten Kind und steigt dann bis zur 3. Lebensdekade auf im Mittel 7,0 N/mm^2 an. Danach sinkt sie mit zunehmendem Alter zuerst schneller, dann langsamer auf im Mittel 2,9 N/mm^2 wieder ab. Entsprechend der nach der Geburt abnehmenden Tragfähigkeit findet sich auch eine Abnahme des Druckminimums von 3,6 bis auf 1,2 N/mm^2 mit einem Anstieg des Druckminimums in der 3. Lebensdekade auf im Mittel 4,8 N/mm^2. Mit der Alterung sinkt dann das Druckminimum bis auf 1,8 N/mm^2. Der Lastverlust beim Minimum bezogen auf das Lastmaximum scheint nach der Geburt in den ersten Lebensmonaten abzunehmen und wird dann mit dem weiteren Wachstum größer. Bei Erwachsenen bleibt dieser Quotient konstant.

Die Höhenminderung im Prozent der Ausgangshöhe nimmt für die Elastizitätsgrenze und das Frakturmaximum im Wachstum ab. Bei Erwachsenen findet sich keine Alterabhängigkeit

Hefte zur Unfallheilkunde, Heft 165
Hrsg.: C. Burri/U. Heim/J. Poigenfürst
© Springer-Verlag Berlin Heidelberg 1983

mehr. Die Elastizitätsgrenze wird im Mittel zwischen 5,9 und 8,5% der Ausgangshöhe erreicht, das Frakturmaximum zwischen 8,4 und 11,0% der Ausgangshöhe und das Frakturminimum zwischen 15,5 und 28,0% der Wirbelkörperausgangshöhe.

Obwohl Druckwerte in vitro nicht ohne Vorbehalt auf die Verhältnisse in vivo zu übertragen sind, erlauben die Untersuchungen Rückschlüsse auf die Diagnostik und Behandlung von stabilen Wirbelkörperfrakturen:

1. Röntgensummationsaufnahmen lassen die Diagnose eines Wirbelkörperbruches erst nach Kompression von 3/10 einer Ausgangshöhe sicher zu. Das Tragfähigkeitsminimum ist jedoch unter Kompression bei dieser Höhenminderung schon durchlaufen.

2. Nach Untersuchungen von Nachemson und Morris [2] kommt es bei Belastungen des täglichen Lebens zu Druckwerten im Nucleus pulposus der 3. Lendenbandscheibe von bis zu 2 N/mm². Die Gefahr einer Nachsinterung des Wirbelkörpers unter Frühmobilisationsbehandlung besteht aufgrund in vitro-Versuche unter Zugrundelegung der von Nachemson und Morris ermittelten Werte nach unseren Untersuchungen ab dem 45. Lebensjahr. Ab diesem Alter fand sich in etwa 50% der Präparate ein Druckminimum unter 2 N/mm² (Abb. 1).

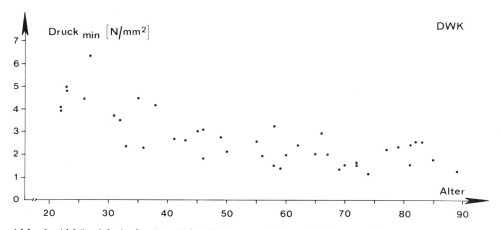

Abb. 1. Abhängigkeit der Druckfestigkeit zum Zeitpunkt des Tragfähigkeitsminimums bei Frakturierung (Druck$_{min}$) bei Doppelwirbelkörperpräparaten (DWK) vom Alter

Literatur

1. Tiling TH, Stanković P, Schmid A, Maurer J, Lange W (im Druck), Das elastomechanische Verhalten und die Bruchfestigkeit menschlicher Leichenwirbelkörper (I). 46. Jahrestagung Deutsche Gesellschaft für Unfallheilkunde, Berlin, 1982. Springer, Berlin Heidelberg New York

2. Nachemson A, Morris J (1964) In vivo measurements of intradiscal pressure. Discometry a method for the determination of pressure in the lower lumbar discs. J Bone Joint Surg 46A:1077-1092

Priv. Doz. Dr. med. Th. Tiling, Chirurgische Universitätsklinik Göttingen, Robert-Koch-Straße 40, D-3400 Göttingen

Vergleichende computertomographische und biomechanische Untersuchungen an menschlichen Leichenwirbelkörpern der Lendenwirbelsäule

Th. Tiling, F. Jentsch, A. Schmid und W. Lange

Klinik und Poliklinik für Allgemeinchirurgie der Universität Göttingen (Direktor: Prof. Dr. med. H.-J. Peiper) und Radiologische Klinik der Universität Göttingen (Direktor: Prof. Dr. med. H. Poppe)

Mit einem Ohio-Nuclear-Delta-Scan einer Schichtdicke von 13 mm wurden in einem Wasserphantom von 30 Wirbelkörpern Transversal- und Frontalschnitte angefertigt. Jede Altersdekade war von 30-89 Jahren mit jeweils 5 Wirbeln besetzt. Durch die Computertomographie wurde ein Querschnitt durch das Wasserphantom mit dem Wirbelkörper in Form eines aus Bildpunkten zusammengesetzten Bildes erstellt. Die Grenze zwischen Wasser und Wirbelkörperrand wurde definiert durch die erste Zeile bzw. Spalte, die einen Delta-Wert größer plus 100 ergab. Den Mittelwert der Deltanummern des ganzen Wirbelkörpers definierten wir als S_{ganz}.

Im Anschluß an die Computertomographie wurden die Wirbelkörper einer biomechanischen Prüfung unterzogen und die Ergebnisse gegenübergestellt.

Mit Zunahme des Alters findet sich eine Abnahme der mittleren Delta-Nr. von S_{ganz} für den Wirbelkörper. Diese Deltanummernabnahme läßt sich sowohl in der Corticalis wie in der Spongiosa nachweisen und sie läuft gleichsinnig innerhalb der Wirbelspongiosa bezogen auf die räumliche Zuordnung der Deltanummern ab.

Betrachten wir die Abhängigkeit des Elastizitätsmoduls gegenüber dem mittleren Deltawert des Wirbelkörpers, findet sich keine lineare Abhängigkeit. Im Bereich niedrigerer Deltanummern nimmt der Elastizitätsmodul stärker zu als bei höheren Deltanummern. Einen entsprechenden Kurvenverlauf finden wir, wenn wir S_{ganz} gegen das Druckmaximum bzw. Druckminimum des Wirbelkörpers auftragen. Eine Zunahme der Druckfestigkeit im höheren Bereich wird nur durch eine geringe Zunahme der Delta-Nr. bewirkt (Abb. 1).

Weaver und Chalmers [4] und Bell et al. [1] haben die Druckfestigkeit dem Veraschungsgewicht von Wirbelkörpern gegenübergestellt. Weaver und Chalmers fanden eine lineare Beziehung, die Bell et al. nicht bestätigen konnten. Hansson et al. [2] fanden bei Anwendung der Zweiphotonenabsorbtionsmessung eine lineare Beziehung zwischen Druckfestigkeit und Mineralgehalt. Übereinstimmend nimmt bei allen Untersuchern die Festigkeit des Wirbelkörpers stärker ab als der Mineralgehalt. Da im Bereich unserer Messungen die Delta-Nummer linear zum Calciumgehalt korreliert war, finden wir entsprechend der Untersuchungen von Bell et al. eine parabelförmige Beziehung zwischen den biomechanischen Daten und dem Calciumgehalt des Wirbelkörpers.

Bei der Frühmobilisationsbehandlung einer stabilen Wirbelfraktur besteht ab dem 45. Lebensjahr die Gefahr einer Nachsinterung [4]. Es ist daher wünschenswert, die Druckfestigkeit eines frakturierten Wirbelkörpers in vivo abzuschätzen. Da benachbarte Wirbelkörper identische Schwächungswerte aufweisen, kann bei einer Wirbelfraktur aus der Messung des dem frakturierten Wirbelkörper benachbarten Wirbelkörpers direkt auf die Resttragfähigkeit geschlossen werden.

Hefte zur Unfallheilkunde, Heft 165
Hrsg.: C. Burri/U. Heim/J. Poigenfürst
© Springer-Verlag Berlin Heidelberg 1983

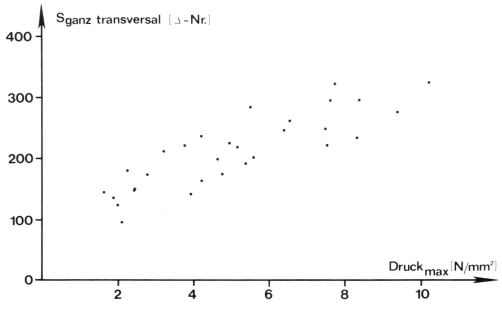

Abb. 1. Mittlere Delta-Nummer des ganzen Wirbelkörpers (S_{ganz}) bei transversalem Scan-Vorgang aufgetragen gegen die maximale Druckfestigkeit ($Druck_{max}$)

Literatur

1. Bell GH, Dunber O, Beck JS, Gibb A (1967) Variations in strength of vertebrae with age and their relation to osteoporosis. Calc Tiss Ress 1:75-86
2. Hansson T, Roos B, Nachemson A (1980) The bone mineral content and ultimate compressive strength of lumbar vertebral. Spine 5:46-55
3. Weaver J, Chalmers J (1966), Cancellous Bone Its strength and changes with aging and an evaluation of some methods for measuring its mineral content I. J Bone Joint Surg 48A:289-299
4. Tiling Th, Stanković P, Schmid A, Lange W. Das elastomechanische Verhalten und die Bruchfestigkeit menschlicher Leichenwirbelkörper (II), derselbe Forumband an anderer Stelle

Priv. Doz. Dr. med. Th. Tiling, Chirurgische Universitätsklinik Göttingen, Robert-Koch-Straße 40, D-3400 Göttingen

Die Belastbarkeit implantierter Schrauben an der Wirbelsäule

H. Stürz

Orthop. Klinik der Med. Hochschule Hannover im Annastift
(Direktor: Prof. Dr. med. H.J. Refior)

Stabilisierungen und Formkorrekturen der Wirbelsäule werden heute zunehmend mit Osteosynthesen durchgeführt. Die Verbindung von Implantat und Wirbelsäule und die Einleitung korrigierender und stabilisierender Kräfte erfolgt bei zahlreichen Verfahren über Schraubenimplantationen im Wirbelkörper und in den Bogenwurzeln. Die Festigkeit dieses Verbundes und mögliche Faktoren, welche die Belastungsgrenzen beeinflussen, waren der Gegenstand von experimentellen Untersuchungen an 624 Wirbelkörpern der Segmente zwischen BKW 3 und LWK 5 von 71 frischen menschlichen Wirbelsäulenpräparaten des Alters zwischen 6 und 80 Jahren.

Die im Wirbelkörper implantierten Schrauben wurden in einer ZWICK-Universalprüfmaschine mit konstanter Geschwindigkeit von 0,16 mm/s entsprechend 10 mm/min auf Zugbelastung in verschiedener Richtung beeinflußt. Dabei wurde die zur Lösung und zum kompletten Ausriß erforderliche Kraft gemessen und die Schraubenbewegung gegenüber dem Wirbelkörper im Kraft-Weg-Diagramm aufgezeichnet.

Die Ergebnisse sollen im Folgenden summarisch aufgeführt werden.

A. Axialer Zug an Spongiosaschrauben im Wirbelkörper

Die Auszugsversuche erfolgten mit den Schrauben des VDS-Instrumentariums nach Zielke, das primär zur operativen Korrektur von Lumbalskoliosen konzipiert wurde. Dabei handelt es sich um Schrauben mit durchgehendem, selbstschneidendem Spongiosagewinde und kegelförmig gerundeter Spitze.

Der Schraubenausriß erfolgte immer abrupt und ohne vorausgehende Lösungsbewegung. Wurden die Schrauben so implantiert, daß beide Corticales der Wirbelkörper von den Gewindegängen erfaßt waren, so betrugen die Medianwerte der erforderlichen Auszugskräfte

116 DaN an LWK 3/4/5
106 DaN an BWK 11/12
50 DaN an BWK 3/4

Als Spitzenwert wurden 210 DaN am 12. BWK einer 18jährigen männlichen Wirbelsäule gemessen, der niedrigste Wert betrug 12 DaN am 5. BWK einer 80jährigen weiblichen Wirbelsäule.

Bei der Implantation kürzerer Schrauben, deren Spitze nur an die Gegencorticalis anstieß ohne diese mit Gewindegängen zu fassen, betrugen die gemessenen Auszugskräfte

61 DaN an LWK 3/4/5
60 DaN an BWK 11/12
31 DaN an BWK 3/4

Diese Ergebnisse sind ebenso wie jene der Segment- und Alterskorrelation von praktischer Bedeutung für die operative Technik:

Hefte zur Unfallheilkunde, Heft 165
Hrsg.: C. Burri/U. Heim/J. Poigenfürst
© Springer-Verlag Berlin Heidelberg 1983

1. Wird die Gegencorticalis eines Wirbelkörpers nicht von den Gewindegängen der Schraube erfaßt, so vermindert sich deren axiale Zugbelastbarkeit um 36%-49% (Median 42%).
2. Am 3. und 4. Brustwirbelkörper ist die Verankerungsfestigkeit der Schrauben nur noch halb so groß wie am 11. und 12. Brustwirbelkörper. Der weitere Festigkeitsanstieg vom 12. Brustwirbelkörper bis zum 5. Lendenwirbelkörper ist dagegen nur noch gering.
3. Die Belastbarkeit des Schraubenverbundes zeigt eine deutliche Alterskorrelation. Die höchste Festigkeit findet sich in der Zeitspanne zwischen dem 11. und 54. Lebensjahr. Bis zum 10. und ab dem 55. Lebensjahr ist die Verankerungsstabilität demgegenüber um 44%-66% vermindert (Median 56%).

B. Rechtwinkliger Zug an Spongiosaschrauben im Wirbelkörper

Bei rechtwinkligem Kraftansatz am Schraubenkopf vollzieht dieser eine seitliche Lösungsbewegung von 10-15 mm und die Schraube macht eine Winkelbewegung um 30-45°, ehe der endgültige Schraubenausriß erfolgt.

Vom Beginn der Lösung bis zum Ausriß steigt die Zugbelastung aber weiter an. Die Größenordnung der Auszugskräfte bei axialem und rechtwinkligem Zug ist gleich. Die Lösungskraft beträgt dagegen im Mittel 48% der Auszugskraft. Somit ist die Verankerungsstabilität der Schrauben gegenüber rechtwinkligem Zug wegen des frühen Beginns der seitlichen Lösungsbewegung nur halb so groß, wie gegenüber axialem Zug. Bezüglich der Segment- und Alterskorrelation wurden die gleichen Beziehungen wie zuvor im axialen Zugversuch gefunden. Wird die Gegencorticalis nicht vom Gewinde mitgefaßt, so verringert sich die zur Lösung erforderliche Kraft nochmals um weitere 23%-34%.

C. Schraubenhalt in den Bogenwurzeln

In 71 Bogenwurzeln 11 verschiedener Lendenwirbelsäulen wurden jeweils 50 mm lange VDS-Schrauben, AO-Spongiosaschrauben mit 32 mm Gewindelänge und AO-Corticalisschrauben im Paarvergleich rechts und links implantiert, ohne die vordere Wirbelkörpercorticalis zu durchstoßen. Unter axialem Zug betrug die Auszugskraft für die VDS-Schraube im Mittel 108 DaN — das entspricht dem Schraubenhalt im Wirbelkörper. Im Vergleich dazu waren die Auszugskräfte für die AO-Spongiosaschraube um 17% und die Corticalisschraube um 24% geringer.

Das durchgehende Spongiosagewinde gewährleistet unter den angegebenen Versuchsbedingungen die größte Verankerungsfestigkeit von Schrauben im Wirbelkörper und in den Bogenwurzeln. Es muß daher für entsprechende Osteosynthesen an der Wirbelsäule empfohlen werden.

Priv. Doz. Dr. Henning Stürz, Leitender Oberarzt der Orthopädischen Klinik der Medizinischen Hochschule Hannover im Annastift, Heimchenstraße 1-7, D-3000 Hannover 61

Die Haftfestigkeit an der Metall-Knochenzement-Fläche

F. Hahn[1], J. Boese-Landgraf[1], M. Faensen[1] und G. Fuhrmann[2]

1 Abteilung für Unfall- und Wiederherstellungschirurgie am Klinikum Steglitz der Freien Universität Berlin (Leiter: Prof. Dr. R. Rahmanzadeh)
2 Bundesanstalt für Materialprüfung, Berlin

Eine Reihe von experimentellen Arbeiten befassen sich in-vivo mit der mechanischen Belastbarkeit der Knochen-Zement-Grenze [1, 3, 4].

Die Implantat-Zement-Grenze wurde nicht in gleicher Weise wissenschaftlich untersucht. Dies mag darin seine Ursache haben, daß bei der hauptsächlichen Anwendungsart des Knochenzementes, dem Hüftgelenksersatz, klinisch empirisch dort kaum Probleme auftreten, im Gegensatz zur Knochen-Zement-Grenze [5]. Doch schon bei der Endoprothesen-Implantation anderer Gelenke (Kniegelenk, Ellenbogengelenk, Schultergelenk), wo die Prothesenschäfte auf Zug belastet werden, insbesondere aber bei der Knochentumor- und Knochenmetastasenchirurgie gewinnt die mechanische Belastungsfähigkeit der Zement-Implantat-Grenze an Beudeutung.

Material und Methode

Aus drei verschiedenen Implantatmaterialien:

1. Schmiedestahllegierung für Prothesenschäfte, nicht rostend,
2. Titanlegierung für Implantatzwecke,
3. Polyäthylen für Gelenkpfannen (Chirulen) wurden jeweils 9 Probekörper von 100 x 30 x 5 mm Größe angefertigt.

Jeweils 3 dieser Probekörper erhielten 7 Bohrungen von 4,5 mm Durchmesser zur Aufnahme von Knochenzementzylindern für Ausstoßversuche.

Jeweils 3 Probekörper erhielten eine glatte, plane Oberfläche, 3 weitere eine rauhe, aber ebene Oberfläche nach einem standardisierten Herstellungsverfahren.

Die ebenen Oberflächen mit unterschiedlicher Struktur dienten der Anheftung von jeweils 7 aus polymerisierenden Knochenzementhalbkugeln für Abzugsversuche.

Jeweils 3 Probekörper von jedem Material (gelocht, glatt, rauh) wurden mit einer Zementsorte bestückt. Es kamen 3 verschiedene Zementsorten zur Anwendung:

1. Sulfix-6,
2. Pallacos-R,
3. Palavital (ein neu entwickelter biokeramischer Knochenzement, der sich noch in der präklinischen Erprobung befindet).

Es wurden insgesamt 9 Probekörper mit 63 Zementproben für die Ausstoßversuche vorbereitet und 18 Probekörper mit 126 Knochenzementproben für die Abzugsversuche hergestellt.

Die Knochenzylinder wurden in der Materialprüfmaschine von einem Stahlstempel mit 3 mm Durchmesser unter statischem Vorschub herausgedrückt (Abb. 1a).

Hefte zur Unfallheilkunde, Heft 165
Hrsg.: C. Burri/U. Heim/J. Poigenfürst
© Springer-Verlag Berlin Heidelberg 1983

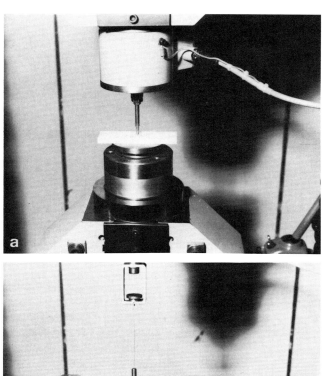

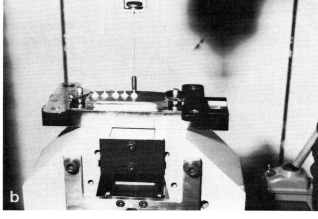

Abb. 1. a, b Versuchsanordnungen

Die halbkugelförmigen Knochenzementproben wurden mittels eines eingegossenen Gewindebolzens in der Materialprüfmaschine unter gleichen Bedingungen abgezogen (Abb. 1b). Die Versuchsserie entspricht in Dimension und Aufbau genau den eigenen standardisierten Experimenten am toten und lebenden Schaftfemur [2, 3]. Somit ist ein direkter Vergleich zwischen den mechanischen Eigenschaften der Knochen-Zement-Grenze und der Zement-Implantat-Grenze möglich.

Ergebnisse

Die Meßwerte der von der Materialprüfmaschine aufgewendeten Maximalkraft wurden alle auf N/mm^2 umgerechnet.

Innerhalb eines Probekörpers ergab sich zwischen den 7 Proben nur eine geringe Streuung von durchschnittlich ± 8%, was für die Präzision der Methode spricht.

Die gemessenen Scherkräfte bei den Ausstoßversuchen waren im Durchschnitt 2,5 mal so groß wie Normalkräfte bei den Abzugsversuchen innerhalb der korrespondierenden Materialkombinationen.

Auf polierten Metallflächen war die Haftung von Palacos und Sulfix zum Teil kaum meßbar, d.h. unter 1 N/mm², besonders bei den Abzugsversuchen lösten sich die Zementhalbkugeln sofort nach Krafteinleitung.

An den angerauhten Metallflächen betrug die Normalkraft im Durchschnitt 2,1 N/mm², bei Sulfix und Palacos etwa gleich, bei der Titanlegierung etwas mehr als bei der Stahllegierung.

Der biokeramische Knochenzement haftete in allen Anordnungen auf den Metallen wesentlich stärker (Maximalwert 15,3 N/mm²).

An den Polyäthylenoberflächen verhielten sich alle 3 Zementsorten etwa gleich. Die Meßwerte lagen im Durchschnitt 1 1/2 bis 2-fach über denen der Metalle.

Diskussion

Die unter reinen Laborbedingungen gefundenen Ergebnisse erlauben nur bedingte Anhaltswerte für die Klinik, da Blut und Fettbenetzung einen entscheidenden Einfluß auf die Oberflächenhaftung ausüben.

Bei moderneren Operationstechniken, z.B. der Pfannendachschale nach M E Müller und dem Femurtrichternetz nach Verhoeve, gewinnt die Mechanik der Implantat-Zement-Grenze an Bedeutung.

Eine gute mechanische Haftung ist zwar nicht immer erwünscht und günstig (z.B. für die Explantation), jedoch zeigen die Versuche auf, daß durch geeignete Wahl des Materials und des Knochenzementes und durch Gestaltung der Oberfläche der jeweils erwünschte Haftungseffekt begünstigt werden kann.

Literatur

1. Bergmann G, Kölbel R, Rohlmann A (1977) Mechanische Eigenschaften in der Verbindung von spongiösen Knochen und PMMA, IV. Zug-Dauerfestigkeit. Arch Orthop Unfallchir 87:223-233
2. Hahn F (1982) Biomechanische und tierexperimentelle Untersuchungen von Verbundosteosynthesen im Schaftbereich unter besonderer Berücksichtigung eines neuen biokeramischen Knochenzementes. Habilitationsschrift, Berlin
3. Hahn F, Strunz V, Boese-Landgraf J (1982) Quantitative Measurement of the Power of Bone Cement on the Bone Surface. Clinical Aplications of Biomaterials. Lee A.J.C., Albrektsson T, Bränemark P.-I. (eds). John Wiley u. Sons Ltd. p 95-100
4. Park JB, von Recum AF, Gratzick GE (1979) Precoated orthopedic implants with Bone Cement. Biomater Med Devices Artif Organs 7(1):41-32
5. Swanson SAV, Freeman MAR (1979) Die wissenschaftlichen Grundlagen des Gelenkersatzes. Springer, Berlin Heidelberg New York

Priv.-Doz. Dr. F. Hahn, Abt. für Unfall- und Wiederherstellungschirurgie am Klinikum Steglitz der FU Berlin, D-1000 Berlin

B. Gelenke

Die Schubladenverschieblichkeit des Kniegelenkes in Strecknähe (Eine prospektive, klinisch-radiologische Vergleichsstudie)

H.U. Stäubli[2], B. Noesberger[2] und R.P. Jakob[1]

1 Orthopädische Universitätsklinik, Inselspital Bern
2 Orthopädisch-traumatologische Abteilung Regionalspital Interlaken

Seit der 1976 von Torg publizierten Arbeit über die klinische Wertigkeit des Lachmann-Tests zur Diagnose der vorderen Kreuzbandinsuffizienz, wiesen verschiedene Autoren auf die Prüfung der Schubladenverschieblichkeit in Strecknähe, d.h. zwischen 0-15° Knieflexion hin [3, 4, 5]. Bei der klinischen Untersuchung der direkten, extensionsnahen Schubladenverschieblichkeit werden Ausmaß, Richtung und Endpunkt der Sagittalverschieblichkeit der proximalen Tibia gegenüber dem distalen Femurende geprüft. Eine seitendifferente, extensionsnahe Schubladenverschieblichkeit der Tibia nach ventral mit fehlendem, hartem Anschlag, deutet nach Torg und Trickey auf eine vordere Kreuzbandinsuffizienz hin [4, 5]. Um die klinisch in Strecknähe unter Anästhesie geprüften Subluxationsphänomene zu objektivieren, wurden gehaltene, seitliche Röntgenaufnahmen im vorderen, resp. hinteren Schubladenstreß am anästhesierten, auf dem Rücken liegenden Patienten im horizontalen Strahlengang angefertigt. Die radiologisch gemessene Ventral- resp. Dorsalverschieblichkeit der Tibia wurde mit dem Zustand der Kreuzbänder verglichen.

Patientengut und radiologische Meßtechnik

Von Anfang Januar 1980 bis Ende November 1982 wurden im Rahmen einer prospektiven, klinisch-radiologischen Vergleichsstudie 135 Patienten im Regionalspital Interlaken erfaßt. Ausmaß, Richtung und Art des Anschlages der klinisch geprüften Schubladenverschieblichkeit in Strecknähe wurden geprüft und die Befunde auf ein schematisiertes Knieuntersuchungsblatt übertragen. Die klinische Stabilitätsprüfung wurde durch gehaltene, seitliche Röntgenbilder in Periduralanästhesie unter ventraler bzw. dorsaler Schubbelastung der Tibia von 200-300 N ergänzt. Die Schubladenverschieblichkeit wurde mit dem preoperativ oder arthroskopisch mittels Häkchen geprüften Zustand der Kreuzbänder korreliert.

In Anlehnung an Jacobsen [2] wurde eine modifizierte radiologische Meßtechnik angewandt: Als Neutral- oder Ausgangsstellung wurde 0° Knieflexion und Neutralrotation der Tibia definiert. Eine Verschiebung des medialen, resp. lateralen Tibiacondylus nach ventral wurde als vordere Subluxation, eine Verschieblichkeit des medialen oder lateralen Tibiacondylus nach dorsal als hintere Subluxation bezeichnet. Eine vordere Subluxation wurde gra-

Hefte zur Unfallheilkunde, Heft 165
Hrsg.: C. Burri/U. Heim/J. Poigenfürst
© Springer-Verlag Berlin Heidelberg 1983

Tabelle 1. Resultate von 135 klinisch-radiologischen Messungen der Sagittalverschieblichkeit des Kniegelenkes in Strecknähe (0-15° Knieflexion) Abbildungslegende vergleiche Abb. 1

		Norm	part. HKB	HKB	VKB HKB	MSB Ø VKB Ø HKB	VKB part.	VKB ossär	VKB ALKI	VKB GVKI	VKB + Korbhenkel interpon.	VKB repon.
N		27	3	10	6	8	9	8	12	48	4	4
Schubladen-verschieblichkeit nach ventral	1	3,0 ± 2,0	4,0 ± 3,6	4,2 ± 3,3	10,7 ± 3,7	5,4 ± 2,6	10,8 ± 3,1	11,5 ± 3,2	17,7 ± 3,3	16,9 ± 3,7	10,8 ± 4,0	16,0 ± 2,0
	m	2,6 ± 1,8	0,3 ± 2,6	2,3 ± 2,0	5,5 ± 4,8	3,3 ± 1,6	3,9 ± 2,8	8,8 ± 1,4	3,0 ± 1,7	11,8 ± 3,4	2,8 ± 1,9	10,7 ± 1,2
$\overline{X} \pm$ ISD (mm)	$\frac{m+1}{2}$	2,8 ± 1,6	2,1 ± 0,8	3,2 ± 1,4	8,0 ± 3,5	4,3 ± 1,5	7,3 ± 1,6	10,1 ± 1,8	10,3 ± 2,0	13,9 ± 3,5	6,8 ± 1,3	13,3 ± 1,2
Schubladen-verschieblichkeit nach dorsal	1	5,3 ± 2,4	6,7 ± 4,2	9,3 ± 2,7	10,7 ± 3,3	4,1 ± 2,2	4,7 ± 4,0	4,5 ± 2,6	2,4 ± 2,6	3,4 ± 2,4	1,8 ± 0,5	1,8 ± 0,5
	m	5,0 ± 3,0	8,7 ± 1,2	11,9 ± 2,4	11,7 ± 3,7	6,4 ± 3,5	4,2 ± 3,7	3,9 ± 2,4	5,0 ± 3,7	4,2 ± 3,2	4,3 ± 1,0	4,3 ± 1,0
$\overline{X} \pm$ ISD (mm)	$\frac{m+1}{2}$	5,1 ± 2,4	7,7 ± 1,5	10,6 ± 1,1	11,2 ± 3,5	5,3 ± 2,2	4,4 ± 3,1	4,2 ± 1,8	3,7 ± 2,2	3,2 ± 2,5	3,0 ± 0,4	3,0 ± 0,4

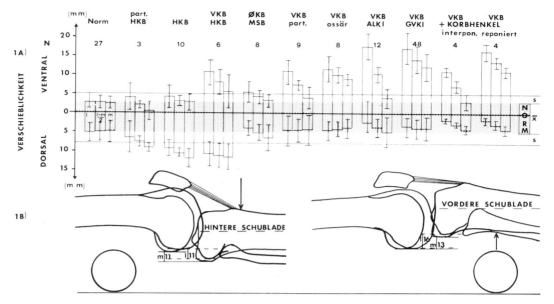

Abb. 1A, B. Resultate und radiologische Meßtechnik der extensionsnahen Schubladenverschieblichkeit.

In Abb. 1A sind, ausgehend von der Null- oder Referenzlinie (*0*) Schubladenverschieblichkeiten nach ventral graphisch nach oben und Schubladenverschieblichkeiten nach dorsal graphisch nach unten in Millimeter, gruppenspezifisch aufgetragen. Die linke Säule entspricht der Verschieblichkeit des lateralen (*1*), die rechte Säule der Verschieblichkeit des medialen (*m*) Tibiacondylus. Die mittlere Säule entspricht dem arithmetischen Mittel beider Werte ($\frac{1+m}{2}$), vergl. auch Tabelle 1.

In Abb. 1B ist die radiologische Meßtechnik der extensionsnahen Schubladenverschieblichkeit im dorsalen Schubladenstreß links und im ventralen Schubladenstreß rechts anhand eines 19jährigen Motorradfahrers mit Ruptur beider Kreuzbänder, Ruptur des medialen Seitenbandes sowie des hinteren, medialen Schrägbandes und der dorso-medialen Kapsel dargestellt. Bezugslinien sind die dorsalste Begrenzung beider Tibiacondylen, resp. entsprechender Femurcondylen.

HKB = hinteres Kreuzband, *VKB* = vorderes Kreuzband, *MSB* = mediales Seitenband, *part.* = partiell, *ALKI* = antero-laterale Knieinstabilität, *GVKI* = globale, vordere Knieinstabilität, interpon. = interponiert

phisch, ausgehend von der oben definierten Referenz- oder Nullinie, nach oben, eine hintere Subluxation nach unten in Millimeter aufgetragen.

Resultate

27 Probanden mit intakten Kreuzbändern und fehlender Seitenbandruptur dienten als Kontroll- oder Normgruppe. Die extensionsnahe Normalverschieblichkeit betrug für den lateralen Tibiacondylus (1) 3,0 ± 2,0 mm, für den medialen Tibiacondylus (m) 2,6 ± 1,8 mm nach ventral. Die normale Dorsalverschieblichkeit des lateralen Tibiacondylus betrug 5,3 ± 2,4 mm, die des medialen Tibiacondylus 5,0 ± 3,0 mm. ($\overline{X}$ ± ISD) (vergl. Tabelle 1).

Patienten mit vollständiger Ruptur des hinteren Kreuzbandes (HKB) zeigten eine, von der Norm signifikant unterschiedliche Dorsalverschieblichkeit des medialen Tibiacondylus von 11,9 ± 2,4 mm. Patienten mit Ruptur des vorderen und hinteren Kreuzbandes (VKB + HKB) zeigten eine von der Norm signifikant unterschiedliche Ventralverschieblichkeit des lateralen Tibiacondylus von 10,7 ± 3,7 mm sowie eine signifikant unterschiedliche Dorsalverschieblichkeit des medialen Tibiacondylus von 11,7 ± 3,7 mm. Für die übrigen, gemessenen Parameter ließ sich in dieser Gruppe mit vorderen und hinteren Kreuzbandrupturen ein Unterschied statistisch nicht sichern. 9 Patienten mit partieller vorderer Kreuzbandruptur (part. VKB) sowie 12 Patienten mit antero-lateraler Knieinstabilität (ALKI) zeigten eine signifikant unterschiedliche Ventralverschieblichkeit des lateralen Tibiycondylus von 10,8 ± 3,1 mm, resp. 17,7 ± 3,3 mm gegenüber der Norm. Eine von der Norm abweichende Ventralverschieblichkeit des medialen Tibiacondylus ließ sich bei diesen beiden Patientengruppen statistisch nicht sichern. 48 Patienten mit direkter, globaler, vorderer Knieinstabilität (GVKI) zeigten eine statistisch signifikante Ventralverschieblichkeit des lateralen und medialen Tibiacondylus von 16,9 ± 3,7 mm, resp. 11,8 ± 3,4 mm bei einer, der Norm entsprechenden Dorsalverschieblichkeit beider Tibiacondylen. 4 Patienten mit vorderer Kreuzbandruptur und intercondylär eingeschlagenem, medialen Korbhenkelmeniscusriß und persistierender Knieblockade trotz Einleiten der Anästhesie zeigten eine Ventralverschieblichkeit des lateralen Tibiacondylus um 10,8 ± 1 mm bei eingeschlagenem Korbhenkel, die nach arthroskopischer Reposition oder Resektion auf 16,0 ± 2,0 mm signifikant zunahm. Der Ventralverschieblichkeit des medialen Tibiacondylus betrug bei eingeschlagenem Korbhenkelriß 2,8 ± 1,9 mm und nahm nach Korbhenkelresektion signifikant auf 10,7 ± 1,2 mm zu.

Diskussion

Butler, Noyes und Grood wiesen in einer experimentellen, biomechanischen Arbeit auf die primär stabilisierende Funktion der Kreuzbänder hin: Bei der Prüfung der vorderen Schublade in 30° und 90° Beugung war das vordere Kreuzband zu 86%, bei der Prüfung der hinteren Schublade das hintere zu 95% als Primärstabilisator verantwortlich [1]. Torg und Trickey wiesen auf die Prüfung der extensionsnahen Schublade zum Nachweis einer vorderen Kreuzbandinsuffizienz hin [4, 5]. Diese Befunde konnten durch die vorliegende Arbeit bestätigt werden, indem sowohl Patienten mit ossärem, vorderen Kreuzbandausriß als auch Patienten mit interligamentärer vorderer Kreuzbandruptur eine durchschnittliche, mittlere, vordere Subluxation in Strecknähe von 10,1 ± 1,8 mm, resp. 13,9 ± 3,5 mm aufwiesen. Patienten mit partieller vorderer Kreuzbandruptur sowie Patienten mit antero-lateraler Knieinstabilität hingegen wiesen bei einer, der Norm entsprechenden Ventralverschieblichkeit des medialen Tibiacondylus eine deutliche ventrale Subluxation des lateralen Tibiacondylus auf. Partielle hintere Kreuzbandrisse (part. HKB) ließen sich mit der oben beschriebenen radiologischen Messung der Dorsalverschieblichkeit in Strecknähe nicht signifikant von einer physiologischen, hinteren Bandlaxität unterscheiden. Vollständige hintere Kreuzbandrupturen zeigten (bei einer, der Norm entsprechenden Ventralverschieblichkeit) eine direkte, hintere Subluxation beider Tibiacondylen, wobei sich eine, von der Norm differente, hintere Subluxation nur für den medialen Tibiacondylus statistisch nachweisen ließ.

Schlußfolgerung

In Strecknähe existieren sowohl Schubladenverschieblichkeiten der Tibia nach ventral als auch nach dorsal. Läßt sich klinisch und radiologisch eine seitendifferente, gegenüber der Norm unterschiedliche, vordere Schublade in Strecknähe mit fehlendem Anschlag nach ventral nachweisen, ist eine substantielle Läsion des vorderen Kreuzbandes wahrscheinlich. Läßt sich klinisch und radiologisch eine seitendifferente dorsale Schubladenverschieblichkeit mit fehlendem Anschlag nach dorsal nachweisen, ist eine substantielle, hintere Kreuzbandläsion wahrscheinlich. Besteht sowohl eine vordere als auch eine hintere Schublade in Strecknähe, sind vorderes und hinteres Kreuzband insuffizient. Eingeschlagene Meniscuskorbhenkelrisse können eine signifikante Ventralverschieblichkeit trotz gerissenem, vorderen Kreuzband verhindern und einen falsch negativen Anschlag nach ventral vortäuschen.

Literatur

1. Butler DL, Noyes FR, Grood ES (1980) Ligamentous Restraints to Anterior-Posterior Drawer in the Human Knee. J Bone Joint Surg (Am) 62:259-270
2. Jacobsen K (1977) Stress radiographical measurements of posttraumatic Knee-Instability. Acta Orthop Scand 48:301-310
3. Müller W (1982) Das Knie. Springer, Berlin Heidelberg New York, S 130-131
4. Torg JS, Conrad W, Kalen V (1976) Clinical Diagnosis of Anterior Cruciate Instability in the Athlete. Am J Sports Med 4:84-93
5. Trickey EL (1980) Injuries to the Posterior Cruciate Ligament. Clin Orthop 147:76-81

Dr. H.U. Stäubli, Regionalspital, Interlaken

Homologe Transplantation des vorderen Kreuzbandes – Eine tierexperimentelle Studie

V. Echtermeyer, L. Gotzen und F. Haacker

Unfallchirurgische Klinik der Medizinischen Hochschule Hannover

Die Problematik des vorderen Kreuzbandersatzes ist seit langem Gegenstand chirurgischer Forschung [3]. Keine der zahlreichen Techniken zur Rekonstruktion vorderer Kniegelenksinstabilitäten hat zu einer befriedigenden Lösung geführt. Aus diesem Grunde wurde im Tierexperiment die Möglichkeit der homologen Kreuzbandtransplantation an Hunden überprüft.

Hefte zur Unfallheilkunde, Heft 165
Hrsg.: C. Burri/U. Heim/J. Poigenfürst
© Springer-Verlag Berlin Heidelberg 1983

Technik

Nach Entwicklung einer standardisierten Entnahme, Lagerungs- und Transplantationstechnik an Leichenpräparaten wurden 18 männliche Schäferhunde für die Versuche verwandt. Neben Größe, Gewicht, Alter und Geschlecht dienten unter Standardbedingungen angefertigte Röntgenbilder in 2 Ebenen als Parameter von Spender und Empfänger.

Das vordere Kreuzband des jeweils rechten Hinterlaufes wurde mit seinen knöchernen Ursprüngen entnommen und in seiner physiologischen Position in einem Metallwinkel fixiert. Das Femur — vorderes Kreuzband — Tibia-Präparat wurde bei −60° C gelagert. Nach Auftauen des Präparates wurde es im vorbereiteten Transplantatbett femoral und tibial unter physiologischer Spannung mit je einer Kleinfragmentcorticalisschraube fixiert. Postoperativ wurde ein Schutzverband angelegt, der über Watte mit elastischen Binden als Stützverband verstärkt wurde. Nach Vorversuchen mit und ohne Gipsverband wurde auf eine äußere Fixation verzichtet [4].

3,6 und 12 Monate nach Transplantation wurden die Tiere getötet und die transplantierten vorderen Kreuzbänder biomechanisch und histologisch im Vergleich zur gesunden Seite untersucht. Die biomechanischen Eigenschaften der gesunden und transplantierten Kreuzbänder erfolgte mit einer Zwickprüfmaschine 1361, wobei eine Zerreißgeschwindigkeit von 125 mm/min bei einem Papiervorschub von 10 mm/s auf einem x-y-Schreiber gewählt wurden, Femur und Tibia waren um 45° gegeneinander gebeugt. Gelenkkapsel und Bänder waren mit Ausnahme des vorderen Kreuzbandes abpräpariert. — Die in Methyl-Metacrylat eingebetteten Präparate wurden mittels Hämotoxylin-Eosin und nach Masson-Goldner gefärbt.

Ergebnisse

15 der 18 operierten Hunde konnten ausgewertet werden (Tabelle 1). 2 Tiere mußten unmittelbar nach Versuchsbeginn wegen einer Staupeinfektion, 1 Tier 3 Monate nach Transplantation wegen eines lokalen Spätinfektes getötet werden.

In einem Fall erfolgte die Replantation des tibial und femoral entnommenen Kreuzbandes unmittelbar nach der Entnahme. 18 Monate später fanden sich weder biomechanisch

Tabelle 1. Übersicht über den Verlauf 18 operierter Schäferhunde nach Transplantation des vorderen Kreuzbandes

	Allgem. Infekt	Lokaler Infekt	Resorption	18 Mon. n. Replant.	3 Mon. n. Transpl.	6 Mon. n. Transpl.	12 Mon. n. Transpl.
n	2	1	5	1	2	4	3
Stabilität (%) im Seitenvergleich	–	–	–	98%	36%	20%	8%
Histologie: Degeneration	–	–	+++	0	+	++	++
Gonarthrose	–	–	4/5	0	0	2/4	3

noch im histologischen Bild Differenzen zwischen replantiertem und kontralateralem vorderen Kreuzband. — Eine weitgehende Resorption des ligamentären Transplantates fand sich in 5 Fällen [3]. Die knöchernen Bandinsertionen waren femoral als auch tibial fest eingeheilt. Histologisch fand sich in diesen Präparaten lediglich zellreiches Narbengewebe mit ungeordnetem Verlauf verbliebener Kollagenfasern.

2 Tiere wurden 3 Monate nach der Transplantation untersucht. Die notwendige Zerreiß-kraft bis zur Ruptur des Transplantates betrug im Mittel 66 kp entsprechend 36% der Kraft, die für die Ruptur der kontralateralen Bänder aufgebracht werden mußte (Abb. 1). Histologisch fand sich ein welliger Verlauf der Kollagenfasern bei mäßig ausgeprägten degenerativen Veränderungen. — Die biomechanischen Belastungsuntersuchungen von 4 Transplantaten 6 Monate nach der Operation ergaben eine notwendige Zerreißkraft von 35 kp entsprechend 20% der für die Ruptur des gesunden Kreuzbandes aufzubringenden Kraft (Abb. 1). — Bei den 3 Untersuchungen 12 Monate nach der Transplantation ergab sich, daß für die Ruptur der Transplantate nur noch eine Zerreißkraft von 14 kp aufgebracht werden mußte. Dies entspricht 8% der für die Ruptur gesunder Kreuzbänder erforderlichen Kraft (Abb. 1). Histologisch fanden sich keine wesentlichen Unterschiede zwischen den Gruppen 6 und 12 Monate nach der Transplantation. Neben einer Verminderung der Bandquerschnitte fielen vacuoläre degenerative Veränderungen und eine Desintegration von Kollagenfaserbündeln auf. Eine Gonarthrose fand sich in 2 der 4 Halbjahres- und in allen 3 Jahreskontrollen.

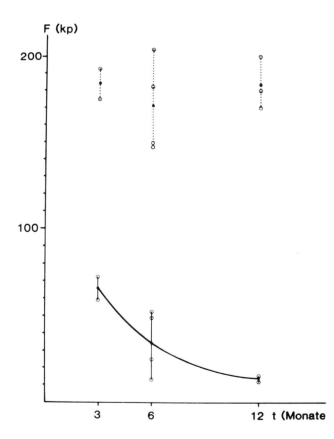

Abb. 1. Darstellung der notwendigen Zerreißkraft (F) bis zur Ruptur der transplantierten vorderen Kreuzbänder (——) und der kontralateralen gesunden Kreuzbänder (· · ·) in der Zwick-Prüfmaschine Typ 1361. t = Zeitintervall in Monaten nach der Transplantation

Literatur

1. Alm A, Strömberg B (1974) Vascular Anatomy of the Patellar and Cruciate Ligaments. Act Chir Scand [Suppl] 445
2. Alm A, Ekström H, Strömberg B (1974) Tensile Strength of the Anterior Cruciate Ligament in the Dog. Acta Chir Scand [Suppl] 445
3. O'Donoghue DH, Frank GR, Jeter GL, Johnson W, Zeiders JW, Kenyon R (1971) Repair and Reconstruction on the Anterior Cruciate Ligament in Dogs. J Bone Joint Surg 53-A: 710-718
4. Laros GS, Tipton CM, Cooper RR (1971) Influence of Physical Activity on Ligament Insertions in the Knees of Dogs. J Bone Joint Surg 53-A:275-285
5. Noyes FR, DeLuxas JL, Torvik PJ (1974) Biomechanics of Anterior Cruciate Ligament Failure: An Analysis of Strain-Rate Sensitivity and Mechanims of Failure in Primates. J Bone Joint Surg 56-A:236-253

Dr. V. Echtermeyer, Unfallchirurgische Klinik der Medizinischen Hochschule Hannover, Konstanty-Gutschow-Str. 8, D-3000 Hannover 61

Vergleichende Untersuchungen verschiedener alloplastischer Materialien für den Bandersatz

L. Claes[1], C. Burri[1], R. Neugebauer[1], J. Piehler[1] und W. Mohr[2]

1 Abteilung für Unfallchirurgie, Hand-, Plastische- und Wiederherstellungschirurgie (Ärztl. Direktor: Prof. Dr. C. Burri) der Universität Ulm
2 Abteilung Pathologie der Universität Ulm

Für die Behandlung chronischer Bandinstabilitäten werden in zunehmendem Maße alloplastische Bandersatzmaterialien verwendet [1]. Diese Materialien sind im wesentlichen zwei Stoffgruppen, den Polymeren und den Kohlenstoffen zuzuordnen. Sie liegen in unterschiedlicher Struktur, als Fasergeflechte oder als poröse Materialien vor.

In unserem Experiment prüften wir den Einfluß des Materials und der Struktur auf die histologischen und biomechanischen Eigenschaften eines Bandersatzes am Schafskniegelenk.

Bei 20 Schafen wurde das mediale Knieseitenband ersetzt. Je 5 Tiere erhielten einen Bandersatz aus Polyesterfasern (Polyäthyleneterephtalat, 60 Stränge, 12 000 Fasern, 23 μm $\emptyset$), Kohlenstoffasern (23 Stränge, 96 000 Fasern, 7 μm $\emptyset$), Aramidfasern (Aromatisches Polyamid, 45 Stränge, 17 100 Fasern, 20 μm $\emptyset$) und Teflon (Polytetrafluoräthylen, 1 Strang, 6,5 mm $\emptyset$, porös, 60 μm Porendurchmesser).

Die Bänder aus Aramid und Kohlenstoffasern wurden an den femoralen und tibialen Bandinsertionsstellen unter Knochenschuppen geschoben und mit Schrauben und Unterlegscheiben befestigt [5]. Die Fixation des Polyesterbandes erfolgte nach Anfrischung der Bandinsertionsstelle auf den Knochen mit den gleichen Implantaten. Für das Teflonband

Hefte zur Unfallheilkunde, Heft 165
Hrsg.: C. Burri/U. Heim/J. Poigenfürst
© Springer-Verlag Berlin Heidelberg 1983

wurden an den Insertionsstellen Bohrungen gesetzt, das Band 8-förmig durchgezogen und nach Erreichung der erforderlichen Länge verknotet. Die Operationstechniken und Operationen am Polyesterband und Teflonband erfolgten nach Angabe und unter Mitarbeit der Autoren, die diese Materialien bereits in Erprobung hatten [1, 3].

12 Wochen postoperativ erfolgte die Explanation der Kniegelenke. Nach Resektion der Kapsel und der Kreuzbänder prüften wir die Stabilität und Elastizität des medialen Bandersatzes durch eine 4-Punkt-Biegeprüfung in einer Materialprüfmaschine. Abbildung 1 zeigt das Schema der Belastung und die Öffnung des Gelenkspaltes als Funktion des belastenden Momentes.

Der Bandersatz mit Kohlenstoffasern führte zu einem biomechanisch annähernd gleichen Verhalten wie das normale mediale Seitenband. Polyester- und Aramidbänder wiesen eine geringere Dehnbarkeit auf und das Teflonband war wesentlich steifer als das natürliche Band.

Nach dieser Prüfung wurde ein Teil des Bandes histologisch untersucht, während die femorale Verankerung der Bänder nach Explantation der Schrauben mit einem Zugversuch auf die Festigkeit der Verankerung getestet wurde.

Zum Ausreißen der Bänder aus der Bandverankerung waren im Mittel beim Aramidband $218 \pm 37,7$ N, beim Kohlenstoffband $139 \pm 19,4$ N und beim Polyesterband $54,2 \pm 13,5$ N erforderlich. Ein Zugversuch beim Teflonband war nicht möglich, da dieses nur locker in der Bohrung lag. Makroskopisch war um alle Bandersatzmaterialien eine bindegewebige Hülle zu beobachten. Das Bindegewebe um Aramid, Kohlenstoff und Polyester was histolo-

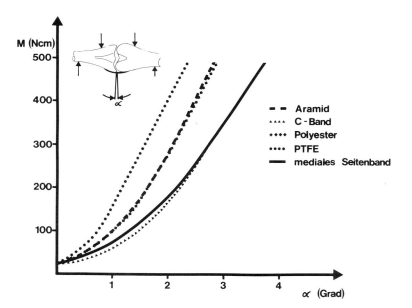

Abb. 1. Elastizität und Dehnbarkeit des Bandersatzes 12 Wochen nach Implantation verschiedener alloplastischer Bandersatzmaterialien im Vergleich zum natürlichen medialen Seitenband des Schafsknies.
Die der Banddehnung proportionale Öffnung des medialen Gelenkspaltes ist als Funktion des belastenden Biegemomentes dargestellt

gisch unauffällig und zeigte typische Fremdkörperreaktionen mit vereinzelten Riesenzellen. Beim Teflonband dominierte dagegen eine deutlich ausgeprägte Synovitis, die wohl auf Teflonabriebpartikel zurückzuführen ist [4].

Die histologischen Schnitte und die Rasterelektronenmikroskopie wiesen deutliche Unterschiede im Einwachsverhalten von Bindegewebe in die alloplastischen Materialien auf. Bei den Geflechten aus Aramidfasern und Polyesterfasern kam es zu einem Einsprießen von Bindegewebe zwischen die Stränge des Geflechts, während nur selten Gewebe zwischen einzelne Fasern einwuchs. Die Ursache hierfür dürfte in dem Umstand liegen, daß die Fasern innerhalb der Stränge sehr dicht gebündelt lagen. Beim Kohlenstoffaserband kam es dagegen in vivo zu einer Auffächerung der C-Fasern. Dadurch war es dem Bindegewebe möglich, zwischen einzelne Fasern zu wachsen und so einen innigen Verbund von körpereigenem Gewebe und alloplastischen Fasern zu bilden. Beim porösen Teflon war ein Einwachsen von Gewebe in die Poren im Inneren des Implantates nicht zu beobachten, es kam nur zu einer oberflächlichen Anlagerung.

Die Ergebnisse zeigen, daß ein inniger Verbund von Implantat und Bindegewebe erreicht werden kann und damit die Wiederherstellung der visco-elastischen Eigenschaften natürlicher Bänder mit alloplastischen Materialien möglich ist. Für die mechanische Belastbarkeit des Bandersatzes ist die postoperativ erzielbare Festigkeit der Bandverankerung ausschlaggebend. Die höchsten Werte wurden hier für die Befestigung der Implantate unter einer Knochenschuppe erzielt. Die Forderung nach einer guten Gewebeverträglichkeit der Bandersatzmaterialien wurde vom Teflonband nicht erfüllt. Unter Berücksichtigung aller dieser Ergebnisse scheint uns zur Zeit der Bandersatz mit Kohlenstoffasern am günstigsten zu sein.

Literatur

1. Bolton W, Bruchman B. Mechanical and biological properties of the Gore-Tex expanded Polytetrafluoreethylene prosthetic ligament. In: Alloplastic ligament replacement. Burri C, Claes L, Huber, Bern (im Druck)
2. Burri C, Claes L. Alloplastic ligament replacement. Huber, Bern (im Druck)
3. Contzen M. Polyesterligament replacement in experiments on animals. In: Alloplastic ligament replacement. Burri C, Claes L, Huber, Bern (im Druck)
4. Emery MA, Rostrup O (1960) Repair of the anterior cruciate ligament with 8 mm tube teflon in dogs. J Surg, Vol. 4:111-115
5. Neugebauer R, Burri C, Claes L (1981) Tierexperimentelle Untersuchungen mit Kohlenstoffbändern. In: Jäger M, Hackenbroch HM, Refior HJ, Kapselbandläsionen des Kniegelenkes. Thieme, Stuttgart New York, S 51-53

Priv.-Doz. Dr. L. Claes, Labor für Experimentelle Traumatologie der Abteilung für Unfallchirurgie, Universität Ulm, Oberer Eselsberg, D-7900 Ulm

Die Knorpelschädigung nach Bandläsionen des oberen Sprunggelenkes — Biometrische Untersuchungen am Kadaverbein

L. Sükösd

János Krankenhaus, Budapest/Ungarn

An 17 Kadaverextremitäten wurde untersucht, in welcher Form und welchem Ausmaß die nach einer Verletzung des äußeren Bandapparates des oberen Sprunggelenkes zurückgebliebene Instabilität den Gelenkknorpel schädigt.

Wir verwendeten zu unseren Untersuchungen im Knie exarticulierte Extremitäten.

Die Untersuchungen wurden mit einem Bewegungssimulator durchgeführt, der zu diesem Zweck konstruiert wurde. Dieser kann bei Stabilisierung des Fußes Kreisbewegungen am Knöchel zustandebringen, wobei das äußere und innere Bandsystem des Knöchels eine regelrechte Kreisbahn in der Ab- und Adduktionsphase verhindert. d.h. die Flexion und Extension verlaufen in der physiologischen Bahn, Ab- und Adduktionsöffnung werden von den Bändern verhindert. Werden die Bänder nacheinander durchschnitten, verschwindet dieses Hindernis, d.h. der in den Bewegungssimulator fixierte Fuß öffnet und schließt sich im Knöchelgelenk auf der gegebenen Zwangsbahn wie bei den sogenannten gehaltenen Aufnahmen.

Durch Einspritzen von Farbstoff entstehen infolge des Eindringens in den Knorpel bzw. infolge des Abschleifens gut abgrenzbare Reibungsflächen abhängig davon, welche Faktoren des Bandsystems wir durchgeschnitten haben. Nach 24-stündiger Betätigung des Apparates und den einzelnen Verletzungstypen entsprechenden Banddurchtrennungen registrierten wir die an der Knorpelfläche entstandenen Veränderungen und schlossen daraus auf die Knorpelschädigungen nach Bandverletzung.

Wir führten je 3 Untersuchungen mit der isolierten und kombinierten Durchschneidung der äußeren 4 Bänder durch, d.h. des Lig. Fibulotalare Ant.-/FTA/, des Lig. Fibulocalcaneare-/FC/, und FTA gemeinsam, des Lig. Fibulotalare Post.-/FTP/ und FTA und FC, sowie des Lig. Tibiofibulare Ant.-/TFA/ und Post.-/TFP/ gemeinsam. Ebenfalls 3 Versuche wurden bei Erhaltung des ganzen Bandapparates durchgeführt.

Die Grundlage, unser Ausgangspunkt war das Ergebnis der Untersuchungsreihe bei erhaltenem Bandapparat. Wir präparierten das Gelenk, indem wir sämtliche Weichteile entfernten, auch die Gelenkkapsel, nur die Bänder hielten das talocrurale Gelenk zusammen. Nach 24-stündiger Betätigung des Simulators blieb infolge der gleichmäßigen Reibung die Knorpeloberfläche des Talus gleichmäßig geschliffen gelblich-elfenbeinfarben. Wir fanden bei keinem Knöchel wesentliche Abweichung.

In der folgenden Serie kam die Durchtrennung des FTA an die Reihe. Es kam zu einer gut erkennbaren Abweichung an der Gelenkfläche des Talus gegenüber dem intakten Bandapparat. Das äußere-vordere 1/5-1/6 der Gelenkfläche zeigte an einem unregelmäßigen, unscharf begrenzten scharlachroten Dreieck, daß die Gelenkflächenreibung an dieser Fläche nicht das gleiche Maß hat, wie an den anderen Stellen. Die gelblich-weiße Verfärbung der ganzen Gelenkfläche war nicht so sauber wie im Falle der intakten Gelenlbänder.

Hefte zur Unfallheilkunde, Heft 165
Hrsg.: C. Burri/U. Heim/J. Poigenfürst
© Springer-Verlag Berlin Heidelberg 1983

Zwei, von den 3 Untersuchungen brachten ein annähernd gleiches Ergebnis, die dritte ergab eine Verfärbung ohne scharfe Grenze, bleich und verwaschen.

Bei der gleichzeitigen Durchtrennung von FTA und FC kam eine der vorigen ähnliche Verfärbung zustande, aber mit wesentlich deutlicherer Abgrenzung, und die Verfärbung erstreckte sich auf eine größere Fläche, in einem Falle auf ein Drittel der Gelenkfläche. Bei 2 Knöcheln wechselten sich auf einer insgesamt größeren verfärbten Fläche Scharlachrot und Gelblichweiß in unregelmäßigen Flecken ab.

Bei der Durchtrennung aller 3 äußeren Bänder bekamen wir nur 2 verwertbare Ergebnisse, weil der Simulator den 3. Knöchel im Laufe seiner Kreisbewegungen vermutlich luxiert und dann abgerissen hatte. An den beiden ausgewerteten Präparaten war eine hochgradige, auf 2/3 der Talus-Gelenkfläche ausgedehnte Verfärbung zu beobachten, während ein relativ scharf begrenztes, elfenbeinfarbiges abgeschliffenes Gebiet lediglich im hinteren medialen Drittel blieb (Abb. 1).

Es ist sehr interessant und der Aufmerksamkeit wert, daß bei dem einen Präparat am inneren Rand des Talus eine Abscherung wie bei der Flake fracture entstand mit einer 4x11 mm großen Knorpeldislokation.

Die Untersuchungen nach Durchtrennung der Bänder der Syndesmose und Einschlitzen der Membrana interossea brachten keine charakteristischen Bilder. Die elfenbeinfarbene Knorpeloberfläche war unregelmäßig gefleckt. Charakteristisch war jedoch die hochgradige Abschleifung des inneren Talusrandes, die leider auf dem Foto nicht genügend erkennbar ist. Bei dem einen Präparat kam jedoch eine ebensolche flake-fracture-artige Dissektion zustande wie bei der völligen Außenbanddurchtrennung.

Die Ergebnisse der Untersuchungsreihe scheinen eindeutig zu sein, ihre klinische Adaptation ist allerdings doch nicht so selbstverständlich, dieses zu diskutieren, übersteigt jedoch den Rahmen dieses Vortrages. In Kenntnis des Riede'schen Indexes ist jedenfalls verständlich, daß im Falle einer tieferen Talus-Konkavität auch die Veränderungen infolge der Inkongruenz ausgeprägter sind. Unsere kleinen Untersuchungsreihen können diese Annahme nur unterstützen, zum Nachweis wären weitere Serien nötig. Die unterschiedlichen Ergebnisse bei gleichen Untersuchungsbedingungen werden auch z.T. damit erklärt, daß der Riede-Index

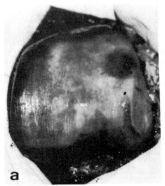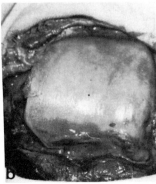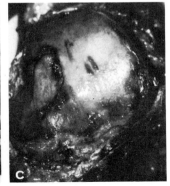

Abb. 1 a-c. 3 verschiedene Talus Oberflächen. a nach Durchtrennung der FTA und FC, b bei erhaltenem Bandapparat, c nach Durchtrennung aller drei Seitenbänder, die Flake-Fraktur-artige Schädigung des Knorpels ist gut erkennbar

bei jüngeren Knöcheln höher ist als bei älteren, darum sind auch die Reibungsbedingungen andere − in Abhängigkeit von der Konkavität. Auch diese Abweichung hat Bedeutung für die klinische Praxis.

Zusammenfassend sind wir der Meinung, daß die Versuchsserien mit dem Bewegungs-simulator die klinische Praxis bestätigen, daß die klinischen Folgen, Schmerz, Instabilität und sekundäre Arthrose dem Grad der Bandverletzung entsprechend sind.

Literatur

1. Riede UN, Schenk RN, Willenegger H (1969) Experimenteller Beitrag zur Erklärung der sekundären Arthrose nach Frakturen des oberen Sprunggelenkes. Helv Chir Acta 36:343
2. Schmidt HM (1981) Die Artikulationsflächen der menschlichen Sprunggelenke. Springer, Berlin Heidelberg New York
3. Sükösd L (1981) L'importance de la lésion ligamentaire de la cheville dans la préarthrose. Rev Chir Orthop 67:Suppl. II.

Dr. László, Sükösd, H-1016 Budapest, 1. Ag u. 3.

Kriterien zur Beurteilung des transplantationsbiologischen Erfolges bei der Knorpeltransplantation

W. Hesse[1] und I. Hesse[2]

1 I. Orthopädische Klinik der Hessing-Stiftung, Augsburg
2. I. Orthopädische Klinik der Hessing-Stiftung, Ulm

Einleitung und Fragestellung

In der Literatur werden unterschiedliche Ergebnisse der Knorpeltransplantation berichtet (Riess 1956; Hellinger und Schramm 1971). De Palma und Mitarb. (1962) machen irrtümli-cherweise immunologische Reaktionen für die schlechten Resultate konservierter Gelenk-knorpeltransplantate verantwortlich. Es stellt sich die Frage, ob die bisher angewandten lichtmikroskopischen Kriterien ausreichen, um die transplantationsbiologischen Vorgänge und Zusammenhänge beurteilen zu können.

Material und Methode

Es wurden 253 tierexperimentelle Knorpeltransplantationen im Kniegelenksbereich ausge-wertet. Autologe, konservierte und nicht konservierte homologe Transplantate wurden ein-gesetzt. Die Versuchsdauer betrug 2 Wochen bis zu 2 Jahren.

Hefte zur Unfallheilkunde, Heft 165
Hrsg.: C. Burri/U. Heim/J. Poigenfürst
© Springer-Verlag Berlin Heidelberg 1983

Ergebnisse

1. Lichtmikroskopische Befunde

Unabhängig von der Art der Konservierung hatten diese Transplantate das gleiche biologische Schicksal. 4 bis 8 Wochen nach Transplantation wiesen die konservierten homologen Transplantate in den meisten Fällen die normale Schichthöhe und Freischichtung auf. Zellen und Zellhöfe waren noch zu sehen. Nach 4 bis 6 Monaten war die Schichthöhe erheblich vermindert. Zwei Drittel aller konservierten Transplantate waren zellarm. Die übrigen Transplantate enthielten Fibroblasten und Zellen mit einem Zellhof, so daß sie lichtmikroskopisch von Chondrocyten nicht zu unterscheiden waren. Die autologen Replantate und die frischen homologen osteochondralen Stücktransplantate hatten bis zum Versuchsende einen normalen Knorpel. Eine Abhängigkeit des Transplantationserfolges von der Be- und Entlastung sowie vom Spaltlinienmuster war nicht feststellbar.

2. Elektronenmikroskopische Befunde

Die meisten Zellen der konservierten Transplantate waren im Zeitraum bis zu 8 Wochen in Auflösung begriffen. Zellmembran, Kern und Zellorganellen waren nicht mehr eindeutig zu differenzieren. Diese Zelltrümmer waren in der Regel von einem vermehrt elektronendurchlässigen Bezirk umgeben. Nach 6 Monaten fanden sich zahlreiche vitale Zellen im Transplantatbereich. Bei den lichtmikroskopisch wie Chondrocyten aussehenden Zellen war die pericelluläre Matrix nicht wie beim normalen hyalinen Gelenkknorpel ausgebildet. So reichten an einigen Arealen grobe kollagene Fibrillen bis unmittelbar an die Zellmembran. Bei der übrigen Matrix fehlte die typisch netzartige Anordnung der Fibrillen. Rasterelektronenmikroskopisch war die Oberfläche unregelmäßig strukturiert.

Die autologen Replantate und die nicht konservierten homologen Stücktransplantate mit postoperativer Teilbelastung hatten bei Versuchsende eine normale Ultrastruktur der Oberfläche, der Chondrocyten, der pericellulären und übrigen Matrix. Lediglich in der frühen Einheilungsphase fehlten die granulären Mikrostrukturen, von denen die oberflächlichen Fibrillen des normalen Gelenkknorpels über- und umlagert sind. Nach 14 Wochen bis zum Versuchsende war die Oberfläche wieder normal. Die Transplantate mit postoperativer Vollbelastung aber hatten irreversible Läsionen als Faserabbrüche und Höhlenbildungen.

Diskussion

Lichtmikroskopisch waren bei den konservierten Transplantaten in der frühen Einheilungsphase die Chondrocyten weitgehend normal. Erst später waren Zellnekrosen nachweisbar. Daraus könnte der Schluß gezogen werden, daß die konservierten Transplantate primär vital waren, sekundär durch immunologische Reaktionen nekrotisch wurden. Transmissionselektronenmikroskopisch jedoch waren die transplantierten Chondrocyten bereits bei Versuchsbeginn irreversibel geschädigt, so daß der Zelluntergang ursächlich auf die Konservierung und nicht auf eine immunologische Reaktion zurückzuführen ist.

Neben der Ultrastruktur der Chondrocyten ist die pericelluläre Matrix ein entscheidendes Kriterium zur Beurteilung des Transplantationserfolges. Die pericelluläre Matrix besteht aus einem schmalen Saum dünner kollagener Fibrillen, die in weiterer Entfernung von der Zelle in gröbere übergehen. Zwischen den Fibrillen sind elektronendichtere Partikel gelagert, die pericellulär größer als in der übrigen Matrix sind. Sie sind das morphologische Äquivalent der Proteoglykane. Kühn und Mitarb. (1981) fanden, daß neben den Kollagentyp II, der den größten Anteil der Knorpelmatrix ausmacht, kleine Mengen vom Kollagentyp V vorkommen. Immunhistochemische Untersuchungen von Gay und Mitarb. (1980) lokalisierten den Kollagentyp V pericellulär um den Chondrocyten. Die pericelluläre Matrix kann gerade als Charakteristikum des hyalinen Gelenkknorpels angesehen werden. Störungen in der Syntheseleistung der Chondrocyten führen zu Veränderungen der pericellulären Matrix.

Bei den konservierten Transplantaten waren in der Spätphase Zellen zu beobachten, bei denen grobe kollagene Fibrillen bis unmittelbar an die Zellmembran heranreichten. Diesen Zellen fehlte die für den normalen Chondrocyten typische pericelluläre Matrix, so daß sie nicht ursprüngliche Transplantatzellen sondern lediglich knorpelähnliche Ersatzzellen sind. Ein viertes Kriterium zur Beurteilung der Transplantation ist die Ultrastruktur der Knorpeloberfläche. So waren im Experiment oberflächliche Mikroläsionen und Umverteilung der oberflächlichen Matrix nur rasterelektronenmikroskopisch erkennbar. Damit konnten biomechanische Zusammenhänge geklärt werden.

Literatur

De Palma AF, Sawyer B, Hoffmann JD (1962) Fate of Osteochondral Grafts. Clin Orthop 22:217

Gay S, Gay R, Miller EJ (1980) The Collagens of the Joint. Arth Rheum 23/8:937

Hellinger J, Schramm G (1971) Tierexperimentelle Untersuchungen zur autologen Gelenkknorpeltransplantation. Z Exp Chir Chir Forsch 4:248

Kühn K, Müller PK (1981) Die Rolle genetisch verschiedener Kollagentypen für die Funktion des Bindegewebes. Verh Anat Ges 75:67

Riess J (1956) Homoioplastische Transplantation von kältekonservierten Gelenkknorpeln im Tierversuch. Arch Orthop Unfallchir 48:279

Dr. med. Werner Hesse, I. Orthopädische Klinik der Hessing-Stiftung, D-8900 Augsburg 22

Licht- und rasterelektronenmikroskopische Untersuchungen von ausgetauschten Kunststoffpfannen der Hüfte zur Frage der notwendigen Dicke der PMMA-Schicht

H.-J. Walde, G. Ritter und J. Rudiger

Abteilung für Unfallchirurgie der Johannes Gutenberg-Universität Mainz
(Leiter: Prof. Dr. G. Ritter)

Einleitung

Die aseptische Lockerung der mit Knochenzement fixierten Kunststoffpfannen überwiegt gegenüber der Schaftlockerung (P. Griss et al 1982), da durch Weiterentwicklung der Konstruktion und des Materials große Fortschritte erzielt werden konnten. Die mechanischen Eigenschaften und biologischen Wirkungen des Zementes werden als mögliche Ursache für Implantatlockerungen angesehen. Bei Untersuchungen von Reoperationspräparaten wurden in 56,9% beanspruchungsbedingte Defekte und Brüche des Zementes an der künstlichen Pfanne gefunden (Walde et al. 1982). Dies war der Anlaß zu untersuchen, inwiefern die Schichtdicke des Zementes mechanisch bedingte Lockerungsvorgänge beeinflussen könnte.

Material und Methode

Nach 181 Austauschoperationen und Totalendoprothesen der Hüfte nach Charnley-Müller wurde der Knochenzement an den Pfannen vermessen und licht- sowie rasterelektronenmikroskopisch untersucht. Über die Hauptabriebmulde der Pfanne hinweg wurde die Schichtdicke des Zementes vermessen.

In der Hauptbelastungszone fand sich häufig eine schon makroskopisch sichtbare spiegelnde Zone, die im Licht- und Rasterelektronenmikroskop abgeschliffene Polymerkugeln und Riefen zeigte. An der medio-caudalen Zementaußenseite fanden sich Strukturen wie bei einer frei gebildeten PMMA-Oberfläche, bei der die vorpolymerisierten Kugeln aus der Matrix herausragen (Oest et al. 1975).

Von den 181 Pfannenpräparaten wiesen 103 (56,9%) beanspruchungsbedingte Brüche und Defekte auf, die in 89% allein in der hauptbelasteten Zone bestanden. Die meist in der geschliffen anmutenden Oberfläche verlaufenden Risse laufen in scheinbar intakte Bereiche aus. Die Ränder sind an den breiteren Stellen der Risse häufig abgerundet. Die Rißkante wird im auslaufenden Bereich scharf konturiert und zieht wabenartig in die scheinbar intakte PMMA-Fläche weiter (Abb. 1).

Von den 181 untersuchten Pfannen waren 102 aus Polyester und 79 aus Polyäthylen. In der Hauptbelastungszone betrug die Zementschichtdicke bei 134 Pfannen 0-3 mm und bei 47 Pfannen mehr als 3 mm. Bei der Schichtdicke bis 3 mm fanden sich in 64,9% beanspruchungsbedingte Brüche, die bei den Polyäthylenpfannen mit 78% gegen 55% bei den Polyesterpfannen deutlich überwogen. Bei den Schichtdicken von mehr als 3 mm traten nur in 22,7% der Fälle beanspruchungsbedingte Zementbrüche auf, wobei wieder die Polyäthylenpfannen mit 35% gegen die Polyesterpfannen mit 12,5% deutlich mehr Brüche an der Ze-

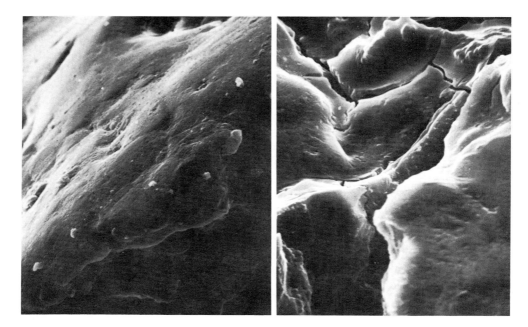

Abb. 1. Legende s. Text

mentschicht aufwiesen. Insgesamt fanden sich bei allen Polyäthylenpfannen in 64,5% und bei allen Polyesterpfannen in 51% beanspruchungsbedingte Defekte und Brüche.

Bei starken Verkippungen der Polyäthylenpfannen lag die Rate der beanspruchungsbedingten Brüche bei 78,6%. Wenn die Lockerung sich allein durch eine Saumbildung an der gesamten Zementknochenfläche zeigte, lag diese Rate mit 48% deutlich niedriger. Die Bruchhäufigkeit des Zementes lag für Polyesterpfannen entsprechend bei 55,7% bzw. 43,9%.

Literatur

Griss P, Hackenbroch M, Jäger M, Preussner B, Schäfer T, Seebauer R, van Eimeren W, Winkler W (1982) Findings in total hip replacement for ten years. Aktuelle Probleme in Chirurgie und Orthopädie 21. Huber, Bern Stuttgart Wien

Oest O, Müller K, Hupfauer W (1975) Die Knochenzemente. Enke, Stuttgart

Walde H-J, Ritter G, Rudigier J, Wagner R. Untersuchung zu den Ursachen der Pfannenlockerung anhand des Materials von 181 gewechselten Hüftendoprothesen. 46. Jahrestagung Deutsche Gesellschaft für Unfallheilkunde, 1982. Springer, Berlin Heidelberg New York (im Druck)

H.-J. Walde, Abteilung für Unfallchirurgie der Chirurgischen Universitätsklinik, Langenbeckstr. 1, D-6500 Mainz

Biomechanische Untersuchungen
zur Stabilität verschiedener Kniearthrodeseverfahren*

L. Claes, C. Burri, H. Gerngroß und J. Piehler

Abteilung für Unfallchirurgie, Hand-, Plastische- und Wiederherstellungschirurgie
(Ärztl. Direktor: Prof. Dr. C. Burri) der Universität Ulm

Das häufigste Verfahren zur Versteifung von Kniegelenken ist heute die Arthrodese mit dem Fixateur externe [4], die vor allem bei bestehendem oder abgelaufenem Infekt das geeigneteste Verfahren darstellt [1, 3]. Der Fixateur externe hat jedoch den Nachteil, daß er den Patienten behindert und die Hautdurchtrittstellen der Steinmann-Nägel intensiver Pflege bedürfen. Deshalb wurden für Arthrodesen am nicht infizierten Gelenk verschiedene interne Stabilisationsverfahren angegeben, von denen die Doppelplattenarthrodese am häufigsten genannt wird [1, 2, 3]. Sie weist eine sehr gute Stabilität auf [2], erfordert jedoch eine weite Freilegung der Knochen und einen erheblichen Implantateinsatz. Wir haben deshalb nach internen Stabilitsationsmethoden gesucht, die mit einem geringen operationstechnischen Aufwand und weniger Implantaten auskommen.

Die durchgeführten biomechanischen Untersuchungen dienen dem Vergleich der Stabilität zweier neuer Arthrodeseverfahren (Klammerarthrodese und Schraubenarthrodese) mit jener der Fixateur externe Arthrodese.

Die Arthrodesen wurden an 14 frischen Leichenkniegelenken durchgeführt. Die Gelenkflächen resezierten wir so, daß der Winkel zwischen Femur und Tibialängsachse sowohl in der Sagittalebene als auch in der Frontalebene 170° betrug. Aus den Patellae wurden durch Resektion der Knorpelflächen und Seitenfacetten annähernd rechteckige Knochenblöcke hergestellt.

Für die Arthrodese wurden folgende Verfahren gewählt:

1. Fixateur externe Arthrodese nach Charnley-Müller mit dem AO-Rohrsystem [4]. Nach Anlegen des Fixateur externe mit 4 Steinmann-Nägeln und 4 Rohren erfolgte die Kompression der Resektionsebene mit zwei Spanngeräten.

2. Klammerarthrodese mit zwei U-förmigen, vorgesannten Klammern aus Implantatstahl (316 L). Die Klammern weisen in ihrem Mittelteil ein flaches Profil mit zwei Bohrungen für Spongiosaschrauben auf, während die beiden Schenkel gleich wie die Klingen der Winkelplatten gestaltet sind. Die Klammern werden mit einer Spezialzange so vorgespannt, daß die beiden Klingen parallel stehen und dann in den Knochen eingeschlagen. Je eine Klinge wird dabei proximal bzw. distal der Resektionsebene gesetzt. Nach Entfernung der Zange wirkt die Vorspannung der Klammern auf die Resektionsebene und preßt diese zusammen. Eine große Klammer implantierten wir lateral und eine kleinere ventro-medial. Zur Sicherung gegen Lockerung wurden beide Klammern mit je 2 Spongiosaschrauben (6,5 mm $\emptyset$) fixiert (Abb. 1).

3. Die Arthrodese mit überkreuzten Schrauben verwendet spezielle Schrauben (M 4) mit Muttern und Unterlegscheiben. Schraubenkopf und Mutter haben eine kugelförmige Unterseite und stützen sich auf Unterlegscheiben mit sphärischer Senkung ab. Die Schrau-

---

* Mit Unterstützung der AO-International

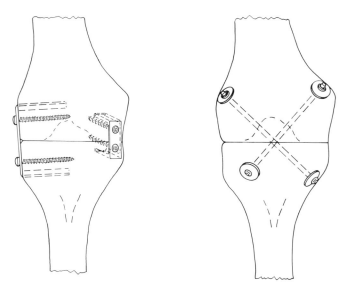

Abb. 1. Interne Arthrodeseverfahren für das Kniegelenk. *Links:* Klammerarthrodese mit vorgespannten Implantaten und Spongiosaschrauben. *Rechts:* Schraubenkompressionsarthrodese mit speziellen Schrauben, Muttern und Unterlegscheiben

ben werden durch zwei Bohrungen mit 4,5 mm Durchmesser gesteckt die sich in der Frontalebene unter einem Winkel von ca. 90° kreuzen und in der Sagittalebene ca. 3 cm gegeneinander verschoben sind (Abb. 1). Durch das Anziehen der Schrauben kommt es zur Kompression der Resektionsflächen. Die Schraubenzugkräfte werden dabei auf die Unterlegscheiben übertragen, die die Kräfte auf eine relativ große Fläche der Condylencorticalis verteilen.

Zur Prüfung der Stabilität der Arthrodesemethoden fixierten wir die Kniegelenke in einer Materialprüfmaschine und belasteten sie mit Biegekräften von dorsal und medial. In Abhängigkeit von der Höhe und Kraft wurde dabei das ventrale und laterale Aufklaffen der Resektionsebenen mit einem elektronischen Dehnungsmeßsystem registriert.

Nach Abschluß dieser Messungen wurde je ein Patellablock mit zwei Spongiosaschrauben (6,5 mm Ø) als Zuggurtung über die ventrale Resektionslinie geschraubt und die Messung wiederholt. Die Ergebnisse sind in folgender Tabelle 1 dargestellt.

Die beste Stabilität, d.h. die geringsten Bewegungen in der Resektionsebene waren bei einer Belastung in der Frontalebene (Biegekraft von medial) beim Fixateur externe zu beobachten (Tabelle 1). Bei einer Belastung in der Sagittalebene (Biegekraft von dorsal) schnitt die Schraubenosteosynthese am besten ab (Tabelle 1). Das zusätzliche Anschrauben der Patella führte zu einer Verbesserung der Stabilität. In der Sagittalebene, bei der ohnehin stabilen Situation der Schraubenarthrodese fiel die Verbesserung mit 1,5% gering aus, während bei den instabileren Verfahren des Fixateur externe mit 21,6% und bei der Klammerarthrodese mit 27% deutliche Verbesserungen erzielt wurden. Der Effekt der Patella für die Stabilität in der Frontalebene war naturgemäß gering (Tabelle 1).

Tabelle 1

Arthrodese-verfahren	Biegemoment-belastung von (1,25 Nm)	Aufklappbarkeit der Resektionsflächen (μm)	Verbesserung der Stabilität (%) durch Patellazuggurtung
Fixateur	medial	50 ± 10	6,0
externe	dorsal	141 ± 38	21,6
Schrauben	medial	139 ± 48	11,9
	dorsal	67 ± 20	1,5
Klammern	medial	244 ± 58	3,3
	dorsal	218 ± 41	27,0

Aus den Ergebnissen lassen sich einige Verbesserungen ableiten. Die Schwäche des Fixateur externe in der Sagittalebene läßt sich durch eine Erweiterung zur dreidimensionalen Montage mit ventralem Rohr beheben, was in verschiedenen Kliniken schon praktiziert wird [1, 3]. Die Stabilität der Klammerarthrodese kann durch eine Klammer größerer Federsteifigkeit erhöht werden und eine zusätzliche Verbesserung dadurch erreicht werden, daß die Spongiosaschrauben die Resektionsebene kreuzen.

Die Klammerarthrodese am Kniegelenk wurde von uns klinisch bisher 15mal durchgeführt und erbrachte überwiegend gute Ergebnisse. Es kam durchschnittlich innerhalb der ersten 6-8 Wochen zum Durchbau der Knochen, was für eine ausreichende Stabilität dieses Arthrodeseverfahrens spricht.

Die beiden internen Stabilisationsverfahren scheinen uns damit geeignet, am nicht infizierten Gelenk die Nachteile der äußeren Fixierung zu vermeiden.

Literatur

1. Decker S, Scheurer I (1982) Indikation und Technik der Kniegelenkarthrodese. Unfallheilkunde 85:272
2. Diehl K, Hort W (1973) Statische und dynamische Untersuchungen bei der Kompressionsarthrodese des Kniegelenkes. Z Orthop 111:919
3. Meeder PJ, Holz U, Pfister U, Wentzensen A (1981) Indikation und Technik der Kniegelenksarthrodese. Akt Traumatol 11:210
4. Müller ME, Allgöwer M, Schneider R, Willenegger H (1977) Manual der Osteosynthese, 2. Aufl. Springer, Berlin Heidelberg New York

Priv.-Doz. Dr. L. Claes, Labor für Experimentelle Traumatologie der Abteilung für Unfallchirurgie, Oberer Eselsberg, D-7900 Ulm

Intraarticuläre Druckmessung am oberen Sprunggelenk

V. Hendrich und H. Eisele

Aus der Abteilung für Unfallchirurgie (Ärztl. Direktor Prof. Dr. E.H. Kuner) der Chirurg. Universitätsklinik Freiburg

Nach Angaben der Literatur, aber auch nach eigenen Nachuntersuchungsergebnissen ist eine höhere posttraumatische Arthroserate nach Knöchelbrüchen mit Abbruch eines sogenannten Volkmannschen Dreiecks bekannt [3, 4]. Wir hatten dazu die Behandlungsergebnisse der Jahre 1976/77 in einer Nachuntersuchung mindestens 2 Jahre nach dem Unfall überprüft. Nur 16% der Patienten mit Knöchelbrüchen ohne Abbruch des Volkmannschen Dreiecks hatten eine posttraumatische Arthrose, dagegen 59% derjenigen mit Abbruch dieses hinteren Kantenfragmentes. Sicherlich sind geänderte Kontakt- und Druckverhältnisse am oberen Sprunggelenk nach solchen Verletzungen an der Entstehung einer posttraumatischen Arthrose ursächlich beteiligt.

In einer experimentellen Untersuchung an Sprunggelenken, die dem Sektionsgut des Pathologischen Instituts entstammen, sollte versucht werden, Auskunft über die normale Druckverteilung im oberen Sprunggelenk [2] und eine mögliche Überlastung bei pathologischen Veränderungen zu bekommen; pathologische Veränderungen, wie sie einmal durch eine Fibulaosteotomie, zum anderen durch eine zusätzliche Osteotomie des Volkmannschen Dreiecks erzeugt wurden. Bei diesen Untersuchungen ermöglichte ein neues Abdruckverfahren nicht nur Kontaktflächen- sondern auch intraarticuläre Druckmessungen durchzuführen. Die Druckmeßfolie wurde zunächst im technischen Bereich genutzt, im deutschen Sprachraum wurde sie von Hehne mit Druckmessungen am Femoropatellagelenk in die Biomechanik eingeführt [1].

Die zweilagige Druckmeßfolie (Schichtdicke jeweils 1/10 mm) stört im Unterschied zu anderen Meßverfahren wie beispielsweise dem Kugeleindruckverfahren die Pressungsverhältnisse im Gelenkspalt nicht. Unter der Druckbelastung erfolgt eine chemische Reaktion, die auf der farbaufnehmenden Folie zu einer monochromen, druckabhängigen Rotfärbung führt. Dieses optisch gespeicherte Signal ist prinzipiell digital oder analog densitometrisch auswertbar. Wegen des höheren Bedienungskomforts, vor allem aber der höheren Anschaulichkeit wegen haben wir uns für die analog densitometrische Methode entschlossen. Der Abdruck wird dabei jeweils von einer Fernsehkamera aufgenommen und in einzelne Bildpunkte zerlegt. Der analoge Grauwert wird mit dem entsprechenden Graukeil der Eichung verglichen, seiner entsprechenden Druckstufe zugeordnet und erscheint im elektronischen Äquidensitenbild.

Es wird über Messungen an 6 Sprunggelenken berichtet. Dabei wurden ausnahmslos frische Unterschenkelpräparate verwendet, auf ein Einfrieren konnte verzichtet werden. Sie wurden jeweils, bestehend aus Tibia, Fibula, Calcaneus und Talus, unter Belassung der Ligamente und — soweit möglich — der Membrana interossea aufgearbeitet. Allerdings machte das Einlegen der Folie die Durchtrennung des Ligamentum deltoideum notwendig.

Nach der Präparation wurde röntgen- und fotodokumentiert. Es wurde Wert darauf gelegt, daß makroskopisch und radiologisch kein Anhalt für eine Arthrose im Sprunggelenk bestand.

Hefte zur Unfallheilkunde, Heft 165
Hrsg.: C. Burri/U. Heim/J. Poigenfürst
© Springer-Verlag Berlin Heidelberg 1983

Der Calcaneus wurde parallel zur Fußsohle in Neutralposition des oberen Sprunggelenkes osteotomiert. In Neutralstellung des unteren Sprunggelenks wurde eine Arthrodese durch Verschraubung herbeigeführt. Nach Einzementieren und Aushärten erfolgte die Belastung des gesamten Unterschenkelpräparates mit einer Belastungsapparatur unter Einleiten der Last an konstanter Stelle des Tibiakopfes. Gemessen wurden 5 Laststufen: 250 N, 500 N, 750 N, 1000 N und 1500 N. Die Sprunggelenke wurden dazu in Neutralposition, in 10° und 20°-Plantarflexion sowie in 10° und 20°-Dorsalextension gebracht. Der Meßbereich der verwendeten VL-Druckmeßfolie (very low pressure) und der Meßbereich der L-Folie (low pressure) deckten einen Bereich von 0,5-4 MPa ab.

Ergebnisse

Die Druckmaxima in Neutralposition lagen — meist konstant — im vorderen inneren Quadranten der distalen Tibiagelenkfläche. Hierbei und im folgenden bleiben die Gelenkflächen zwischen Talus und Außen- sowie Talus und Innenknöchel unberücksichtigt. Bei der Plantarflexion fand sich das Druckmaximum vorn innen, bei der Dorsalflexion kam es zu einer Verschiebung nach vorn außen. Meist wurden dorsale Gelenkabschnitte in die Kontaktfläche miteinbezogen, Druckmaxima wurden nur äußerst selten dorsal beobachtet.

Nach erfolgter Fibulaosteotomie ähnelten sich die Kontaktflächen im Vergleich mit den Abdrücken der Normalgelenke, gelegentlich meinte man die Tendenz zu einer Ausweitung der Kontaktfläche nach lateral (außenknöchelwärts) zu beobachten. Eine Verkleinerung der Kontaktfläche bei zusätzlicher Osteotomie eines Volkmannschen Dreiecks sahen wir besonders deutlich bei den Gelenken, bei denen es unter Dorsalflexion des Normalgelenks zu einer Ausweitung der Kontaktflächen in den dorsolateralen Anteil gekommen war. Schon der orientierende Vergleich der entsprechenden Äquidensitenbilder zeigt nicht nur die Verkleinerung der Gelenkfläche, sondern quasi kompensatorisch eine Ausweitung der Zone mit Spitzendruck.

Was den Umfang der Kontaktfläche angeht, so ist vor allem festzuhalten, daß die Kontaktfläche (genauer gesagt, die Bezirke mit einem intraartikulären Druck von über 0,5 MPa) erstaunlich gering waren. Meistens waren bei Lasten von 750-1500 N nur etwa 30-40% der gelenkbildenden Flächen in Kontakt. Während nach der Fibulaosteotomie sogar eine geringe Zunahme der Kontaktfläche zu beobachten ist, fand sich in den meisten Fällen die erwartete Reduzierung der Fläche nach Osteotomie eines Volkmannschen Dreiecks (Abb. 1).

Im übrigen ist dem Verlauf der Kurven (insbesondere beim anatomischen Gelenk, aber auch beim Gelenk nach Fibulaosteotomie) zu entnehmen, wie das elastische Verhalten des Gelenkknorpels dafür sorgt, daß der Anstieg des Kontaktflächengradienten im Verhältnis zur Zunahme der Last nicht linear verläuft.

Unter unseren Versuchs- und Auswertebedingungen konnte die Auswertung der Diagramme Maximaldruck in Abhängigkeit von der Last nichts wesentliches zur Frage eines Überlastungsschaden am Sprunggelenk beitragen. Sobald nämlich in einem noch so kleinen Gelenkanteil der Maximaldruck von 3,5 MPa angezeigt wird, ist dies entsprechend vermerkt. Es wird aber im Diagramm nicht angezeigt, wie groß die Fläche ist, die unter dem Spitzendruck zu liegen kommt. Interessant erschien uns deshalb die Frage, in welcher Druckstufe die meiste Last übertragen wird. Grafisch dargestellt und zusammengefaßt wurde es bei der von uns im Versuch verwendeten Maximallast von 1500 N. Im Normalgelenk wurde der

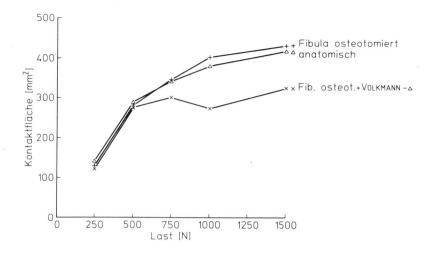

Abb. 1. Kontaktfläche im oberen Sprunggelenk (20°-Dorsalflexion, n = 6)

höchste Lastanteil in der Druckstufe mit 2,9 MPa übertragen, in der höchsten Druckstufe mit 3,5 MPa ist der Lastanteil in allen Winkelstellungen geringer. Wir deuten dies als einen Effekt der viscoelastischen Eigenschaft des Gelenkknorpels, Spitzenbelastungen bis zu einem gewissen Grad auszugleichen. Interessant erscheint nun, daß unter den Bedingungen Fibulaosteotomie und zusätzlicher Osteotomie des Volkmannschen Dreiecks diese Kompensationsmöglichkeit beeinträchtigt ist. Hier wird in allen Winkelstellungen des oberen Sprunggelenks die höchste Druckstufe mit 3,5 MPa stärker an der Lastverteilung im Gelenk beteiligt. Unter den Bedingungen Fibulaosteotomie und zusätzlicher Osteotomie eines Volkmannschen Dreiecks wird in 10° und 20°-Plantarflexion sogar der größte Lastanteil in der höchsten Druckstufe übertragen. Wir sehen dies als Hinweis auf eine Überlastung des Gelenks, unter Bedingungen, wie sie bestimmten posttraumatischen Zuständen nach Malleofrakturen gleichkommen.

Literatur

1. Hehne HJ, Ficker E, Jantz W, Mahr D, Schöpf HJ (1981) Eine neue Methode zur Ermittlung lastabhängiger Druck- und Kontaktverläufe an Gelenkflächen. Morphol Med 1:95
2. Hendrich V, Hehne HJ. Experimentelle Druckmessungen im tibiotalaren Gelenk, Vortrag anläßlich der 59. Tagung der Vereinigung der Bayerischen Chirurgen in München vom 22.-24.7.82
3. Lindsjö U (1981) Operative treatment of ankle fractures. Act Orthop Scand [Suppl] 189: Vol. 52

4. Plaue R (1978) Das hintere Tibiakantenfragment als prognostisches Kriterium. In: Hefte Unfallheilkd 131. Springer, Berlin Heidelberg New York, S 184

Dr. V. Hendrich, Abt. f. Unfallchirurgie, Hugstetterstr. 55, D-7800 Freiburg

Die Reißfestigkeit der Bänder des Schultereckgelenks

R. Tiedtke, R. Rahmanzadeh und H.-G. Breyer

Abteilung für Unfall- und Wiederherstellungschirurgie Klinikum Steglitz der Freien Universität Berlin (Leiter: Prof. Dr. med. R. Rahmanzadeh)

Die Bewegungen im Schultereckgelenk werden durch verschiedene Bandstrukturen ermöglicht. Das Gelenk ist selbst von einer schlaffen Gelenkkapsel umgeben, die oben und unten jeweils durch 2 Bandfaserzüge, die Ligamenta acromio-claviculare craniale et caudale, verstärkt ist. Die Hauptschutzfunktion hat jedoch, obwohl nicht mehr zum eigentlichen Schultereckgelenk gehörend, eine starke Bandverbindung zwischen Rabenschnabelfortsatz und Schlüsselbein. Diese feste, extraartikulär gelegene Verbindung wird durch das Ligamentum coraco-claviculare, das aus der medio-dorsal liegenden Pars conoides (Ligamentum conoideum) und der lateral-ventral liegenden Pars trapezoides (Ligamentum trapezoideum) besteht, gebildet. Häufig liegt zwischen beiden ein Schleimbeutel. Zu erwähnen ist auch noch das Ligamentum coraco-acromiale. Die acromioclaviculären Bänder bewerkstelligen die Feineinstellung des AC-Gelenkes und verhindern das Abweichen des Schlüsselbeins nach oben oder unten. Sie werden durch das Gewicht des Armes und bei Belastung nur auf Scherung beansprucht und haben nach Meinung mehrerer Autoren (Fessler, Wattkins, Sommer, Marschner u.a.) eine Reißfestigkeit um 40 kg. Die coraco-claviculären Bänder beinhalten die Grobeinstellung des Acromioclaviculargelenkes, begrenzen die Flügelbewegung/Horizontalbewegung des Schulterblattes und werden nur auf Zug beansprucht (Zimmermann). Die Belastbarkeit dieses Bandapparates wird in der Literatur mit 80 kg angegeben. Beim Studium der Literatur fiel uns auf, daß diese Werte erstmalig bei Wattkins (1925) und bei Sommer (1928) aufgeführt wurden. Wattkins sprach von 80 kg für das Ligamentum coraco-claviculare und 40 kg für das Ligamentum acromio-claviculare, Sommer ermittelte 36-42 kg für die Gelenkkapsel und 80 kg für das Ligamentum coraco-acromiale.

Methodik

In der vorliegenden Arbeit wurde nun die angegebene Reißfestigkeit der Schultereckgelenkbänder überprüft. Hierzu präparierten wir bei frisch Verstorbenen den Bandapparat. Die Leiche wurde fixiert und wir zogen mit Hilfe einer Zugvorrichtung eine Clavicula in ver-

Hefte zur Unfallheilkunde, Heft 165
Hrsg.: C. Burri/U. Heim/J. Poigenfürst
© Springer-Verlag Berlin Heidelberg 1983

schiedenen Richtungen. Die notwendige Kraft zur Zerreißung eines Bandes oder mehrerer Bänder wurde über einen dynamischen Kraftaufnehmer mit Dehnungsmeßstreifen zu einer Meßbrücke von einem Schreiber aufgezeichnet. Für die zu prüfenden Bänder untersuchten wir jeweils 10 Leichen, sowohl für das weibliche als auch männliche Geschlecht.

Ergebnisse

Reißfestigkeit des Ligamentum acromioclaviculare

n = 20
$\bar{x} = 104 \pm 26$ (kp)

Es handelt sich hierbei um den Mittelwert aller untersuchten acromioclavicularen Bänder. Wenn wir sie im einzelnen nach Geschlecht und nach der Händigkeit aufschlüsseln, so ergeben sich folgende Werte:

Männer	
rechte Seite (n = 5)	linke Seite (n = 5)
$\bar{x} = 109 \pm 29$ (kp)	$\bar{x} = 99 \pm 24$ (kp)

Wenn wir den Bandapparat von der Gebrauchshand zusammenfassen, so ergibt sich hierbei ein unterschiedlicher Mittelwert, da ein Verstorbener nach den Aktenunterlagen Linkshänder war.

Gebrauchshand (n = 5)	Hilfshand (n = 5)
$\bar{x} = 112 \pm 24$ (kp)	$\bar{x} = 97 \pm 27$ (kp)

Frauen	
rechte Seite (n = 5)	linke Seite (n = 5)
$\bar{x} = 104 \pm 41$ (kp)	$\bar{x} = 71 \pm 33$ (kp)

Bei diesen Untersuchungsergebnissen ergeben sich signifikante Unterschiede zwischen der rechten und linken Seite bzw. zwischen Gebrauchs- und Hilfshand. Weiterhin bestehen signifikante Unterschiede zwischen dem männlichen und weiblichen Geschlecht.

Reißfestigkeit des Ligamentum coraco-claviculare

n = 20
$\bar{x} = 104 \pm 29$ (kp)

Männer	
rechte Seite (n = 5)	*linke Seite* (n = 5)
$\bar{x} = 126 \pm 25$ (kp)	$\bar{x} = 107 \pm 29$ (kp)

Auch bei dieser Untersuchungsgruppe befand sich laut Aktenunterlagen ein Verstorbener, dessen Gebrauchshand die linke war, so daß sich für die Gebrauchs- und Hilfshand aufgeschlüsselt, differierende Werte ergaben.

Gebrauchshand (n = 5)	*Hilfshand* (n = 5)
$\overline{x}$ = 128 ± 36 (kp)	$\overline{x}$ = 105 ± 26 (kp)

Frauen

rechte Seite (n = 5)	*linke Seite* (n = 5)
$\overline{x}$ = 101 ± 19 (kp)	$\overline{x}$ = 84 ± 19 (kp)

Auch hier sind die Unterschiede zwischen dem männlichen und weiblichen Geschlecht sowie zwischen der rechten und linken Seite signifikant.

Reißfestigkeit des acromioclavicularen Bandapparates und des coraco-clavicularen Bandapparates

n = 20
$\overline{x}$ = 110 ± 30 (kp)

Männer

rechte Seite	*linke Seite*
$\overline{x}$ = 131 ± 32 (kp)	$\overline{x}$ = 111 ± 30 (kp)

Gebrauchshand	*Hilfshand*
$\overline{x}$ = 134 ± 35 (kp)	$\overline{x}$ = 107 ± 27 (kp)

Frauen

rechte Seite	*linke Seite*
$\overline{x}$ = 114 ± 27 (kp)	$\overline{x}$ = 104 ± 26 (kp)

Die Reißfestigkeit des Bandapparates im Bereich des Schultereckgelenkes ist innerhalb des weiblichen und männlichen Geschlechtes unterschiedlich, wobei die höheren Werte beim männlichen Geschlecht zu finden sind. Im Rechts-Links-Vergleich bzw. Gebrauchshand-Hilfshand-Vergleich finden sich ebenfalls signifikante Unterschiede. Zusätzlich ist die Reißfestigkeit vom Körpergewicht und Alter abhängig. Mit zunehmendem Körpergewicht erhöht sich die Reißfestigkeit des Bandapparates, mit zunehmendem Alter dagegen nimmt sie ab.

Literatur

Sommer R (1928) Die traumatologischen Verrenkungen der Gelenke. Neue deutsche Chirurgie. Encke, Stuttgart

Zimmermann H (1970) Zur Behandlung der Acromio-Clavicular-Luxation. Arch Orthop Unfallchir 69:60

Tossy JD, Sigmond HM (1963) Acromioclavicular separations: Useful and practical classification for treatment. Clin Orthop 28:111

Wattkins JT (1925) An Operation for the Relief of Acromio-Clavicular-Luxations. J Bone Joint Surg 7:790

Dr. Rainer Tiedtke, Abteilung f. Unfall- und Wiederherstellungschirurgie, Klinikum Steglitz der FU Berlin, Hindenburgdamm 30, D-1000 Berlin 45

Experimentelle Untersuchungen zur Beziehung intraarticulärer Druckerhöhung und Hüftkopfdurchblutung

W. Kipfer[1], R. Ganz[1] und S.M. Perren[2]

1 Klinik für orthopädische Chirurgie der Universität Bern
2 Labor für experimentelle Chirurgie, Davos

Zahlreiche klinische und experimentelle Untersuchungen vor allem der letzten zwanzig Jahre, lassen vermuten, daß ein erhöhter intraarticulärer Druck bei der Entstehung der Femurkopfnekrose pathogenetisch eine Rolle spielt.

Bei Durchsicht der Literatur finden sich mehrere Modelle zur experimentellen Erzeugung von Küftkopfnekrosen durch intraarticuläre Druckveränderungen [1-5].

Material und Methode

Angeregt durch diese Untersuchungen begannen wir mit Versuchen am Kaninchenhüftgelenk [2]. Das hierzu entwickelte Modell erlaubt ohne Verletzung der Gelenkanatomie und -physiologie den intraarticulären Druck zu erhöhen und während längerer Zeit konstant zu halten und Druckänderungen durch permanente Messung zu registrieren.

Analog der Methode von Barta et al. [1] wurde eine Kanüle (Durchmesser von 1,5 mm) im dorso-lateralen Bereich des Pfannendaches implantiert. Die Verwendung von gewebefreundlichem Cyan-Acrylat-Kleber ergab eine luft- und wasserdichte Verankerung der Kanüle im Acetabulum. Vereinzelt wurden Kanülen mit einem Gewinde verwendet, was einerseits das Einführen erleichterte und andererseits die Fixation im zarten Kaninchenknochen verbesserte. Anschließend wurde das Gelenk mit Macrodex 6% (Molekulargewicht 60'000) unter Ausnützung des hydrostatischen Druckes unter Druck gesetzt. Die Anwendung eines Dreiweghahn-Systemes erlaubte während der Druckapplikation simultan den Druck mit Hilfe eines piezoresistiven Elementes zu messen und zu kontrollieren. Zur Darstellung der Zirkulationsverhältnisse wurde am Kaninchen je nach Versuch 3 min vor Beendigung des Experimentes Disulfinblau-Lösung (2-3 ml/kg KG) in eine Ohrvene gespritzt.

Hefte zur Unfallheilkunde, Heft 165
Hrsg.: C. Burri/U. Heim/J. Poigenfürst
© Springer-Verlag Berlin Heidelberg 1983

Experimientiert wurde jeweils am rechten Hüftgelenk, das linke diente als Kontrolle. Kurzversuche wurden in Spinalanästhesie mit Lidocain, über Stunden andauernde Experimente unter Inhalationsnarkose mit Lachgas-Halothan durchgeführt.

Basierend auf den Pilotversuchen von Ganz et al. [2] und den Ergebnissen von Tachdjian et al. [4], wurden folgende Fragen bearbeitet:

1. Einfluß der Gelenkstellung auf den intraarticulären Druck.
2. Welcher Minimaldruck führt zu einer epiphysären Zirkulationsstörung?
3. Nach welcher Einwirkungsdauer entsteht unter Minimaldruck eine irreversible Durchblutungsstörung/Nekrose?

Resultate

Die Abhängigkeit des intraarticulären Druckes von der Gelenkstellung konnte mit Hilfe dieser Versuchsanordnung sehr präzis demonstriert und nachgewiesen werden. Beide Hüftgelenke wurden hierzu kanüliert und rechts zusätzlich der Gelenkinnendruck minimal (10, 20, 30 mmHg) erhöht. Während der Bewegung wurde der Druckverlauf beidseits graphisch festgehalten. Die Ergebnisse zeigen, daß bei Extension, Flexion, Abduktion und Innenrotation der Druck auf beiden Seiten ansteigt. Der Druckanstieg im unter einem Vordruck stehenden Gelenk beträgt jedoch ein Mehrfaches der Druckänderung im Kontrollgelenk. Am ausgeprägtesten ist der Unterschied in Extension und Flexion oder bei kombinierten Bewegungen. Die Höhe des Vordruckes spielt eine untergeordnete Rolle.

Zur Bestimmung des Minimaldruckes wurden Versuche an adulten und juvenilen Kaninchen mit Druckwerten zwischen 20-60 mmHg während 20-30 min Einwirkungsdauer durchgeführt. Vereinzelt wurden bereits bei einem Druck von 40 mmHg Durchblutungsstörungen im epiphysären Femurkopfbereich beobachtet. Die juvenilen Tiere reagierten insgesamt empfindlicher und zeigten bereits zwischen 30-40 mmHg gestörte Zirkulationsverhältnisse.

In der Annahme, der kritische Druck liege zwischen 40-50 mmHg (im Bereich des mittleren arteriolären Druckes), wurde in einer weiteren Versuchsreihe die Abhängigkeit von der Einwirkungsdauer bei einem Druck von 50 mmHg untersucht. Nach der Druckerhöhung blieben die Tiere noch während vier Wochen am Leben. Eine persistierende Durchblutungsstörung konnte bei einem Kaninchen nachgewiesen werden, dessen Hüftgelenk während 5 h unter Druck stand.

Insgesamt erhärten die Ergebnisse dieser Versuche mit minimalen Druckwerten die aus den Vorversuchen gewonnenen Erkenntnisse. Offen bleibt die Frage der Druckverteilung im Gelenk, im speziellen im epiphysären Knochenbereich, und die Auswirkung auf die venöse Drainage.

Literatur

1. Barta O, Szepesi J, Molnar L (1978) Experimentelle Erzeugung einer aseptischen Hüftkopfnekrose an Kaninchen durch Steigerung des intraartikulären Druckes. Beitr Orthop Traumatol 25:181
2. Ganz R, Lüthi U, Rahn B, Perren SM (1981) Intraartikuläre Druckerhöhung und epiphysäre Durchblutungsstörung. Ein experimentelles Untersuchungsmodell. Orthopäde 10:6

3. Kemp HBS (1981) Perthes' Disease: The Influence of Intracapsular Tamponade on the Circulation in the Hip Joint of the Dog. Clin Orthop 156:105
4. Tachdjian MO, Grana L (1968) Response of the Hip Joint to Increased Intraarticular Hydrostatic Pressure. Clin Orthop 61:199
5. Woodhouse CF (1964) Dynamic Influences of Vascular Occlusion Affecting the Development of Avascular Necrosis of the Femoral Head. Clin Orthop 32:119

Dr. W. Kipfer, Klinik und Poliklinik für Orthopädische Chirurgie, Universität Bern, Inselspital, CH-3010 Bern

C. Transplantation — Vascularität

Erfahrungen und Ergebnisse der Tracer microsphere-Methode zur Bestimmung der Knochendurchblutung

K.-G. Kunze und L. Faupel

Klinik für Unfallchirurgie der Justus-Liebig-Universität Gießen
(Leitender Arzt: Prof. Dr. H. Ecke)

Wir haben in mehreren Versuchsserien bei insgesamt mehr als 40 Schäferhundbastarden die Knochendurchblutung an der hinteren Extremität mit der Tracer micropheres-Methode [5] gemessen. Die Methode erwies sich dabei als geeignet, die Durchblutungsverhältnisse auch an dem relativ gering durchbluteten Organ Knochen zu bestimmen. Die Schwierigkeiten lagen darin, daß bei dem vorhandenen Untersuchungsmaterial — es handelte sich durchweg um Schäferhundbastarde unterschiedlichen Alters — die Werte von Tier zu Tier starke Schwankungen aufwiesen. Innerhalb eines Tieres waren die Werte einheitlich. Nach Festlegen der Methode bestimmten wir zunächst die Normaldurchblutung des Knochens. Dabei zeigte sich, daß die Corticalis eines Knochens ca. 8-10fach stärker durchblutet war, als die Spongiosa in der benachbarten Region. Innerhalb eines Knochens waren die Durchblutungswerte weitgehend konstant, während die weiter peripher gelegenen Knochen wesentlich schlechtere Durchblutungswerte aufwiesen als die mehr zentral gelegenen Knochen. So lagen die Durchblutungswerte für den Talus, obwohl es sich hier um einen überwiegend spongiösen Knochen handelt, etwa in der Größenordnung der Durchblutung der Femurschaftcorticalis (Abb. 1). In einer weiteren Untersuchungsserie bestimmten wir die Veränderungen der Durchblutung nach verschiedenen Manipulationen am Knochen, dabei zeigte sich, daß nach der Deperiostierung einer Tibia die Durchblutungswerte um etwa 30-35% absanken, nämlich von 1,14 auf 0,74 ml/100 g x min, während nach dem Ausbohren der Tibiamarkhöhle die Durchblutungswerte etwa um 60% absanken, von 1,08 auf 0,31 ml/100 x min. Diese Unterschiede sind statistisch signifikant. Nach zusätzlicher Deperiostierung der ausgebohrten Tibia gingen die Durchblutungswerte erwartungsgemäß gegen 0 [1, 2, 3].

Nach Osteotomien langer Röhrenknochen war das distale Fragment in seiner Durchblutung stärker beeinträchtigt als das proximale Fragment, wobei die bloße Querosteotomie nur im distalen Fragment zu einem stärkeren Absinken der Durchblutung auf etwa 40% der Ausgangswerte führte, während die Schrägosteotomie ein stärkeres Absinken der Durchblutung auch proximal der Osteotomie zur Folge hatte, dabei war nur der Bereich der Schrägosteotomie selbst von diesem Abfall betroffen, hier sanken die Durchblutungswerte um etwa 30% ab, während das distale Fragment insgesamt einheitlich reagierte, mit einem Abfall der Durchblutungswerte auf etwa 50% der Ausgangswerte. Dies ist verständlich, da bei der Durchführung der Schrägosteotomie der Knochen auf eine größere Distanz freigelegt

58

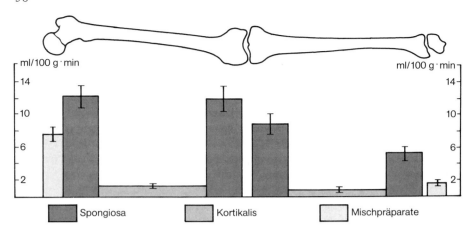

Abb. 1. Durchblutungswerte der Knochen der hinteren Extremität beim Schäferhund in ml/100 g · min (Mittelwerte ± Standardfehler), Absolutwerte s. Tabelle 1. Der Unterschied zwischen den Durchblutungswerten der Femurschaftcorticalis und der Tibiaschaftcorticalis ist hoch signifikant (p < 0,001). Die Unterschiede zwischen proximaler und distaler Tibiaspongiosa sowie zwischen der distalen Tibiaspongiosa und dem Talus sind ebenfalls signifikant. Nicht signifikant sind die Unterschiede zwischen proximaler und distaler Femurspongiosa sowie zwischen distaler Femurspongiosa und proximaler Tibiaspongiosa

werden mußte und ausgedehntere Manipulationen am Knochen erforderlich waren als bei den Querosteotomien. Umgekehrt verhielt es sich dann bei den Osteosynthesen. Die reine Schraubenosteosynthese, mit der wir die Schrägosteotomie versorgt haben, führte nur zu einer geringen weiteren Beeinträchtigung der Durchblutung, der sich auch im wesentlichen auf den Bereich der Schrägosteotomie beschränkte, die unverletzten Knochenabschnitte blieben mit ihren Durchblutungswerten konstant. Dagegen wiesen die Fragmente nach der Querosteotomie, die wir mit einer Plattenosteosynthese versorgt hatten, postoperativ stärkere Durchblutungsstörungen auf. Proximal der Osteotomie sanken die Werte auf 55% der Ausgangswerte ab und distal der Osteotomie auf 25% der Ausgangswerte.

Bei den von uns durchgeführten Langzeituntersuchungen nach Plattenosteosynthesen und Marknagelosteosynthesen zeigte sich, daß es zu erheblichen Veränderungen der Durchblutungswerte der Corticalis kommt. Sowohl nach der Marknagelosteosynthese als auch nach der Plattenosteosynthese kommt es zu einer deutlichen Steigerung der Durchblutungswerte. Während aber nach der Marknagelosteosynthese der wesentliche Anstieg der Durchblutungswerte in der Zeit zwischen der 2. und 6. postoperativen Woche erfolgte, erfolgte dieser Anstieg nach der Plattenosteosynthese bereits innerhalb der ersten 14 Tage nach der Operation. Nach der Markraumnagelung reagierten die einzelnen Segmente des Femurschaftes relativ einheitlich, sowohl proximal als auch distal der Osteotomie kam es osteotomiefern und osteotomienah innerhalb der ersten zwei postoperativen Wochen zu einem Anstieg der Durchblutungswerte auf etwa das 2 1/2fache des Ausgangswertes und nach 6 Wochen auf das 4fache des Ausgangswertes. Nach den Plattenosteosynthesen reagierten die osteotomienahen Knochensegmente mit einer relativ stärkeren Steigerung der Durchblutungswerte, innerhalb der ersten 2 Wochen etwa auf das 2fache der Ausgangswerte und nach 6 Wochen auf das 3fache der Ausgangswerte, während die osteotomiefernen Abschnitte nur eine geringfügige Steigerung der Durchblutung aufwiesen. Betrachtet man die Femurschaftcorticalis als Ganzes, lagen die Durchblutungswerte für die Femurschaftcorticalis nach 2 Wochen um etwa 50% über den Ausgangswerten und nach 6 Wochen hatten sie sich verdoppelt. Die Durchblutungswerte des isoliert untersuchten Plattenlagers verhielten sich dabei ebenso wie die übrige Corticalis. Die Durchblutung des Plattenlagers wurde also durch die aufgeschraubte Platte nicht stärker beeinflußt als die der übrigen Corticalis [4].

Erstmalig haben wir auch die Durchblutungswerte für frei transplantierte Knochenspäne, sowohl corticospongiöse Beckenkammspäne als auch Rippentransplantate gemessen. Die Transplantate wurden mit der spongiösen Seite fest auf die intakte Schaftcorticalis des Femurs aufgeschraubt. 14 Tage nach der Transplantation lagen die Durchblutungswerte noch etwas unter den präoperativen Ausgangswerten. Nach 4 Wochen wurden die Ausgangswerte deutlich überschritten. Die Beckenkammspäne wiesen dabei etwas günstigere Werte auf als die Rippenspäne. Das ist damit zu erklären, daß bei den Beckenkammspänen der Anteil der Spongiosa gegenüber dem Anteil der Corticalis relativ größer ist als Rippentransplantaten.

Literatur

1. Brookes M (1971) The blood supply of bone. London, Butterworth
2. Berg, van de PA (1973) Zur Frage der Blutversorgung des Knochens nach Marknagelung und Verplattung. Brun's Beitr Klin Chir 220:103
3. Eitel F, Schweiberer L (1980) Kortikale Revitalisierung nach Marknagelung an der Hundetibia. Unfallheilkunde 83:202
4. Jacobs RR, Rahn BA, Perren SM (1981) Effect of plates on cortical bone perfusion. J Trauma 21:Nr. 2
5. Kunze K-G, Kraus J, Winkler B, Wüsten B (1978) Messung der Knochendurchblutung mit der „tracer microspheres"-Methode. Unfallchir 4:253

Dr. Kunze, Klinik für Unfallchirurgie am Zentrum für Chirurgie der Justus-Liebig-Universität, Klinikstr. 29, D-6300 Gießen

Remodelling des Knochens nach Marknagelung im Tierversuch

U. Pfister[1], B. Rahn[2], S. Weller[1] und S.M. Perren[2]

1 Berufsgenossenschaftliche Unfallklinik Tübingen (Direktor: Prof. Dr. S. Weller)
2 Labor für Experimentelle Chirurgie Davos (Direktor: Prof. Dr. S.M. Perren)

Wie jedes interne Osteosyntheseverfahren führt auch die Marknagelung zu einer Irritation der corticalen Blutversorgung. Im Folgenden soll analysiert werden, inwieweit dieses Faktum für den nach Marknagelung zu beobachtenden Umbau in der Corticalis verantwortlich zu machen ist.

Hefte zur Unfallheilkunde, Heft 165
Hrsg.: C. Burri/U. Heim/J. Poigenfürst
© Springer-Verlag Berlin Heidelberg 1983

Methodik

Als Versuchsmodell dient die gedeckte Nagelung der intakten Schafstibia. Analog dem Vorgehen beim Menschen wird die Markhöhle vom Tibiakopf her mit maschinengetriebenen Bohrköpfen bis zu deutlichem Corticaliskontakt aufgebohrt. Dann werden gekürzte AO-Marknägel mit Durchmessern zwischen 9 und 11 mm eingeschlagen. Während der Operation wird nicht gespült oder abgesaugt, postoperativ dürfen und können die Tiere sofort belasten.

Unterschiedlich lange nach der Operation (1 Stunde, 1 Tag, 4, 6, 9 und 12 Wochen) wird den Tieren Disulfin-Blau infundiert. Nach Entnahme der Tibia und Entfernung des Nagels kann auf Schaftquerschnitten die aktuelle Durchblutungssituation dekumentiert werden. Die Darstellung des Knochenumbaus erfolgt durch polychrome Fluorescenzmarkierung.

Die in wöchentlichen Abständen je zwei mal gegebenen Farbstoffe Xylenolorange, Calceingrün, Alicarin-Komplexon und Tetracyclin lagern sich in neubildende Mineralisationsfronten ein und lassen so eine örtliche und zeitliche Bestimmung der Umbauvorgänge im Knochen zu.

Resultate

Erste sichtbare knöcherne Reaktion auf die Nagelung ist ab der zweiten Woche eine periostale Callusauflagerung, die etwa in der 6. Woche ihre größte Ausdehnung erreicht. Danach erfolgt eine Art Abdeckelung des Callus mit lamellärem Umbau und Integration in den alten Cortex. Vereinzelt ist auch osteoklastischer Abbau nachweisbar. Ob diese Callusbildung ihre alleinige Ursache in der gestörten Durchblutung des Cortex hat, bleibt weiterhin unbewiesen, der Zusammenhang ist aber wahrscheinlich.

In der 3. Woche lassen sich an vielen Stellen Gefäße darstellen, die periostalen Callus und darunterliegenden Cortex verbinden. Da zu diesem Zeitpunkt bereits wandständige Osteoidablagerung in den Gefäßkanälen besteht, liegt der Gefäßanschluß wahrscheinlich noch weiter zurück. Im übrigen erweist sich die subperiostale Cortexschicht als relativ unberührt von Zeichen des Umbaus. Wie die Disulfin-Blau-Färbung demonstriert, bleibt diese Zone von Anfang an einwandfrei durchblutet.

Ebenfalls in der 3., verstärkt aber in der 4. Woche beginnt im mittleren Cortex-Bereich eine rege Umbautätigkeit, die in der Folge zunehmend die weiter innen gelegenen Cortexteile erfaßt.

Kombiniert Disulfin-Blau-Fluorescenzfärbung zeigt, daß der Umbau im noch durchbluteten äußeren Teil des Cortex beginnt und sich in den nächsten Wochen auf die primär nicht durchblutete innere Cortexschicht ausdehnt. Dieser Umbau ist an neu entstehende Gefäße gebunden, die ohne Rücksicht auf vorhandene Osteostruktur in die durchblutungsgestörte Zone einwachsen und später durch wandständige Osteoidablagerung zur Grundlage neuer Osteone werden. Daneben finden sich aber auch alte Haverssche Gefäßkanäle, die aufgeweitet, verstärkt durchblutet und sekundär wieder eingeengt werden. Diese lassen sich schon in der 6. Woche auch dort erkennen, wo der Cortex in der Disulfin-Blau-Färbung makroskopisch noch völlig weiß erscheint.

Stärkere Vergrößerung eines solchen Gefäßkanals beweist, daß dieser schon vor der 6. Woche durchblutet war, da er bereits durch eine mit Alicarin-Komplexon gefärbte Osteoid-Ablagerung wieder eingeengt wird. Die vitalen Osteocyten in seiner Wand zeigen disulfingefärbte Canaliculi, während im Gegensatz dazu die Osteocyten der Umgebung Zeichen des Zelltodes (Poikilocytose, mengelnde Anfärbung) aufweisen.

Auch nach 9 Wochen ist der corticale Umbau noch in vollem Gange. Jetzt werden dort, wo der Nagel dem Endost nicht voll anlag und sich endostaler Callus gebildet hat, auch von endostal her einwachsende Gefäße erkennbar. Der deutliche blaue Saum an der Innenseite des Cortex macht dies deutlich. Diese Volkmannschen Kanäle sorgen zusammen mit den oben beschriebenen Gefäßkanälen zur zunehmenden Anfärbung auch des inneren Ringes.

Nach 12 Wochen ist der Umbau überall erkennbar. Dort wo Gefäßanschluß von periostal und endostal her besteht, kann jetzt die Umgestaltung der nicht durchbluteten Cortexschicht durch zwei zeitlich gleichzeitig ablaufende, von peripher und von zentral her vordringende Umbaufronten beobachtet werden. Große Löcher im Cortex demonstrieren die Auswirkungen der einwachsenden Gefäße.

Schlußfolgerungen

Die Marknagelung der Schafstibia führt zur Mangeldurchblutung und zum Zelltod in der Corticalisinnenschicht. Die Revitalisierung dieser Zone kann nicht allein durch ein Einwachsen von Gefäßen aus der gut durchbluteten Peripherie bzw. später aus dem Markraum erfolgen. Diese Gefäßkanäle bilden vielmehr, ebenso wie vorbestehende Haverssche Gefäßsysteme, die Grundlage eines totalen Ab- und Umbaus des primär nicht durchbluteten Cortex. Diese Vorgänge führen zu einer ringförmigen Durchlöcherung der Corticalisinnenschicht. Parallelen zur Porosierung unter Osteosyntheseplatten sind eindeutig, eine mechanische Genese dieser Veränderungen durch „Stressprotection" erscheint unwahrscheinlich.

Die Bedeutung von Bohrmehl und Periost bei der offenen und gedeckten Marknagelung

K.M. Stürmer

Universitätsklinikum der Gesamthochschule Essen, Abteilung für Unfallchirurgie
(Direktor: Prof. Dr. K.P. Schmit-Neuerburg)

Operationstechnische Gesichtspunkte bestimmen in der Regel das offene oder gedeckte Vorgehen bei der Marknagelung. Von 1591 Marknagelungen in 3 Deutschen Kliniken [3] wurden 92% am Femur und 96% an der Tibia gedeckt durchgeführt. Auch Küntscher sah einen wesentlichen Sinn der Marknagelung im gedeckten Vorgehen [2]. Dagegen scheint die AO die offene Technik zu bevorzugen [4]. Tierexperimentelle Vergleiche fehlen bislang.

Hefte zur Unfallheilkunde, Heft 165
Hrsg.: C. Burri/U. Heim/J. Poigenfürst
© Springer-Verlag Berlin Heidelberg 1983

Methodik

Bei 28 Milchschafen, die älter als 2-4 Jahren waren, wurde an 16 Tieren eine gedeckte und an 12 Tieren eine offene Marknagelung der Tibia durchgeführt. Nach Osteotomie in Schaftmitte und Ablösung sowie Wiederanlegung des Periosts auf 1 cm wurde zur gedeckten Marknagelung die Wunde zunächst wieder schichtweise verschlossen. Zur offenen Marknagelung wurde mit kleiner Platte und Haltezangen reponiert. Es folgte jeweils das Aufbohren mit original AO-Markraumbohrern von 8-10,5 (11,5) mm und dann Nagelung mit einem gekürzten AO-Tibia-Nagel (10-11 mm $\emptyset$). Bei 5 der Tiere wurde zuzätzlich Bohrmehl amlateralen Pilon tibiale in und um ein Bohrloch von 5 mm $\emptyset$ angelagert. Die Versuchsdauer betrug 8 Wochen mit 5-fach Fluorescenz-Markierung, regelmäßigen Röntgenkontrollen und intravitaler Angiographie mit Tusche und Mikropaque. Nach Methacrylat-Einbettung erfolgte die histologische Auswertung anhand von Mikroangiographien, Mikroradiographien, Fluorescenz- und Fuchsinpräparaten in Serienquer- und Längsschnitten (Methodik nach 5).

Ergebnisse

11 der 16 gedeckten unf 8 der offenen Marknagelungen verliefen komplikationslos und kamen zur Auswertung. Anfängliche Drehinstabilitäten wurden innerhalb von 3-6 Wochen bei allen Tieren fest.

Bohrmehl, in und um ein Bohrloch angelagert, induziert dort ab der 2. postoperativen Woche lebhafte Faserknochenbildung, deren Höhepunkt bei 4 Wochen liegt. Dies geht mit einer weitgehenden Resorption der ursprünglichen Bohrmehlpartikel einher. Nun folgt eine Differenzierung: lamellärer Umbau des Faserknochens im ehemaligen corticalen Bohrloch — dagegen gleichzeitig Resorption der Faserknochenbälkchen an und in dem überschüssigen periostalen Bohrmehl-Depot (Abb. 1).

Bei *gedeckter Marknagelung* sieht man ähnliche Vorgänge um den Osteotomiespalt: massive Faserknochenbildung ab der 2. über die 4. bis zur 6. Woche. Infolge Drehinstabilität bleibt ein knochenfreier, querer Bewegungsspalt in Verlängerung der Osteotomie bestehen. Dieser wird im Mittel nach 6 Wochen erstmals knöchern überbrückt, und zwar vorzugsweise ganz peripher. Es folgt eine lamelläre Verdichtung und Festigung bei gleichzeitig einsetzender peripherer Resorption der Callusmanschette.

Nach *offener Marknagelung* fehlt ein Bohrmehl-Depot am Spalt. Unmittelbar an der Osteotomie entsteht zunächst kein Knochen. Distal und proximal geht vom intakten Periost eine schichtweise angeordnete Callusbildung aus. Brückenförmig wachsen diese Callusfronten aufeinander zu und erreichen in Verlängerung des Osteotomiespaltes ihren größten Durchmesser. Auch hier bleibt zwischen den beiden Callusfronten zunächst ein knochenfreier Spalt. Nahe der Osteotomie bestehen zwischen Cortex und Callusbrücken knochenfreie Bezirke. Im Mittel nach 6 1/2 Wochen erfolgt die knöcherne Überbrückung — auch hier wieder peripher in Callus. Nun erst füllen sich die knochenfreien Bezirke um die Osteotomie mit Faserknochen.

Das Periost hat nicht nur eine callusinduzierende Funktion. In Folge des Aufbohrens kommt es zu einer avasculären, aseptischen Nekrose von ca. 2/3 der markraumnahen Schaftcorticalis. Nur äußere Cortexbezirke (ca. 1/3) bleiben bei intaktem Periost vital und werden

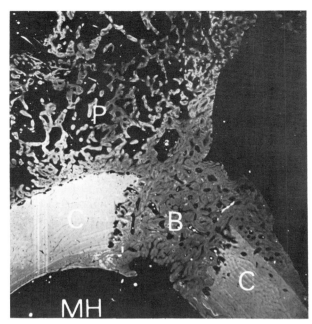

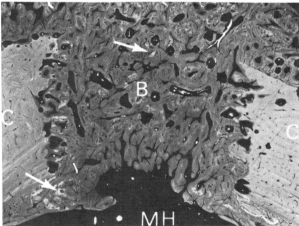

Abb. 1. Bohrmehlanlagerung in und um ein Bohrloch an der distalen Tibia 8 Wochen pop. Querschliff 70 μ, Mikroradiographie.
Dichter Faserknochen mit lamellärem Umbau im ehemaligen Bohrloch (*B*), nur noch vereinzelt Bohrmehlpartikel erhalten (*Pfeile*), zunehmende Resorption im periostalen, ehemaligen Bohrmehldepot (P). *C* = Corticalis. *MH* = Markhöhle

von periostal aus ernährt. Die Regeneration des nekrotischen inneren Cortexanteils beginnt ab der 1.-2. Woche durch Haversschen Umbau [5]. Dieser Umbau wird vasculär von periostal gespeist. Entsprechend kräftige, zuführende Gefäße werden von periostal aus neu angelegt. Medulläre Gefäße zwischen Marknagel und Cortex werden nur sehr langsam neu gebildet und tragen frühestens ab der 6.-8. Woche geringfügig zur Versorgung eines markraumnahen corticalen Umbaus bei.

Diskussion

Die vorliegenden Untersuchungen haben gezeigt, daß autologes *Bohrmehl* eine lokale Knochenneubildung anregen kann, die vergleichbar ist mit derjenigen von Spongiosatransplantaten. Hier wie dort dient das Transplantat als Matrix und wird Schritt für Schritt weitgehend knöchern ersetzt. Bei funktionellem Bedarf (Bohrloch) folgt lamellärer Umbau, bei fehlendem Bedarf (periostales Depot) wird zwar auch zunächst einmal Knochen gebildet, verfällt dann aber ab der 6. Woche einer ersatzlosen Resorption.

Dem Periost kommt bei der Marknagelung in 2-facher Hinsicht eine bedeutende Funktion zu: Callusbildung am Frakturspalt und Speisung der corticalen Regeneration nach Ausfall der medullären Blutversorgung. Mehr theoretische Überlegungen hinsichtlich einer Sondersituation des Schafsknochens im Gegensatz zum Hunde- und Menschenknochen [1] werden in der Praxis durch Untersuchungen mit Marknagelung der Hundetibia widerlegt [6]. Gerade das Auftreten einer zentralen Knochennekrose nach Aufbohren und Marknagelung beweist auch beim Schaf das Vorliegen einer zentrifugalen Versorgungsform unter physiologischen Verhältnissen, welche bei Zerstörung der Markgefäße eben nicht sofort von der periostalen Versorgung übernommen werden kann. Erst die langsame Regeneration wird von periostal aus gespeist und auch hier ist bei Hund und Schaf kein Unterschied zu beobachten [6].

Die peinliche Schonung des Periosts und die Erhaltung des Bohrmehls ergeben sich als Schlußfolgerung für die postoperative Technik und sprechen für die gedeckte Marknagelung. Daß in den vorliegenden Experimenten die knöcherne Überbrückung der Querosteotomie bei gedecktem Vorgehen nur unwesentlich schneller verlief als bei offener Technik, mag an der mangelnden Rotationsstabilität dieser Osteotomieform liegen. Bei Drehinstabilität kommt der Vorteil des ortsständigen Bohrmehls sicherlich besser zum Tragen gegenüber einem rein periostal gespeisten Callus bei offener Technik, welcher zunächst einmal von einem mehr oder weniger traumatisierten Periost aus langsam gegen die Fraktur vorwachsen muß.

Literatur

1. Eitel F, Klapp F, Jacobson W, Schweiberer L (1981) Bone Regenration in Animals and Man. Arch Orthop Traumat Surg 99:59-64
2. Küntscher G (1962) Praxis der Marknagelung. Schattauer, Stuttgart
3. Kuner EH, Schweikert CH, Weller S, Ullrich K, Kirschner P, Knapp U, Kurock W (1976) Die Markmagelung von Femur und Tibia mit dem AO-Nagel. Erfahrungen und Resultate bei 1591 Fällen. Unfallchir 2:155-162
4. Müller ME, Allgöwer M, Schneider R, Willenegger H (1977) Manual der Osteosynthese, AO-Technik. Springer, Berlin Heidelberg New York
5. Stürmer KM, Schucjardt W (1980) Neue Aspekte der gedeckten Marknagelung und des Aufbohrens der Markhöhle im Tierexperiment, I-III. Unfallheilkunde 83:341-345, 346-352, 433-445
6. Weiss H, Schmit-Neuerburg KP, Stürmer KM (1981) Experimentelle Untersuchung zur Einheilung devaskularisierter Schaftsegmente bei Marknagelosteosynthesen. In: Langenbecks Arch Chir, [Suppl] Chir Forum. Springer, Berlin Heidelberg New York, S 93-97

Dr. med. K.M. Stürmer, Abt. f. Unfallchirurgie, Universitätsklinikum der GHS Essen, Hufelandstraße 55, D-4300 Essen 1

Hundemodell zur vascularisierten und nicht-vascularisierten Knochentransplantation

M. Aebi, P. Regazzoni, J. Brennwald und F. Harder

Orthopädische und Allgemeinchirurgische Universitätsklinik, Department für Chirurgie, Kantonsspital Basel

Die Überbrückung großer Knochendefekte (Folge von Trauma, Tumorresektion oder Mißbildung) ist chirurgisch ein ungelöstes Problem [1].

1. Die Gewinnung von genügend autologem Knochenmaterial zur Transplantation ist limitiert und oft mit einem für den Patienten zusätzlichen und verstümmelnden Eingriff verbunden. Diesem Problem kann nur mit der Transplantation von *homologem Knochenmaterial* begegnet werden.

2. Beim autologen, gefäßgestielten Knochentransplantat konnte ein direktes Einheilen in den Empfängerknochen gezeigt werden [3]. Es liegt somit auf der Hand, die Möglichkeit des freien, mikrochirurgischen *vascularisierten homologen* Knochentransplantates zu untersuchen, um die Vorteile der patientenunabhängigen Knochenentnahme und der direkten Vascularisierung zu kombinieren [2, 4].

Zur Untersuchung der Durchführbarkeit und Erfolgsaussichten einer freien, mikrochirurgisch primär vascularisierten Knochenhomotransplantation wurde ein standardisiertes, über die Vasa nutritia versorgtes Knochensegment der Hundetibia sowohl homo- wie autolog mit und ohne direkter mikrochirurgischer Vascularisierung übertragen. In dieser ersten Phase wurde bewußt auf jede Form der Immunsuppression verzichtet.

Methode und Material

1. Tiere: Für die Experimente wurden erwachsene, im Mittel 25 Kg schwere Mongrel-Hunde verwendet. Es wurden vier Tiergruppen gebildet:
Gruppe 1: Autotransplantat ohne mikrochirurgische Revascularisation
Gruppe 2: Autotransplantat mit mikrochirurgischer Revascularisation
Gruppe 3: Homotransplantat ohne mikrochirurgische Revascularisation
Gruppe 4: Homotransplantat mit mikrochirurgischer Revascularisation

2. Zubebereitung der Transplantate: Die entnommenen Knochensegmente waren weitgehend deperiostiert und wurden vorübergehend in Ringerlösung aufbewahrt, wobei die „Ischämiezeit" im Mittel zwei Stunden betrug. Die Gefäße der gestielten Segmente wurden mit einer speziellen Lösung gespült.

3. Operationstechnik: Die transplantierten Knochensegmente aus der Tibia haben die Form eines Trapezes von 8 cm Länge, die Refixation am Empfängerknochen erfolgte mit einer 12-Loch-3,5-DCP-Platte der AO mit je einer interfragmentären Zugschraube an der proximalen und distalen Osteotomie. Die mikrochirurgische Gefäßanastomose wurde entweder direkt zwischen der Arteria/Vena nutritia und der Arteria/Vene tibialis als End-

Hefte zur Unfallheilkunde, Heft 165
Hrsg.: C. Burri/U. Heim/J. Poigenfürst
© Springer-Verlag Berlin Heidelberg 1983

zur-Seit Anastomose oder mit einem Arteria/Vena tibialis Segment als End-zu-End Anastomose durchgeführt. Die freie Mobilisation der Tiere erfolgte postoperativ sofort und ohne eine äußere Fixation.

4. Untersuchungsmethoden:
1. Konventionelle Röntgenaufnahmen unmittelbar postoperativ, nach 4, 10, 16 und 20 Wochen.
2. Intravitale Applikation von Knochenfluorochromen: Xylenol Orange nach 3, Calceingrün nach 6, Alzarinkomplexon nach 9, Tetracyclin nach 12 und wiederum Xylenol Orange nach 16 Wochen.
3. In vereinzelten Fällen Angiographie vor Tötung des Tieres.
4. Disulfinblauapplikation unmittelbar vor Tötung nach 20 Wochen. Lupenbetrachtung und Fotographie repräsentativer Schnitte.
5. Histologische Verarbeitung des mit einer proximalen und distalen Tibiamanschette des Empfängerknochens entnommenen Transplantates.

Resultate

Bis jetzt haben wir 22 Tiere operiert (je 4 autolog vasc. und nicht-vasc., 6 homolog vasc. und 8 nicht-vasc. Transplantationen). Davon befinden sich noch 10 Tiere im Experiment.

Konventionelle Röntgenbefunde: Die ganzen Sequenzen über 20 Wochen liegen von 11 Tieren vor. Dabei zeigt sich folgendes Bild:

Autolog nicht vasc.: Verdichtung um Osteotomiespalt bereits nach 4 Wochen, nach 16 Wochen proximale und distale Osteotomie völlig durchgebaut, Transplantatdurchmesser größer als ursprünglich, Gliederung in Corticalis und Markkanal verwischt.

Autolog vasc.: Osteotomie nach 10 Wochen durchgebaut, Gliederung in Corticalis und Markkanal erhalten. Transplantatdichte vermehrt.

Homolog nicht-vasc.: 4 Wochen postop. deutliche Verdichtung am Osteotomiespalt, das Transplantat wird von proximal und distal vom Empfängerknochen spangenartig umfaßt. Osteotomie nach 16 Wochen durchgebaut. Bei Auflösung des Transplantates bildete sich von proximal und distal her ein völlig neuer Knochen entlang des Transplantates.

Homolog vasc.: Nach 4 Wochen starke Verdichtung am Osteotomiespalt, nach 16 Wochen ist der Osteotomiespalt völlig durchgebaut. das Volumen des Transplantates hat massiv zugenommen. Bei Instabilität ganzer Prozeß langsamer, sichtbare Auflösung des Transplantates und Ausbildung einer neuen Knochenbrücke.

Makroskopische Präparation nach intravitaler Disulfinblaufärbung und anschließender Tötung: Bei den autolog nicht-vasc. und vasc. Transplantaten gleichmäßige Anfärbung, bei den vasc. etwas stärker. Die Transplantate sind im Tibiaknochen stabil ohne sichtbaren Osteotomiespalt eingebaut. Beim homolog nicht-vasc. Transplantat deutliche Disulfinblaufärbung der neuen Knochenbrücken, kleine inkorporierte Reste des Transplantates nicht gefärbt. Beim homolog vasc. Transplantat deutlich vermehrte Knochenneubildung mit guter

Blaufärbung, ebenfalls Transplantatreste inkorporiert, jedoch deutlich kleiner als beim nicht-vasc.

Vorläufige Schlußfolgerungen

Die bisherigen Resultate deuten an, daß für den Einbau eines Transplantates, ob nun auto-logenen oder homologen Ursprungs,
1. die Stabilität des eingebauten Transplantates eine entscheidene Wichtigkeit hat (stabile Osteosynthese)
2. die Vascularisierung über die reanastomosierten Vasa nutritia eine beschleunigende Wir-kung hat, beim autologen Transplantat dieses wie ein Organ erhalten bleibt und beim homologen die Knochenneubildung gesteigert ist.
3. die Stabilität und Vascularisierung offensichtlich bei den homologen Transplantaten eine weit wichtigere Rolle spielen als immunologische Unterschiede.

Literatur

1. Enneking WF et al. (1980) Bone Joint Surg 62-A:7, 1039-1058
2. Lipson RA et al. Transpl Proc (submitted for publication)
3. Ostrup LT et al. (1975) Plast Reconstr Surg 54:274-285
4. Weiland AJ (1979) J Bone Joint Surg 61-A:1, 98-104

Dr. M. Aebi, Orthop.-Traumatol. Abt. des Chir. Dept. Kantonspital, CH-4031 Basel

Die „Kollagen-Spongiosa-Plombe"

H.H. Küster

Orthopädische Klinik und Poliklinik der Universität Heidelberg
(Direktor: Prof. Dr. H. Cotta)

Die Transplantation und Implantation hat besonders in der orthopädischen Chirurgie in den letzten Jahrzehnten einen großen Aufschwung erfahren. Der Knochen ist das am häufigsten verwendete Transplantat. Hierbei stellt die autogene Spongiosa unbestritten das zuverläs-sigste Transplantationsmittel dar, wenn Knochenneubildung zur Defektüberbrückung indu-ziert oder entscheidend unterstützt werden soll.

Nicht immer stehen jedoch ausreichende Mengen autologer Spongiosa zur Verfügung. Beckenkamm, Trochanter, Tibia und distale Femurcondylen stellen auch paarig nur ein be-grenztes Reservoir zur Spongiosagewinnung dar. In der Literatur finden sich zahlreiche An-

Hefte zur Unfallheilkunde, Heft 165
Hrsg.: C. Burri/U. Heim/J. Poigenfürst
© Springer-Verlag Berlin Heidelberg 1983

gaben über Komplikationen, wie Infekte, Frakturen an der Entnahmestelle, Hämatome, Schädigungen der Wachstumsfrage und kosmetische Entstellungen. So wird besonders im ersatzstarken Lager allogene Spongiosa als brauchbare Alternative angesehen. Ihr Vorteil liegt zwar in der Vermeidung eines zusätzlichen operativen Eingriffs, doch ist allogene Spongiosa in ihrer osteogenetischen Potenz besonders im ersatzschwachen Lager dem autogenen Knochentransplantat unterlegen.

Industriell hergestelltes tierisches Kollagen wurde in den letzten Jahren erfolgreich sowohl als Hämostypticum bei großflächigen Blutungen wie auch zur Auffüllung von Knochendefekten und Unterstützung der Osteogenese verwendet. Für unsere tierexperimentellen Untersuchungen am Kaninchenfemur benutzten wir ein bovines Spongiosa-Kollagen, das wir in Schwammform und als Granulat erhielten (Fa. Braun, Melsungen). In standardisierte Bohrlochdefekte am proximalen Femurschaft implantierten wir geringe Mengen autogene und allogene Spongiosabälkchen aus dem Beckenkamm, die mit gleicher Menge Kollagengranulat vermischt wurden.

Durch die Vermischung der Spongiosa mit dem kollagenen Granulat entstand eine Plombe, die sich unter Aufnahme der Gewebsflüssigkeit ausdehnte und in den Defekt fest verkeilte. Die geringen Mengen Spongiosa waren auf diese Weise stabil implantiert und wurden bei guter Durchsaftung in den ersten Tagen nach Transplantation über Diffusion ernährt. Nach wenigen Tagen ersetzte eine reiche Vascularisation des Transplantat-Implantat-Gemisches ein, wodurch autogene wie aber auch allogene Spongiosa in überwiegendem Anteil primär in des neugebildete Geflecht-Knochengerüst eingemauert wurden.

Das implantierte Kollagen wurde zum überwiegenden Anteil innerhalb von 10 Tagen durch Phagocytose und enzymatischen Abbau resorbiert. Lediglich im Defektzentrum, dem entferntesten Bereich der dreidimensional einwachsenden Revascularisation konnten wir noch nach drei Wochen Kollagenreste antreffen. Die celluläre Reaktion auf das Implantat war gering, in keinem Fall fanden sich Abstoßungsreaktionen oder Infekte.

Die knöcherne Reparation setzte bereits in den ersten Tagen ein. Sie folgte einem vom Periost, Endost und Mark ausgehenden gefäßreichen Proliferationsgewebe, das die Spongiosa und Kollagenfragmente einschloß. Das endostale Callusgerüst, das bereits nach 5-10 Tagen den Defekt überbrückte, zeigte im Mikroradiogramm bereits zu diesem Zeitpunkt erste Mineralisationszeichen. Nach 4-6 Wochen waren die mit der Plombe aufgefüllten Defekte mit einem gefäßreichen Geflechtknochen, der sich bis zur 12. Woche lamellär konzentrisch zu einer normalen Cortexbreite umwandelte, verschlossen. Dagegen kam es in der Kontrollgruppe vom Defektrand her zu einem Teilverschluß, wobei in der Regel ein zentraler Defekt erhalten blieb.

Zusammenfassend kommen wir zu folgender Wertung unserer Untersuchungen. Xenogenes Kollagen hat sich nicht nur als Hämostypticum bei großflächigen Knochenblutungen (Spondylodesen) bewährt. Wir konnten zeigen, daß auch geringe autogene und allogene Spongiosamengen nach Vermischung mit Kollagen die Defektreparation entscheidend beeinflussen. So kann das von uns verwendete xenogene Kollagen als „Strecksubstanz" als voll resorbierbares Implantat unzureichend vorhandenem Transplantationsmaterial beigemischt werden. Hierdurch wird die Revascularisation des Defektes gefördert, eine frühe spezifische Transformation mesenchymaler zu osteogenetischer Zellen begünstigt und eine frühzeitige Mineralisation und Defektheilung eingeleitet. Es ist zu vermuten, daß nach Resorption des Kollagens die anfallenden Abbauprodukte für den Wiederaufbau der Kollagenstruktur des neugebildeten Knochengerüstes benutzt werden. Hierdurch ist auch die osteogenetische

Potenz des bovinen Kollagens zu erklären, das wir nach alleiniger Implantation in einem gleich großen Corticalisdefekt beobachten konnten.

Literatur

Küster HH (1982) Die Knochenregeneration nach Fibrin-Spongiosa und Kollagen-Spongiosa-Implantation. In: Hackenbroch, Refior, Jäger (eds) Osteogenese und Knochenwachstum. Thieme, Stuttgart New York, S 204-210
Matti HH (1932) Über freie Transplantationen und Knochenspongiosa. Langenbecks Arch Klin Chir 168:236
Wolter D, Burri C, Deigentesch N (1977) Die Intensivierung des knöchernen Umbaus im autologen Spongiosatransplantat durch Kompression und Formung. Langenbecks Arch Klin Chir 345:607

Dr. H.H. Küster, Oberarzt der Orthipädischen Klinik und Poliklinik der Universität Heidelberg, D-6900 Heidelberg 1

Unterschiedliches Einbauverhalten von autologer Schafsspongiosa aus heterotropen Entnahmestellen

W. Sauer[1], K.A. Milachowski[1], C.J. Wirth[1], H. Kriegel[2] und W. Erhardt[3]

1 Orthopädische Klinik und Poliklinik der Universität München
  (Direktor: Prof. Dr. M. Jäger)
2 Gesellschaft für Strahlen- und Umweltforschung, Abt. f. Nuklearbiologie-Neuherberg,
  (Direktor: Prof. Dr. H. Kriegel)
3 Abt. f. experimentelle Chirurgie, Technische Universität München
  (Direktor: Prof. Dr. G. Blümel)

In einer ersten tierexperimentellen Untersuchung wird die Bedeutung des Entnahmeortes für den Einbau autologer Spongiosa untersucht.

Als Versuchstiere dienen 7 weibliche, einjährige Merinoschafe. Die Epiphysenfugen waren in allen Fällen geschlossen. 6 Schafe wurden gleichen Versuchsbedingungen unterworfen: Die Entnahme der Spongiosa erfolgte aus Radiusbasis, Olecranon Beckenkamm, Trochanter major und Tibiakopf. Die Spongiosa wurde auf die Medialseite der Tibia in 5 Corticalisdefekte ohne wesentlichen Anpreßdruck eingebracht. Die Reihenfolge der Transplantate wurde systematisch gewechselt. Eine Abdeckung gegenüber dem Periost bestand nicht. Geringer Kontakt mit dem Knochenmark der Tibia wurde über eine zentrale Kirschner-Drahtbohrung hergestellt. Bei dem 7. Schaf wurden die Corticalisdefekte ohne Transplantat belassen. Damit war die Überprüfung der spontanen Knochenneubildung ohne Anreiz der osteogenen Potenz des Spongiosatransplantates möglich.

Hefte zur Unfallheilkunde, Heft 165
Hrsg.: C. Burri/U. Heim/J. Poigenfürst
© Springer-Verlag Berlin Heidelberg 1983

Die Fluorescenzmarkierung erfolgte nach der 2., 3., 4. und 5. Woche. Alle Schafe wurden nach 1, 2 1/2, 4 und 5 Wochen szintigraphisch untersucht. Die Skelettszintigraphie wurde mit ^{99m}Tc-MDP ausgeführt. Als Referenzzone für die Quantifizierung wurde der rechte Vorderlauf herangezogen. Die für die Auszählung der Counts entscheidenden „regions of interest" wurden unter Heranziehung der Röntgenbilder ausgemessen und in Standardgrößen in der Bildschirmdarstellung der Szintigraphie aufgetragen.

Die quantifizierende Skelettszintigraphie zeigte bei allen 12 Tibiae mit Spongiosatransplantaten einen typischen Aktivitäsverlauf (Abb. 1): Aktivitätsmaximum nach 2 1/2 Wochen, danach erfolgt steiler Abfall der Anreicherung von ^{99m}Tc-MDP bis zur 6. Woche.

Die aus Tuberositas tibiae, Trochanter major und Beckenkamm transplantierte Spongiosa hatte eine höhere Einbaurate, als die aus Radiusbasis und Olecranon. Aktivitätsunterschiede innerhalb dieser 2 Gruppen fanden sich nicht.

Die Aktivität im Bereich der Leerlöcher des 7. Schafes ergab zeitlich ähnliche Aktivitätsveränderungen. Außerdem zeigte sich deutlich, daß die im zentralen Diaphysendrittel liegenden Bohrlochdefekte höhere Stoffwechselumsätze hatten. Die Szintigraphie wies somit auf die Diaphysenmitte als den optimalen Aufnahmeort für Transplantate hin.

Die histologische Übersichtsdarstellung in der Färbung nach Masson erbrachte durch Serienschnitte einen Überblick über die Transplantatqualität. In der Qualitätsbewertung fand sich folgende absteigende Reihenfolge: Spongiosa aus Beckenkamm, Trochanter major, Tibiakopf, Olecranon und Radiusbasis.

Die Untersuchung der histologischen Präparate im polarisierten Licht zeigte, daß in keinem Fall nach 6 Wochen corticalisähnliche Strukturen entstanden waren. Es überwogen eher

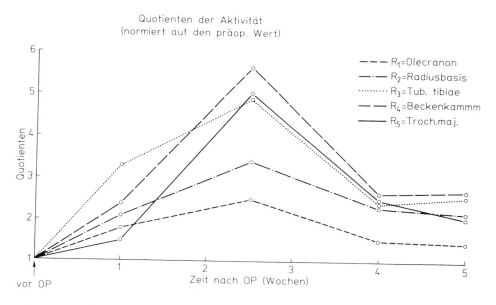

Abb. 1. Das Einbauverhalten autologer Schafsspongiosa aus den verschiedenen Entnahmeorten entsprechend den szintigraphischen Messungen

schüttere lamelläre Knochenstrukturen, wobei nur die Transplantate aus dem Schienbeinkopf durch zunehmend ausgerichtete kollagene Strukturen auffielen.

Die fluorescenzmikroskopisch nach der Definition von Frost erfaßbaren Wachstumsleistungen der unterschiedlichen Transplantate erbrachte folgende Reihenfolge der Knochenbildungsrate: Trochanter major, Beckenkamm, Tibiakopf, Radiusbasis und Olecranon.

Die bislang nur klinisch angenommene Tatsache, daß Beckenkammspongiosa in ihrer osteogenen Potenz anderen Spongiosatransplantaten überlegen sei, muß für unsere Versuchsbedingungen modifiziert werden: so zeigt die Spongiosa aus Schienbeinkopf, Beckenkamm und Trochanter major keine meßbare Differenz in ihrer Einbaubereitschaft.

Die Verwendbarkeit dieser Spongiosa als Leitschiene für die Knochenneubildung ist als gleichwertig gut anzusehen. Für die Entnahme kleinerer Spongiosamengen ergibt sich, daß die bislang bei Eingriffen in Bereich der Hand bevorzugte Spongiosaentnahme aus Radiusbasis und Olecranon ungünstig erscheint. Die Knochenneubildung in diesen Transplantaten ist im Gegensatz zur Knochenneubildungsrate in Spongiosaübertragungen aus Trochanter major, Beckenkamm und Tibiakopf geringer.

Unsere tierexperimentellen Ergebnisse beweisen die bekannten umfangreichen klinischen Untersuchungen.

Literatur

1. Frost HM, Villanueva AR, Ramser JR, Ilnicki L (1962) Knochenbiodynamik bei 39 Osteoporosefällen gemessen durch Tetracyclinmarkierung. Internist 6:572
2. Meine J, Buck-Gramcko D, Nigst H (1974) Die Kaninchenpseudarthrose: Ergebnisse verschiedener Behandlungsmethoden. Handchirurgie 6:181
3. Puranen J (1966) Reorganisation of frech and preservered bone transplants. An experimental study in rabbits using tetracycline labelling. Acta Orthop Scand, [Suppl] 92
4. Schweiberer L (1970) Experimentelle Untersuchung von Knochentransplantaten mit unveränderter und denaturierter Knochengrundsubstanz. Hefte Unfallheilkd 130
5. Subramanian G, Mc Afee JG (1971) A new complex of ^{99m}Tc for sceletal imaging. Radiology 99:34

Dr. med. W. Sauer, Staatl. Orthop. Klinik, Harlachinger Str. 51, D-8000 München 90

Untersuchungen der Gewebeverträglichkeit von Hydroxylapatit (Ceros 80) an kultivierten Fibroplasten

A. Kallenberger, R. Mathys und W. Müller

Abt. Histologie/Zytologie Zahnärztl. Institut d. Universität Basel

So alt wie die Knochenchirurgie ist das Bedürfnis nach einem künstlichen Knochenersatzmaterial, das sich anstelle autologer Spongiosa zum Auffüllen von Knochendefekten verwenden läßt oder als Formkörper kranke oder zerstörte Skeletteile ersetzen kann.

Hefte zur Unfallheilkunde, Heft 165
Hrsg.: C. Burri/U. Heim/J. Poigenfürst
© Springer-Verlag Berlin Heidelberg 1983

Unter zahlreichen in Betracht gezogenen Materialien nehmen Calciumphosphatverbindungen einen besonderen Platz ein, besteht doch der anorganische Teil des natürlichen Knochens zu etwa 80% aus kristallinem Hydroxylapatit, Ca_5 (OH) $(PO_4)_3$. Die gute Biokompatibilität synthetischer Calciumphosphatverbindungen wurde durch Versuche „in vitro" und „in vivo" mehrfach bewiesen (Karbe et al. 1975, Kallenberger 1978 und Osborn et al. 1980).

Für den klinischen Einsatz sollte Hydroxylapatit in zwei Strukturformen zur Verfügung stehen, nämlich als dichter Werkstoff mit optimalen mechanischen Eigenschaften und insbesondere mit hochporöser Struktur, die ein rasches Einwachsen angrenzenden vitalen Knochengewebes und damit einen engen Verbund von Knochen und Implantat ermöglicht. Osteone, die zu einer mechanischen Verankerung beitragen sollen erfordern zum Einwachsen Porenweiten von mindestens 100 μm. Das untersuchte poröse Hydroxylapatit umfaßt Porenweitenbereiche von 200-400 μm und 400-800 μm, mit einem Gesamtvolumen an Makroporen von 60%.

Durch das Fabrikationsverfahren werden einerseits definierte Werte für Porengröße und Porenvolumen erreicht, andererseits die Bildung von Mikroporen, welche eine zusätzliche mechanische Schwächung des Werkstoffes verursachen, unterdrückt.

Die neue Verarbeitungsmethode bedingt Zusätze von Hilfsstoffen zur Porenbildung, die im Verlauf des Fabrikationsprozesses restlos eliminiert werden, was durch die Röntgeninterferenzanalyse bestätigt wurde. Das Endprodukt wurde als reines kristallines Hydroxylapatit identifiziert. Dennoch wurde das Material, im Hinblick auf die neu beschrittenen Wege, vorgängig seines Einsatzes, „in vitro" und „in vivo" auf seine biologische Verträglichkeit untersucht.

Im folgenden wird über die Ergebnisse der Untersuchungen der Zellkompatibilität an kultivierten Fibroblasten berichtet.

1. Untersuchungen mit pulverförmigem Material

Fibroblasten verschiedener Herkunft werden auf Deckgläsern unter Zusatz von Hydroxylapatitpulver während 2-6 Tagen kultiviert. Das Pulver wurde durch Zermahlen von gesinterten Plättchen hergestellt. Das Zellwachstum wurde nach Größe der bewachsenen Fläche und Zelldichte, die Zellmorphologie an vitalen Kulturen (Phasenkontrastmikroskopie) sowie fixierten und gefärbten Kulturen beurteilt und mit Kontrollkulturen verglichen. In keinem der Versuche wurde die Zellproliferation durch Zusatz von Hydroxylapatitpulver beeinträchtigt (Tabelle 1). Kulturgröße und Dichte lagen in allen Versuchen im Streubereich der

Tabelle 1. Zellkompatibilität verschieden präparierter Hydroxylapatitpulver

Hydroxylapatit	Zellen Herkunft	Kulturgröße % Kontrollen	Zelldichte Morphologie	Phago- cytose
Rohmaterial[a] gesintert	Kaninchen	113,7%	normal	−
Ceros 80 dicht	Kaninchen	108,6%	normal	−
Ceros 80 dicht	Maus/Mensch	103,1%	normal	+
Ceros 80 porös	Kaninchen	111,2%	normal	−

[a] Merck, Darmstadt

Kontrollen. Zellschädigungen wurden nie beobachtet. Phagocytose von Hydroxylapatitpartikeln trat bei Testung mit menschlichen und Mausfibroblasten in Erscheinung (Abb. 1 a, b). Die Fähigkeit Hydroxylapatit zu phagocytieren scheint eher Zell- als Präparate-abhängig zu sein.

2. Untersuchungen mit dichten und porösen Plättchen

Bei diesen Versuchen wurden die Zellen auf dichte und auf poröse Hydroxylapatitplättchen explantiert und während 48 h kultiviert. Als Kontrollen dienten Deckglaskulturen. Sowohl

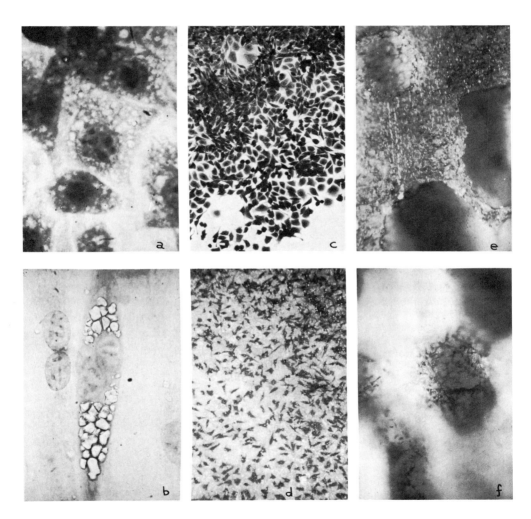

Abb. 1. a Mausfibroblasten, **b** menschlicher Fibroblast mit phagocytierten Hydroxalapatitpartikeln (Orig. Vergr. 1000 x). **c** Mausfibroblasten auf Glas, **d** auf dichtem Hydroxylapatit Ceros 80, **e** auf der Oberfläche und **f** in Poren von Hydroxylapatit Ceros 80 mit Porengröße 400-800 μm (Orig. Vergr. 100 x)

die Hydroxylapatitplättchen mit dichter Struktur, als auch die Plättchen mit definierten Porengrößen und Porenvolumen zeichneten sich durch sehr gute Zellkompatibilität aus (Tabelle 2). Die Zellkulturen waren auf den nicht porösen Plättchen ebenso dicht wie auf Glas, mit etwas abweichender Zellmorphologie, bedingt durch die Oberflächenbeschaffenheit des Substrates (Abb. 1 c, d). Bei den porösen Preßlingen war das Wachstum lockerer, was bei gleicher explantierter Zellmenge und Kulturdauer Folge der porenbedingten Oberflächenvergrößerung war. Die Zellen wuchsen sowohl auf der Keramikoberfläche, als auch in den Poren (Abb. 1 e, f).

Die Untersuchungen an kultivierten Fibroblasten verschiedener Herkunft zeigen somit eindeutig ausgezeichnete Zellkompatibilität von Hydroxylapatit (Ceros 80).

Tabelle 2. Zellkompatibilität von Hydroxylapatitplättchen

Hydroxylapatit	Testzellen Herkunft	Wachstum	Zellmorphologie
Rohmaterial ohne Zusatz gesintert	Kaninchen	zieml. dicht	normal
Ceros 80 dicht	Kaninchen	dicht	normal
Ceros 80 dicht	Maus	dicht	normal
Ceros 80 porös (200-400 μm)	Maus	locker	normal
Ceros 80 porös (400-800 μm)	Maus	locker	normal

Literatur

1. Karbe E, Köster K, Kramer H, Heide H, Kling G, König R (1975) Knochenwachstum in porösen, keramischen Implantaten beim Hund. Langenbecks Arch Chir 338:109-116
2. Kallenberger A (1978) Die Wirkung von Biokeramik (Kalziumphosphatkeramik) auf kultivierte Kaninchenfibroblasten. Schweiz Mschr Zahnheilkd 88:Nr. 1
3. Osborn JF, Kovacs E, Kallenberger A (1980) Hydroxylapatitkeramik-Entwicklung eines neuen Biowerkstoffes und erste tierexperimentelle Ergebnisse. Dtsch zahnärztl Z 35:54-56

Priv.-Doz. Dr. A. Kallenberger, Abt. Histologie, Zahnärztliches Institut der Universität Basel, Petersplatz 14, CH-4051 Basel

Quantitative Analyse der in vivo Gewebsverträglichkeit von Hydroxylapatit Ceros 80

V. Geret, B.A. Rahn, R. Mathys und S.M. Perren

Labor für experimentelle Chirurgie, Davos/Schweiz

Einleitung

Knochenersatz wird bei Tumoren, Infekten und auch für Rekonstruktionen benötigt. Es stehen dem Kliniker als biologisches Material die Spongiosa, cortico-spongiöse Späne und Corticalis zur Verfügung. Ihre Menge ist, was den autologen Knochen betrifft, begrenzt. Es stellt sich daher die Frage nach der Gewebs-Verträglichkeit eines technisch herstellbaren Knochenersatzes, wie z.B. des Hydroxylapatits (HA).

Ceros 80, eine synthetische Calciumphosphatverbindung, kann in verschiedener, reproduzierbarer Porengröße und Festigkeit den praktischen Bedürfnissen der Klinik angeglichen werden.

Zur Abklärung der Gewebsverträglichkeit von Ceros 80 erfolgte eine quantitative Analyse in vivo, des Hydroxylapatits dicht und 60% porös, Porenweite 200-400 μm.

Material und Methode

Zylindrische Körper mit Rillen als Standardimplantate [1] wurden nach Ultraschall-Reinigung in Isopropylalkohol bei 132°C mit Dampf sterilisiert. Die Testkörper sind sodann in NMRI-Mäuse subcutan implantiert, und während 1, 3 und 9 Wochen belassen worden. Nach Fixieren in Bouin und Entwässerung erfolgte das Einbetten des Gewebes mit dem Implantat in situ in Methylmethacrylat. Das Zeiss Hochleistungs-Mikrotom erlaubt, 6 μm dicke Schnitte von Methacrylat, Gewebe und Implantat anzufertigen.

Die spezielle histologische Technik gewährleistet, die unmittelbare Kontaktzone des Gewebes unverletzt zu erhalten. Nach dem Auflösen von Methylmethacrylat in Benzol färbten wir die Schnitte in Giemsa. Zur quantitativen Auswertung der Zellzahlen sind pro Gesichtsfeld Riesenzellen bei 200-facher und Rundzellen bei 400-facher Vergrößerung ausgezählt worden. Die Zahl der Riesenzellen wird pro mm Länge der Kontaktzone und die Zahl der Rundzellen pro mm² der an die Testsubstanz angrenzenden Gewebsschicht rapportiert.

Resultate

Die Resultate sind in Abb. 1 dargestellt und mit bekannten Materialien, wie Stahl und Polyaethylen verglichen.

Die Zahl der Rundzellen pro mm² und die Zahl der Riesenzellen pro mm der Kontaktzone sind auf der Ordinate, die Materialgruppen und Implantationsdauer auf der Abscisse aufgezeichnet.

Hefte zur Unfallheilkunde, Heft 165
Hrsg.: C. Burri/U. Heim/J. Poigenfürst
© Springer-Verlag Berlin Heidelberg 1983

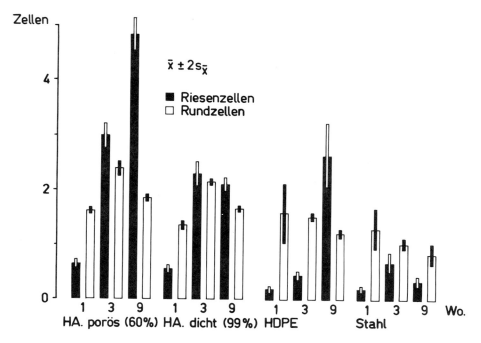

Abb. 1. Quantitative Auswertung der Gewebsreaktion

Im Vergleich der Gruppen Stahl, HDPE, HA-dicht, HA-porös zeigt sich eine leicht ansteigende Zahl von Rundzellen. Die Zahl der Riesenzellen ist bei HA-porös ausgeprägter, aber in gleicher Größenordnung wie bei HDPE.

Im zeitlichen Verlauf bleiben die Rundzellen bei allen Gruppen stabil. Die Riesenzellen steigen bei HA-porös früher an und erreichen ein etwas höheres Niveau als bei HDPE. Bei HA-dicht flacht die Reaktion zwischen der dritten und neunten Woche ab, bei HA-porös und HDPE steigt sie auf die neunte Woche hin an.

Diskussion

Die celluläre Reaktion auf HA-dicht läßt sich mit jener auf HDPE vergleichen. Jene auf HA-porös ist etwas stärker. Ceros 80 wird vom Gewebe vergleichbar mit anderen klinisch häufig implantierten Materialien, wie Stahl und Polyaethylen, toleriert. Die beobachteten eher geringen quantitativen Unterschiede dürften sich vor allem aus der beim porösen Material vergrößerten Oberfläche erklären.

Eine laufende Testserie, mit Beobachtungszeiten von 18, 36 und 52 Wochen soll abklären, ob und wann die Reaktion vor allem der Riesenzellen abflacht.

Literatur

1. Geret V et al (1979) Methode zur quantitativen Auswertung der Gewebsverträglichkeit bei verminderter Relativbewegung zwischen Implantat und Gewebe. Helv Chir Acta 46: 189-193

Ein- und Abbau von resorbierbarem Tricalciumphosphatgranulat — Vorläufiger Bericht[*]

P.E. Ochsner[1], D. Berchtold[1], K. Uehlinger[1] und A. Verburg[2]

1 Orthopädische Universitätsklinik Balgrist Zürich
2 Orthopädische Universitätsklinik Amsterdam

Einleitung

Cutright et al. (1972) plazierten in der Tibiametaphyse von Ratten einen Cubus von 2 mm Seitenlänge aus Tricalciumphosphatkeramik und beobachteten nach 48 Tagen ein fast vollständiges Aufbrechen des Keramikcubus und ein Durchwachsen mit Knochenbälkchen, welche einige Keramikreste enthielten. 1979 implantierten Köster et al. Tricalciumphosphatgranula von max. 2 mm Durchmesser und zum Vergleich autologe Spongiosa oder Kielerspongiosa diaphysär in die Markhöhle von Hundetibiae. Nach 3-6 Wochen wurden die Tricalciumphosphatgranula ebenso nahtlos von Spongiosabälkchen eingekleidet, wie autologe Spongiosa, währenddem Kielerspongiosa von der Umgebung durch einen Bindegewebssaum abgegrenzt blieb.

Material und Methodik

In unseren Experimenten verwenden wir eine Weiterentwicklung der durch Köster et al. (1977) beschriebenen Tricalciumphosphatkeramik (Firma Heyl GmbH, Berlin). Diese ist bei relativ niedrigen Temperaturen gesintert und weist eine Korngröße von 0,5-2 mm Durchmesser auf. Durch starken Fingerdruck läßt sie sich zerreißen. Angefeuchtet haften die Granula aneinander ohne zu zerfallen und lassen sich so einfach verarbeiten. Unser Ziel ist es, das Granulat an verschiedenen Stellen in verschiedenen Mengen zu testen und den Einbau bzw. die Resorptionsgeschwindigkeit zu untersuchen. Wir verwenden erwachsene Bastard-Hunde von 25-35 kg Gewicht. Das Granulat wurde rein (4 Experimente), unter Zusatz von Fibrinkleber (2 Experimente) oder unter Vermengung mit ca. 25 Vol.% autologer Spongiosa (3 Experimente) verwendet. Als Defekt wählten wir im rechten Bein eine Höhle im Trochanterbereich, die durch ein laterales Fenster größtmöglich auscurettiert wurde und 2 Bohrlöcher in der proximalen Tibia von 7 mm Durchmesser (Abb. 1a). Die Tiere belasteten das operierte Bein in der Regel nach 2-4 Wochen voll. Alle 2 Wochen wurde eine Vitalfärbung des Knochenanbaues mit fluorescierenden Substanzen vorgenommen. Je 1 Experiment pro Gruppe dauerte 24 Wochen, die übrigen 12 Wochen.

Resultate

Wie schon Cutright et al. (1972) müssen wir unterscheiden zwischen dem Zerfall des Granulates und dem Verschwinden kleiner, vom Zerfall des Granulates herrührenden Kristallen.

---

* Arbeit unterstützt durch den Schweiz. Nationalfonds

Hefte zur Unfallheilkunde, Heft 165
Hrsg.: C. Burri/U. Heim/J. Poigenfürst
© Springer-Verlag Berlin Heidelberg 1983

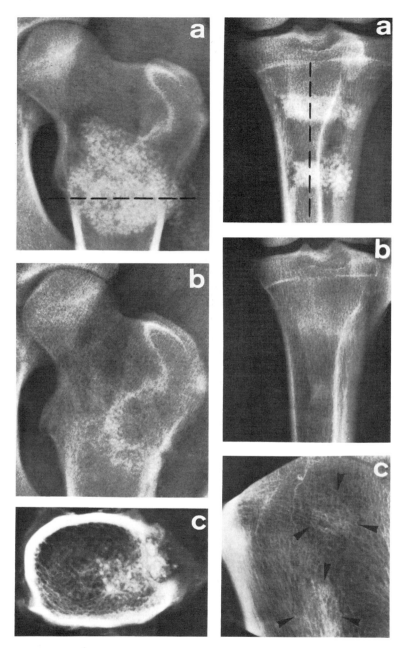

Abb. 1a-c. $2\frac{1}{2}$-jähriger Dalmatinerhund. **a** mit Granulat gefüllter Defekt im proximalen Femur und Tibia am Operationstag. **b** Röntgenkontrolle nach 4 Monaten. **c** Röntgenbild von 2 Schichtpräparaten gemäß Markierung in Abb. 1a 6 Monate postoperativ

Einmal in das Knochengewebe integriert, verhalten sich letztere so inert, daß sie da vermutlich so lange liegen bleiben, bis die entsprechenden Knochenbälkchen abgebaut werden. Sie stellen sich aber einer funktionellen Ausrichtung der Spongiosastruktur nicht entgegen. Die Granula haben generell in spongiösen Knochenanteilen und peripher in belasteten Knochenabschnitten eine größere Neigung zu verschwinden, als diaphysär im Markkanal oder im losen Verband außerhalb des Knochens.

Bei Anwendung von reinem, leicht angefeuchtetem Granulat finden sich nach 12 Wochen in einem der Tibiabohrlöcher noch einzelne deutliche Granula, währenddem in den übrigen Bohrlöchern die Granula verschwunden sind. Es wird eine Spongiosastruktur sichtbar, die gegenüber der Umgebung teils dichter, teils weniger dicht erscheint. Im proximalen Femur ist zentral die Granulastruktur erhalten. Vom Rand her sind aber ein bis zwei Drittel der Granula weggeschmolzen. Auch nach 6 Monaten finden sich zentral im Femur noch Granula, die teilweise in Narbengewebe eingebettet sind.

Bei Vermengung des Granulates mit Fibrinkleber konnte gegenüber der ersten Gruppe nach 12 und 24 Wochen kein rascherer Einbau der Granula nachgewiesen werden. Bei 4 von 6 Defekten fand sich im Zentrum eine mit Granula besetzte Resthöhle, die gegenüber der Umgebung mehr oder weniger deutlich abgesetzt war. Das Experiment wurde abgebrochen.

Bei der Verwendung des Granulates mit Zusatz von 25 Vol.% autologer Spongiosa finden sich im Bereich der Tibia-Bohrlöcher gegenüber der Anwendung reinen Granulates keine wesentlichen Unterschiede. Demgegenüber ist die Desintegration des Granulates in den großen Höhlen des proximalen Femur deutlich weiter fortgeschritten, sodaß 2/3 und mehr der Granula nicht mehr als solche erkennbar sind (Abb. 1c). In der Resorptionszone finden sich zahlreiche Spongiosabälkchen, die sich mit der Mehrzahl der Restgranula verhacken.

Die verwendete Tricalciumphosphatkeramik zeigt in unserem Experiment eine rasche Desintegrationstendenz, die durch Zusatz von autologer Spongiosa beschleunigt, durch Vermischen mit Fibrinkleber wahrscheinlich verlangsamt wird. Im Bereich von Tibia-Bohrdefekten konnte mehrmals ein vollständiges Verschwinden der Granulatstruktur beobachtet werden. Bei Verwendung in größeren Höhlen erfolgt die Desintegration vom Rand her. Die entstehende Höhle wird durch Spongiosabälkchen aufgefüllt. Wegen der Strahlendichtheit des Materials kann der Prozeß durch periodische Röntgenkontrollen in einfacher Weise verfolgt werden.

Literatur

Cutright DE, Bhaskar SN, Brady JM, Getter L, Posey WR (1972) Reaction of bone to tricalcium phosphate ceramic pellets. Oral Surg 33/5:850-856

Köster K, Heide H, König R (1977) Histologische Untersuchungen an der Grenzfläche zwischen Knochengewebe und Calciumphosphat-, Calciumaluminat- und Aluminiumoxidkeramik. Z Orthop 115:693-699

Köster K, Ehard H, Kubicek J, Heide H (1979) Experimentelle Anwendung von Calciumphosphatgranulat zur Substitution von konventionellen Knochentransplantaten. Z Orthop 118:398-403

Dr. P.E. Ochsner, Orthopädische Universitätsklinik Balgrist, Forchstraße 340, CH-8008 Zürich

Experimentelle Untersuchungen zur Elektrostimulation der Knochenheilung nach Marknagelung

H. Weiß

Universitätsklinikum der Gesamthochschule Essen, Abteilung für Unfallchirurgie
(Direktor: Prof. Dr. K.P. Schmit-Neuerburg)

Einleitung

Neben klinischen Erfolgen bei der Behandlung verzögert heilender Frakturen und Pseudarthrosen [2] konnte die Wirksamkeit von Wechselstrompotentialen in Verbindung mit stabiler Osteosynthese erstmals an einem klinisch analogen Modell von atrophen Pseudarthrosen durch günstigere Revascularisation und Knochenneubildung in autologen Spongiosatransplantaten experimentell nachgewiesen werden (Schmit-Neuerburg u. Stürmer, 1980). Dabei scheint für den experimentellen Nachweis eines positiven Effektes durch Elektrostimulation offensichtlich die Ausgangssituation mit einer Mikrozirkulationsstörung am Knochen von Bedeutung zu sein.

Ziel der vorliegenden Untersuchung war es daher, an einem klinisch relevanten Marknagelmodell mit exakt definierter Mikrozirkulationsstörung in Form eines komplett avasculären Stückfragmentes der Tibiadiaphyse den Einfluß niederfrequenter elektromagnetisch induzierter Wechselströme auf Revascularisation und Knochenumbau im corticalen Knochen quantitativ zu überprüfen.

Material und Methode

Bei 25 ausgewachsenen Beagle-Hunden wurden in einer Sitzung nach epiperiostaler Freilegung avasculäre Tibiaschaftsegmente beider Hinterläufe nach Aufbohrung der Markhöhle durch Marknagelung in modifizierter Verriegelungstechnik bei voller Belastbarkeit der Osteosynthese stabilisiert. Im Rechts-Links-Vergleich wurde unter Verwendung eines Elektronagels und eines entsprechenden Kontrollnagels der Einfluß niederfrequenter elektrischer Wechselpotentiale auf die Knochenregeneration überprüft. Bei einer Versuchsdauer von 8 Wochen erfolgte die Stimulation des Elektronagels induktiv über eine extern angebrachte Primärspule nach der Methode von Kraus [1]. Nach Wundheilung wurde die Elektrostimulation täglich über 6 h durchgeführt, wobei an den Elektroden des Elektronagels ein elektrisches Wechselpotential von 400-700 mVolt und 38 Hz erzeugt wurde. Die Gesamtbehandlungsdauer pro Versuchstier betrug durchschnittlich 297 (285-310) Stunden.

Während des Versuchsverlaufes polychrome Sequenzmarkierung mit 4 intravenös verabreichten Fluorescenzfarbstoffen, Röntgenkontrollen beider Tibien in 2 Ebenen jeweils in 14-tägigen Abständen. Bei Versuchsende nach 8 Wochen intravitale Gefäßfüllung mit Tusche, Faxitron-Röntgenaufnahmen aller explantierten Tibien mit und ohne Implantat und histologische Aufarbeitung der unentkalkten Mittelsegmente zu Serienquerschnitten (70 μ) für Mikroradiographie und Mikroangiographie. Die quantitative Bestimmung von Knochenumbau und Revascularisation im corticalen Knochen der Mittelsegmente erfolgte durch elek-

Hefte zur Unfallheilkunde, Heft 165
Hrsg.: C. Burri/U. Heim/J. Poigenfürst
© Springer-Verlag Berlin Heidelberg 1983

tronische Bildanalyse nach einer bereits früher beschriebenen Methode [4]. Für die Auswertung konnten 28 infektfreie und bei Versuchsende stabile Marknagelosteosynthesen bei 14 Versuchstieren verwendet werden.

Ergebnisse

Die Beurteilung der röntgenologischen Ausheilungsergebnisse durch 3 Gutachter ergab bei den 28 ausgewerteten Marknagelosteosynthesen der 14 Versuchstiere keine statistisch signifikanten Unterschiede zwischen Elektro- und Kontrollseite. Ebenso war bei quantitativ-histologischer Auswertung der Callusmenge kein Unterschied feststellbar. Der vom Haverschen Knochenumbau eingenommene Anteil am Gesamtcortex betrug bei 14 Mittelsegmenten auf der Elektroseite durchschnittlich 57,1% (26,5-79,5), bei 14 Mittelsegmenten auf der Kontrollseite 49,5% (26,9-75,3). Der Knochenumbau war bei 12 von 14 Versuchstieren auf der elektrostimulierten Seite weiter fortgeschritten. Der Unterschied ist mit $p < 0,01$ statistisch hoch signifikant. Ausgehend vom Knochenumbau der Kontrollseite betrug die Zunahme durch Elektrostimulation im Mittel 15,3%.

Die Revascularisation der Mittelsegmente konnte bei 9 Versuchstieren quantitativ im Rechts-Links-Vergleich ausgewertet werden. Bei 7 Versuchstieren war die Ausdehnung der revascularisierten Cortexzonen auf der Elektroseite größer, einmal seitengleich und einmal geringer. Der Unterschied ist mit $p < 0,05$ statistisch signifikant. Auf der Elektroseite betrug der durchschnittliche Anteil revascularisierter Corticalis der Mittelsegmente 42,4% (22,5-60,6), auf der Kontrollseite 35,5% (22,8-57,8). Ausgehend von der Ausdehnung der Revascularisation der Corticalis auf der Kontrollseite betrug die Zunahme durch Elektrostimulation 19,4%.

Die Untersuchungen ergaben, daß nach Marknagelstabilisierung primär avasculärer Tibiaschaftsegmente durch elektromagnetisch induzierte niederfrequente Wechselströme der Knochenumbau und die Revascularisation des Cortex statistisch signifikant begünstigt wurden.

Literatur

1. Kraus W (1974) Zur Biophysik der Knochenbruch- und Wundbehandlung durch funktionelle elektrische und magnetische Potentiale. Langenbecks Arch Chir 337:625-630
2. Lechner F (1978) Möglichkeiten und Grenzen der elektrodynamischen Therapie bei Pseudarthrosen. Med Klinik 73:1238-1245
3. Schmit-Neuerburg KP, Stürmer KM, Kehr H, Ulrich D, Hirche H (1980) Die Wirksamkeit elektromagnetisch induzierten Wechselstroms auf die Einheilung autologer Spongiosatransplantate bei atrophen Schaftpseudarthrosen. Unfallheilkunde 83:195-201
4. Weiß H, Schmit-Neuerburg KP (1982) Eine neue Methode zur quantitativen Bestimmung von Knochenumbau und Revaskularisation des corticalen Knochens. Hefte Unfallheilkd 158:45-50

Priv.-Doz. Dr. med. H. Weiß, Abteilung für Unfallchirurgie des Universitätsklinikums Essen-GHS, Hufelandstraße 55, D-4300 Essen 1

Die Bedeutung des subchondralen Knochens für die Behandlung osteochondraler Frakturen

A. Braun[1], W.D. Heine[2] und G. Schumacher[3]

1 Orthopädische Klinik- und Poliklinik der Universität Heidelberg
  (Direktor: Professor Dr. H. Cotta)
2 Pathologisches Institut am Leopoldina-Krankenhaus der Stadt Schweinfurt
  (Chefarzt: Professor Dr. W.-D. Heine)
3 Orthopädische Klinik am Kreiskrankenhaus Heppenheim
  (Chefarzt: Priv.-Doz. Dr. G. Schumacher)

Osteochondrale Frakturen stellen eine erhebliche Störung der funktionellen Gelenkmechanik dar und müssen operativ behandelt werden. Zur Replantation steht uns biologisch hochwertiges Material aus hyalinem Gelenkknorpel und subchondralem Knochen aus dem Wundbett zur Verfügung. Welche Bedeutung dabei der subchondralen Knochenlamelle zukommt, soll die folgende tierexperimentelle Studie zeigen.

Material und Methoden

An 78 Kaninchenkniegelenken wurde nach lateraler Meniscektomie aus der Hauptbelastungszone des Tibiakopfes ein keilförmiges Knochenknorpelfragment von 3 x 3 mm Größe entnommen. Um einer osteochondralen Fraktur unter günstigen therapeutischen Bedingungen zu entsprechen, wurde das Knochen-Korpelfragment 24 h intraartikulär in einer Synovialisfalte belassen. Nach Rearthrotomie erfolgte die Fixation des Fragmentes mit einer dünnen Schicht Fibrinkleber im Defekt des Tibiaplateaus. Um die Haftung und Einheilung des Replantates zu untersuchen, wurde der postoperative Verlauf über 6 Wochen verfolgt. Es wurden drei Gruppen mit: A. freier Gelenkbeweglichkeit, B. temporärer postoperativer Gelenkimmobilisation für 14 Tage und C. permanenter Gelenkimmobilisation im Fixateur externe beobachtet. Die Tiere wurden nach 3, 7, 14, 21 und 42 Tagen geopfert, um die Regeneration des replantierten Gelenkknorpels und des subchondralen Knochens lichtmikroskopisch (HE, Di PAS und Giemsa Färbung) zu beurteilen.

Ergebnisse

Nach *3 Tagen* (Abb. 1a) zeigt der subchondrale Knochen ausgeprägte Nekrosen. Nur vereinzelt sind noch vitale Osteocyten durch Kernfärbung nachzuweisen. Vitale Knochenareale liegen bevorzugt im Zentrum des Replantates, häufig unmittelbar unter der Verkalkungszone des Knorpels. Auch das knöcherne Wundbett zeigt randständige Osteonekrosen mit leeren Osteocytenhöhlen. Zwischen der Spongiosabälkchen des Lagers findet sich junges, lockeres Granulationsgewebe mit Fibroblastenformationen und lebhafter Capillarisierung. An den präexistenten Spongiosabälkchen des Lagers beginnt durch die Osteoidbildung der Osteoblasten eine lamelläre Knochenneubildung. An der Knorpelwunde zeigt sich bisher keinerlei Regeneration.

Hefte zur Unfallheilkunde, Heft 165
Hrsg.: C. Burri/U. Heim/J. Poigenfürst
© Springer-Verlag Berlin Heidelberg 1983

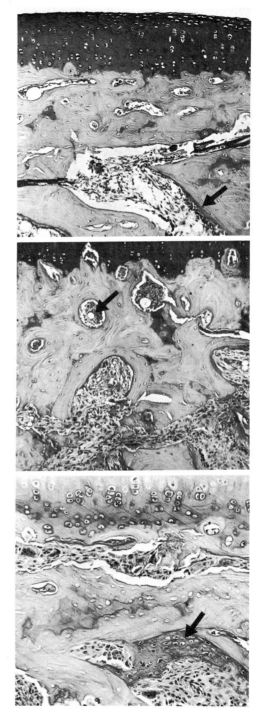

Abb. 1a-c. Knochenregeneration eines osteochondralen Fragments. **a** *3 Tage* postop. nach Fixation mit Fibrinkleber. Nekrose des subchondralen Knochens mit leeren Osteocytenhöhlen; junges Granulationsgewebe zwischen den Spongiosabälkchen des Lagers. Osteoblastensäume bilden junges Osteoid (*Pfeil*). (Di PAS, vergr. ca. 38-fach). **b** *7 Tage* postop. lebhafter Knochenumbau an der „Frakturstelle", Vascularisation bis in den subchondralen Knochen (*Pfeil*), breiter Saum jungen Osteoids im Lager. (Di PAS, vergr. ca. 95-fach). **c** *14 Tage* postop. subchondrale Knochennekrosen, lamelläre Knochenneubildung im replantierten Fragment (*Pfeil*). (Di PAS, vergr. ca. 150-fach)

Nach *7 Tagen* (Abb. 1b) zeigt sich ein lebhafter Knochenumbau. Die nekrotische auto-loge Matrix wird durch Osteoblasten abgebaut. Die Vascularisation — wesentliche Voraus-setzung zur mesenchymalen Knochenneubildung — gelangt bereits bis in den unmittelbaren subchondralen Knochen. An den Spongiosabälkchen des Lagers hat sich ein breiter Saum jungen Osteoids gebildet. Im replantierten Knochen ist die Osteoneogenese noch spärlich. Die Knorpelwunde zeigt keine Regeneration.

Nach *14 Tagen* (Abb. 1c) ist neben der Osteonekrobiose eine deutliche Knochenneubil-dung im replantierten Knochengewebe nachzuweisen. Die Korpelwunde zeigt beginnende Clusterformationen ohne Hinweis einer Knorpelgewebsregeneration.

Nach *21 Tagen* sind erste Brücken neugebildeten Knochens zwischen Replantat und Wundbett zu erkennen. Osteoneogenese und Knochenregeneration schreiten voran — indu-ziert durch die Replantation autologer Knochensubstanz und durch ein ersatzstarkes, kno-chenneubildungsfähiges, spongiöses Lager. In der Knorpelwunde bildet sich unspezifisches Bindegewebe.

Nach *42 Tagen* ist die Knochenwunde geheilt. Der bradytrophe Gelenkknorpel dagegen zeigt durch zahlreiche Brutkapseln eine „frustrane Reaktion" der hyalinen Gewebsneubil-dung. Bindegewebe und stellenweise faserknorpeliges Ersatzgewebe beweisen die schlechte Regenerationsfähigkeit des Gelenkknorpels.

Diskussion

Die Untersuchung zeigt, daß die subchondrale Knochenlamelle für die Einheilung und Be-lastungsfähigkeit der osteochondralen Fraktur von ganz wesentlicher Bedeutung ist. Die knöcherne Konsolidierung gestattet eine funktionelle Belastung des Knorpels und fördert somit durch Synoviaumwälzung und wechselhafte Druckbelastung die Trophik des hyalinen Knorpels. Das rein chondrale Fragment hat für die Einheilung eine weit schlechtere Pro-gnose. Bereits Wagner (1974) und Rorabeck u. Bobechko (1976) haben darauf hingewiesen, daß eine erfolgreiche Einheilung des Gelenkknorpels ohne subchondrale Knochenlamelle nicht gelingt.

Die Knochenregeneration des replantierten osteochondralen Fragmentes beruht auf der Theorie der zweiphasigen Osteogenese (Axhausen 1952). Sowohl die in cellulären Abbau befindliche organische Grundsubstanz des replantierten, autologen Knochens als auch die Wirkung des ersatzstarken, spongiösen Lagers mit der Fähigkeit des pluripotenten Mesen-chyms zur Differenzierung in Zellen mit osteogenetischer Leistung (Abb. 1a), fördern die Knochenneubildung.

Bemerkenswert ist, daß bereits nach einer intraarticulären Verweildauer von 24 h das Knochen-Knorpelfragment am 3. Tag nach der Replantation eine weitgehende Osteonekrose zeigt. Lichtmikroskopisch stellen sich nach Kernfärbung leere Osteocytenhöhlen im replan-tierten Knochen, aber auch am Rand des knöchernen Wundbettes, dar. Unter der — durch autoradiographische Untersuchungen — weitgehend gesicherten Vorstellung, daß überlebende Transplantatzellen osteogenetisch tätig werden (Ray u. Sabet 1963) sollte die operative Fixation des Knochen-Knorpelfragments so früh wie möglich erfolgen, wie bereits von Ken-nedy u. Mitarb (1966) beschrieben.

Die Kinetik der Knochenneubildung und Knochenheilung ist nach 6 Wochen abgeschlos-sen. Der hyaline Gelenkknorpel dagegen zeigt während dieser Zeit keine oder nur geringe

Regenerationsfähigkeit. Wesentliche Voraussetzung zur knöchernen Heilung ist die mechanische Ruhe des reimplantierten osteochondralen Fragments. Bei der Verwendung von Fibrinkleber ist mindestens eine Gelenkimmobilisation von 14 Tagen — nach unseren histologischen Ergebnissen besser von 21 Tagen — erforderlich. Dünn aufgetragenes Fibrin unterliegt dem lokalen fibrinolytischen Abbau und fördert die Fibroblastenproliferation und Vascularisation, beeinflußt aber die formale Osteoneogenese nicht wesentlich und damit ist kein Unterschied zur Knochenregeneration nach Schrauben- oder Kirschner-Drahtfixation osteochondraler Fragmente zu erwarten.

Zusammenfassung

An 78 Kaninchenkniegelenken wird die Einheilung fibrinfixierter osteochondraler Fragmente über 6 Wochen beschrieben. Um therapeutischen Bedingungen zu entsprechen, wird das Fragment vor der Fixation 24 h intraarticulär belassen. Die histologische Beurteilung der Knochen- und Knorpelregeneration erfolgt nach 3, 7, 14, 21 und 42 Tagen. Am 3. Tag zeigt sich eine ausgeprägte subchondrale Osteonekrose, gefolgt von lebhaftem Knochenumbau mit lamellärer Knochenneubildung. Nach 3 Wochen zeigen sich erste Knochenbrücken, nach 6 Wochen ist der Knochen geheilt. Der hyaline Gelenkknorpel zeigt nur geringe Regeneration.

Literatur

Axhausen W (1952) Die Knochenregeneration, ein zweiphasiges Geschehen. Zentralbl Chir 77:435
Kennedy JC, Grainger RW, Mc Graw RW (1966) Osteochondral Fractures from the femoral Condyles. J Bone Joint Surg 48 B:436
Ray RD, Sabet TY (1963) Bone grafts: Cellular survival versus induction. J Bone Joint Surg 45 A:337
Rorabeck CH, Bobechko WP (1976) Acute Dislocation of the Patella with Osteochondral Fracture. J Bone Joint Surg 58 B:237
Wagner H (1974) Traumatische Knorpelschäden des Kniegelenkes. Orthopäde 3:208

Priv.-Doz. Dr. Arnim Braun, Orthopädische Klinik und Poliklinik der Universität Heidelberg, Schlierbacher Landstraße 200a, D-6900 Heidelberg

Die Auffüllung von Epiphysenfugendefekten mit autologem und homologem Rippenknorpel*

M. Dallek, U. Mommsen, K.H. Jungbluth und R.D. Rudolph

Abteilung für Unfallchirurgie, Chirurgische Universitätsklinik Hamburg-Eppendorf

Einleitung

Ein weitgehend ungelöstes Problem in der Traumatologie des wachsenden Skeletts ist die Behandlung traumatisch bedingter Verknöcherungen der Epiphysenfuge mit nachfolgender Wachstumsstörung. Die bisherigen experimentellen Erfahrungen mit der Interposition verschiedenartiger Gewebe [1, 2, 3, 4, 5] sind nur unzureichend und finden in der Klinik keine Anwendung. Untersuchungen über die Auffüllung geschädigter Epiphysenfugenbezirke mit autologem oder homologem Rippenknorpel stehen noch aus.

Im Tierexperiment soll daher näherer Aufschluß über die biologische Wirkung dieser Behandlung gesucht werden. Dabei interessiert insbesondere die Frage, ob mit dieser Behandlungsmethode die Verknöcherung eines geschädigten Epiphysenfugenbezirkes verhindert werden kann.

Material und Methode

Es werden 2 Gruppen aus jeweils 28 Kaninchen gebildet. Es handelt sich um 5 Wochen alte Tiere. In Rompun-Ketanestnarkose werden bei allen Tieren von einem supracondylär gelegenen Knochenfenster aus 2 mm große Defekte im Bereich der Epiphysenfuge des medialen Femurcondylus gesetzt. Stets werden beide Kniegelenke operiert, um die Tiere zu zwingen, beide Gliedmaßen gleichmäßig zu belasten. Hierdurch kann der unerwünschte Einfluß der Funktionseinschränkung ausgeschaltet werden.

In *Gruppe I* wird der Epiphysenfugendefekt am linken Bein mit *autologem Rippenknorpel* und

in *Gruppe II* wird der Defekt am linken Bein mit *homologem Rippenknorpel* aufgefüllt.

Der Defekt am rechten Bein wird in Gruppe I und II zum Vergleich stets unaufgefüllt belassen.

Im Abstand von 4, 8, 12 und 16 Wochen nach der Operation werden aus jeder Gruppe jeweils 7 Tiere getötet. Die Präparate werden am unentkalkten Knochen nach Anfertigung von Serienschnitten lichtmikroskopisch untersucht.

Ergebnisse

Die Epiphysenfugendefekte am rechten Bein, die weder mit autologem noch homologem Rippenknorpel aufgefüllt wurden, sind bereits nach 4 Wochen mit Knochengewebe ausgefüllt (Abb. 1a). Dieses Gewebe stellt eine knöcherne Brücke zwischen Epiphysenkern und Metaphyse dar. Diese Brücke bleibt während der gesamten Versuchsdauer bestehen.

---

* Unterstützt aus Mitteln der DFG (Ju 151/1)

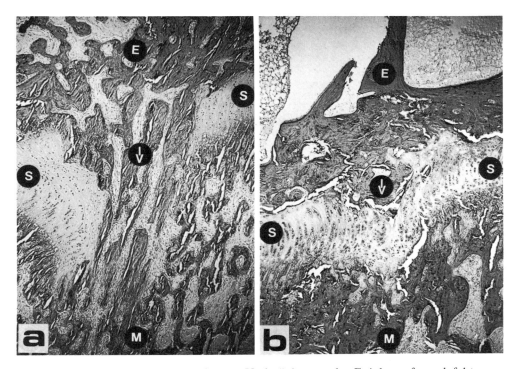

Abb. 1a, b. Vergrößerung ca. 30-fach. **a** Verknöcherung des Epiphysenfugendefektes am medialen Femurcondylus des rechten Beines 4 Wochen postop. Der ehemalige Defekt ist mit Knochengewebe aufgefüllt. **b** Zustand nach Auffüllung des Epiphysenfugendefektes am linken medialen Femurcondylus mit homologem Rippenknorpel 16 Wochen postop. Im ehemaligen Transplantatlager (*s. Pfeil*) sieht man grobblasige Knorpelzellen, die nur angedeutet eine säulenförmige Anordnung aufweisen. *E* − Epiphysenkern; *M* − Metaphysärer Knochen; *S* − Säulenknorpel der Epiphysenfuge; − Ehemaliger Epiphysenfugendefekt

Am linken Femurcondylus kann dagegen weder in Gruppe I (Auffüllung des Defektes mit autologem Rippenknorpel) noch in Gruppe II (Auffüllung des Defektes mit homologem Rippenknorpel) zu irgendeinem Zeitpunkt der Nachuntersuchung eine Verknöcherung des Defektes gesehen werden (Abb. 1b).

Nach 4 Wochen sind die Chondrocyten und die Grundsubstanz des transplantierten Rippenknorpels der Gruppe I und II gut anfärbbar und es finden sich keinerlei Rißbildungen oder bindegewebige Einsprossungen in den Transplantationsbezirk.

Im weiteren Verlauf kommt es zum sukzessiven Abbau sowohl des autologen als auch homologen Rippenknorpels. Der dabei entstehende Defekt wird in gleichem Umfang von grobblasigen Knorpelzellen, die seitlich aus dem intakten Epiphysenfugenknorpel vorwachsen, ersetzt. Nach Ablauf der 16. Versuchswoche ist sowohl der autologe als auch homologe Rippenknorpel resorbiert. Der ehemalige Transplantationsbezirk ist mit grobblasigen Knorpelzellen aufgefüllt. Diese zeigen eine vitale Anfärbbarkeit, weisen aber nicht die für den Epiphysenfugenknorpel typische säulenförmige Anordnung auf.

Schlußfolgerungen

Die tierexperimentelle Studie zeigt, daß mit der Implantation von autologem und homologem Rippenknorpel die Verknöcherung von Epiphysenfugendefekten verhindert werden kann. Der implantierte Rippenknorpel nimmt die Funktion eines Platzhalters ein und verhindert den ansonsten raschen knöchernen Durchbau des Defektes. Im weiteren Verlauf wird sowohl der homologe als auch autologe implantierte Rippenknorpel abgebaut und durch von der Seite einsprossenden Epiphysenfugenknorpel ersetzt. Inwiefern auch größere Epiphysenfugendefekte mit dieser Behandlungsmethode vor einer Verknöcherung bewahrt werden können, muß noch durch tierexperimentelle Untersuchungen abgeklärt werden.

Literatur

1. Bright RW (1974) Operative correction of partial epiphyseal plate closure by osseous-bridge resection and silicone-rubber implant. J Bone Joint Surg 56-A
2. Campbell CJ (1959) The effects produced in the cartilaginous epiphyseal plate of immature dogs by experimental surgical traumata. J Bone Joint Surg 41-A
3. Eulert JW (1980) Der partielle Verschluß der Epiphysenfuge. Bücherei des Orthopäden Band 25
4. Östermann K (1972) Operative elimination of partial premature epiphyseal closure. An experimental study. Acta Orthop Scand [Suppl] 147
5. Thomas W (1980) Autologe und homologe Chondrozyten — Transplantation zum Lösen von partiellen knöchernen Epiphysenplattenverblockungen. Bücherei des Orthopäden Band 25

Dr. M. Dallek, Abt. für Unfallchirurgie, Chir. Uniklinik Hamburg-Eppendorf, Martinistraße 52, D-2000 Hamburg

Hypertone Kochsalzlösung
zur Volumentherapie des hämorrhagischen Schocks*

M.L. Nerlich[1], C.J. Kant[1], R.H. Demling[2], J.A. Sturm[1] und H.-J. Oestern[1]

1 Unfallchirurgische Klinik, Medizinische Hochschule Hannover
  (Direktor: Prof. Dr. H. Tscherne)
2 Department auf Surgery, University of California, Davis, USA

Einleitung

In der Pathophysiologie des hämorrhagischen Schocks stellt die Umschaltung der Zelle auf anaerobe Glykolyse einen entscheidenden Schritt bei der Schockentwicklung dar. Der zunehmend insuffizient werdende Zellmetabolismus führt über die intracelluläre Lactatanschoppung durch Zunahme der intracellulären Osmolarität zu einem osmotischen Flüssigkeitsstrom in die Zelle und damit zur Zellschwellung [1]. Neben dem Zellfunktionsverlust führt die Entnahme des Capillarlumens durch ödematöse Endothelzellen zur Perfusionsstörung und einer weiteren Vertiefung des Schockzustandes [2]. Das Ziel der Schocktherapie sollte daher sein, nicht nur den Volumenverlust auszugleichen, sondern auch die noch reversiblen Funktionsstörungen zu korrigieren. Hyperosmolare Salzlösungen könnten zur Schockbehandlung besonders geeignet sein, da sie den intracellulären Flüssigkeitsüberschuß osmotisch reduzieren und den extracellulären Volumenmangel durch Flüssigkeitsrückverteilung beseitigen helfen [3]. Unser Ziel war es, den Effekt hyperosmolarer Kochsalzlösung im Vergleich zur herkömmlichen Volumentherapie mit Ringerlactat experimentell zu überprüfen.

Methoden

Wir verwendeten nicht-anaesthesierte Schafe, denen Katheter in die Aorta, die Pulmonalarterie und den rechten und linken Vorhof chronisch implantiert worden waren [4]. Wir produzierten 2 Schockepisoden am gleichen Tier im Abstand von mindestens 5 Tagen, um die hämodynamischen Effekte von Ringerlactat und hyperosmolarer NACL (Na$^+$ = 300 mval/l) effektiv vergleichen zu können. Neben den vasculären Drucken im kleinen und großen Kreislauf bestimmten wir das Herzminutenvolumen, protokollierten Urinausscheidung und führten Blutgas- und Serum-Natrium-Bestimmungen durch.

---

* Mit Unterstützung durch die Minna-James-Heinemann-Stiftung Hannover

Hefte zur Unfallheilkunde, Heft 165
Hrsg.: C. Burri/U. Heim/J. Poigenfürst
© Springer-Verlag Berlin Heidelberg 1983

Das experimentelle Protokoll bestand aus einer Messung der Ausgangswerte, anschließend wurde durch Blutentzug in ACD-Blutbeutel der arterielle Mitteldruck auf 50 mm Hg abgesenkt und über 2 h bei 50-60 mm Hg gehalten. Nach der zweistündigen Schockperiode folgte eine zweistündige Volumentherapie durch die verschiedenen Elektrolytlösungen mit dem Ziel, den linksarteriellen Füllungsdruck rasch zum Ausgangswert anzuheben und zu halten. Anschließend wurde das entnommene Blut langsam unter konstanten Druckverhältnissen retransfundiert. Die Sequenz der gepaarten Studien wurde randomisiert.

Ergebnisse

Die Mortalitätsrate im Schock betrug 14%. 7 Schafe konnten 14 Studien unterzogen werden. Der mittlere Blutverlust der ersten Schockstudie betrug 1510 ml ∓ 275 und für die zweite Schockepisode 1580 ml ∓ 260, was einem berechneten Blutverlust von jeweils etwa 60% des Blutvolumens entsprach. Die hämodynamische Reaktion war jeweils identisch und reproduzierbar. Die vasculären Drucke und das HZV fielen erwartungsgemäß im Schock ab. Zum Ende der Schocktherapie stieg der Pulmonalarteriendruck langsam unter Zunahme des pulmonalvasculären Widerstandes ab. In der Volumentherapie konnten die Ausgangsdrucke innerhalb von 15 min mit beiden Elektrolytlösungen weitgehend wiederhergestellt werden, das HZV war in der hyperosmolaren NACL-Gruppe jedoch signifikant höher. Die dazu benötigten Volumina betrugen für Ringer-Lactat 3200 ∓ 900 ml und für hyperosmolare NACL 2750 ∓ 850 ml für 2 h. Durch die Infusion von Ringer-Lactat stieg der Pulmonalarteriendruck signifikant im Vergleich mit hyperosmol. NACL an. Die mit hyperosmol. NACL behandelten Tiere hatten eine signifikant höhere Urinproduktion, die bereits innerhalb der ersten 15 min deutlich einsetzte. Die Serum-Natrium-Konzentration fiel unter Ringerlactat-Therapie unter den Basiswert, mit hyperosmolarer NACL stieg der Wert von 144 mval/l auf maximal 152 mval/l. Aufgrund des niedrigen Volumens von hyperosmolarer NACL und der erhöhten Urinausscheidung in dieser Gruppe war die Netto-Flüssigkeitsbilanz mit −307 ∓ 1055 ml signifikant geringer als in der Ringerlactat-Gruppe mit +1841 ∓ 1646. Zur weiteren Stabilisierung des Kreislaufes wurden in der zweistündigen Erholungsphase bei Ringerlactat-Therapie 940 ∓ 205 ml des entnommenen Blutes retransfundiert, bei hyperosmolarer NACL-Therapie war davon 770 ∓ 352 ml notwendig (Abb. 1).

Schlußfolgerungen

Hyperosmolare Kochsalzlösung bewirkt eine signifikante und schnellere Erhöhung des Herzminutenvolumens im hämorrhagischen Schock im Vergleich zu Ringer-Lactat. Das könnte durch den Flüssigkeitsshift mit Zunahme des extracellulären Volumens erklärt werden. Hyperosmol. NACL verhütet die volumeninduzierte pulmonalvasculäre Widerstandserhöhung bei massiver Volumengabe. Unter Aufrechterhaltung einer ausgeprägten Natriurese reduziert hyperosmol. NACL die positive Netto-Flüssigkeitsbilanz. Hyperosmol. Salzlösungen scheinen bei der initialen Schocktherapie aufgrund der gefundenen positiven Effekte im Vergleich zu isoosmolaren Elektrolytlösungen besonders gut geeignet.

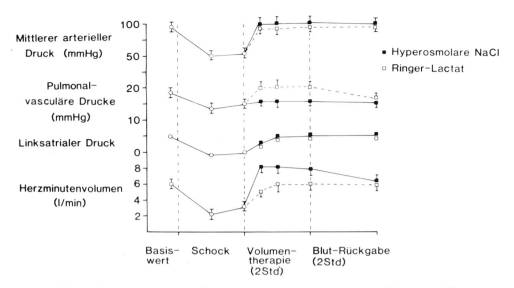

Abb. 1. Verlauf hämodynamischer Parameter nach hämorrhagischem Schock und Volumen-therapie mit hyperosmolarer Knochsalzlösung bzw, Ringer-Lactat

Literatur

1. Tranum-Jensen J, Janse MJ, Fiolet J et al (1981) Tissue osmolality, cell swelling, and reperfusion in acute regional myocardial ischemia in the isolated porcine heart. Circ Res 49:364-381
2. Hauge A, Bo G (1971) Blood hyperosmolality and pulmonary vascular resistance in the cat. Circ Res 28:371-376
3. Velasco IT, Pontieri V, Rocha M et al (1980) Hyperosmotic Nacl and severe hemorrhagic shock. Am J Physiol 239:H664-H673
4. Demling RH, Niehaus G, Will JA (1979) Pulmonary microvascular response to hemorrhagic shock, resuscitation and recovery. J Appl Physiol 46:498-503

Dr. med. M.L. Nerlich, Unfallchirurgische Klinik, Medizinische Hochschule, D-3000 Hannover 61

Veränderungen der Serumparameter T_3, T_4, Insulin und $PGF_{2\alpha}$ im Zusammenhang mit einer Schocklunge im Tierexperiment

S. Frenyo[1], V.L. Frenyo[2], V. Vecsei[3] und Eva Toronyi[4]

1 Zentralinstitut für Traumatologie (Vorstand: Prof. Dr. J. Manninger), Budapest
2 Lehrstuhl für Physiologie der Veterinärmedizinischen Universität Budapest
   (Vorstand: Prof. Dr. G. Pethes)
3 I. Chirurgische Abteilung des Wilhelminenspitals der Stadt Wien
   (Vorstand: Univ.-Doz. Dr. V. Vecsei)
4 Krankenhaus Csepel. Unfallchirurgische Abteilung Budapest (Vorstand: Dr. Sz. Somogyi)

1. Modell und Versuchsanordnung

An Hand des Modells zur Erzeugung der Schocklunge nach Sugg bzw. Moss [3], das auch in unserem Experiment an Hunden mit Regelmäßigkeit zu feingeweblichen Veränderungen geführt hat, die für die Lunge im Schock, bzw. Schocklunge charakteristisch sind, haben wir das Verhalten des T_4, T_3, Insulin- und $PGF_{2\alpha}$-Spiegels kontrolliert.

Bastardhunde wurden mit 3 mg/kg/KG Pentobarbital narkotisiert, orotracheal intubiert und mit 2.500 IR i.v. heparinisiert. Durch Entblutung aus der A. femoralis in ein heparinisiertes Reservoir 5.000 IE wurde der systolische RR auf 40 mm Hg gesenkt und durch 2 h auf diesem Niveau gehalten. Nach Erreichung des Entblutungszieles haben wir der Gruppe II (10 Hunde) 5 mg/kg/KG Diphenylhydantoin i.v., der Gruppe III (10 Hunde) 15 mg/kg/KG Methylprednisolon i.v., der Gruppe IV (10 Hunde) 1 mg/kg/KG Dibenylin i.v., der Gruppe V (10 Hunde) 0,2 mg/kg/KG Arfonade i.v. verabfolgt und einer Kontrollgruppe (Gruppe I, 12 Hunde) gegenübergestellt.

60 min nach rapider Retransfusion des Reservoirblutes wurden die Tiere getötet und Teile der Lunge, der Leber und Niere zur feingeweblichen Untersuchung entnommen.

Blutproben zur Hormonuntersuchung wurden zum Zeitpunkt des Narkoseeintrittes, vor der Retransfusion, bzw. 0,2, 5, 10 und 30 min nach der Retransfusion entnommen. Die Hormonspiegelbestimmungen erfolgten mit der Radioimmunoassay-Methode.

Die Ergebnisse der Bestimmungen zeigt die Tabelle 1.

$\longrightarrow$

Erläuterungen zu Tabelle 1:

Gruppe I:	Kontrollgruppe
Gruppe II:	5 mg/kg Diphenylhydantoin i.v.
Gruppe III:	15 mg/kg Methylprednisolon i.v.
Gruppe IV:	1 mg/kg Dibenylin i.v.
Gruppe V:	0,2 mg/kg Arfonade i.v.

X = Durchschnittwert   SEM = Standard Error of Mean
a = p $<$ 0,05
T_4 (ng/ml); T_3 (ng/ml); Insulin (u/U/ml); $PGF_{2\alpha}$ (ng/ml)

Hefte zur Unfallheilkunde, Heft 165
Hrsg.: C. Burri/U. Heim/J. Poigenfürst
© Springer-Verlag Berlin Heidelberg 1983

Tabelle 1

	Hormonart		Werte zum Ent-blutungs-		Werte nach Reinfusion nach				
			Beginn	Ende	0 min	2 min	5 min	10 min	30 min
T$_4$	I.	X	16,10[a]	10,90[a]	12,31	12,42	11,67	12,65	11,69
		SEM	1,60	0,89	0,87	0,76	1,05	0,88	0,82
	II.	X	13,16	10,11	11,04	10,98	10,88	10,13	10,77
		SEM	1,72	1,47	1,49	1,01	1,06	0,95	0,99
	III.	X	15,93[a]	11,24[a]	12,33	13,81	13,60	12,50	12,66
		SEM	1,77	0,61	0,84	0,96	1,28	1,01	1,17
	IV.	X	15,51	13,28	14,20	14,27	14,65	13,37	14,16
		SEM	1,74	1,49	0,64	0,38	0,86	1,34	0,85
	V.	X	19,80[a]	12,24[a]	13,49	14,22	12,68	14,77	14,03
		SEM	3,99	1,89	2,01	2,18	1,80	2,50	1,90
T$_3$	I.	X	0,66	0,57	0,52	0,52	0,53	0,43	0,47
		SEM	0,09	0,07	0,05	0,05	0,06	0,02	0,05
	II.	X	0,56	0,36	0,46	0,36	0,37	0,47	0,37
		SEM	0,12	0,04	0,08	0,02	0,04	0,11	0,03
	III.	X	0,59	0,81	0,85	0,76	0,75·	0,83	0,79
		SEM	0,10	0,16	0,16	0,16	0,17	0,16	0,13
	IV.	X	0,92[a]	0,52[a]	0,59	0,47	0,84	0,58	0,41
		SEM	0,15	0,04	0,09	0,01	0,09	0,09	0,02
	V.	X	1,59[a]	1,35	1,14	1,18	1,17	1,15	1,02[a]
		SEM	0,07	0,11	0,05	0,11	0,14	0,15	0,13
INSULIN	I.	X	18,15	20,62	20,09	20,85	16,72	21,40	17,79
		SEM	1,93	4,28	3,87	3,97	2,99	4,11	3,63
	II.	X	19,87	17,96	19,52	22,16	20,29	19,79	18,30
		SEM	2,17	2,39	2,53	4,06	3,01	2,80	3,65
	III.	X	27,38	48,56	53,20	50,31	48,78	50,87	46,90
		SEM	3,10	6,57	4,99	5,48	7,72	6,15	7,48
	IV.	X	31,56	40,43	42,44	40,62	39,41	38.67	47,83
		SEM	7,06	4,78	1,82	2,84	4,20	3,87	3,01
	V.	X	28,27	53,90	51,20	53,94	54,41	54,73	40,70
		SEM	1,76	10,04	9,47	9,06	9,37	10,62	8.43
PG F$_{2\alpha}$	I.	X	7,80	6,61	6,67	6,79	7,92	7,62	6,79
		SEM	0,38	0,90	0,91	0,83	0,72	0,93	0,68
	II.	X	4,24	5,98	5,14	4,36	6,70	5,70	4,10
		SEM	1,58	1,16	1,34	1,06	2,36	2,00	0,90
	III.	X	2,56	1,72	1,72	1,92	1,98	1,40	1,54
		SEM	0,50	0,36	0,22	0,46	0,24	0,26	0,42
	IV.	X	5,12	4,80	2,86	3,92	3,38	3,66	4,82
		SEM	2,18	1,57	1,66	0,72	0,76	1,88	1,88
	V.	X	1,32	0,34	0,38	0,28	0,47	0,36	0,22
		SEM	0,48	0,32	0,28	0,10	0,12	0,13	0,18

2. Interpretation der Ergebnisse

T_3, T_4: Der Entblutungsschock führt zur Reduktion des Blutpassagevolumens der Schilddrüse. Folglich sinkt der T_4-Spiegel nach der Entblutung in der Gruppe I signifikant; der T_3-Spiegel ändert sich jedoch kaum. Der periphere T_3-Bedarf der Zellen muß also über den Weg der T_4-T_3 Dejodination gedeckt werden können. Nach der Reinfusion sinkt der T_4-Spiegel nicht nennenswert weiter ab, da T_4 im Reservoir entsprechend enthalten ist. T_3 hält annähernd mit.

Diphenylhydantoin (Gruppe II) greift darüber hinausgehend in den Metabolismus des Thyroxins aktiv ein, während die progressive Wirkung auf Trijodthyromin nur bescheiden ausfällt [2].

Dibenylin (Gruppe III) führt hingegen zum signifikanten T_3-Abfall, der über die Phase der Retransfusion anhält. Somit muß die spezifische Hemmung des T_4-T_3 Dejonidase-Enzyms angenommen werden.

Methylprednisolon zeigt auf das T_4, T_3-Verhalten im Schock keine Wirkung.

Arfonade führt überraschenderweise zum signifikantesten T_4-, bzw. T_3-Abfall. Die Klärung dieses Phänomens könnte nur durch die Bestimmung weiterer Hormonmetaboliten herbeigeführt werden (z.B. Reserve-T_3). Vorerst wäre eine Aktivierung der 5-Dejonidase, die die Umwandlung T_4-rT_3, bzw. T_3-Abbau beschleunigt, anzunehmen [1].

Insulin: Die Insulinfreisetzung hinkt der schockbedingten Hyperglykämie (ca. 8 h) nach [5]. Die signifikante spätere Erhöhung nach Methylprednisolon – (Gruppe III) bzw. Arfonade-Verabreichung (Gruppe V) dürfte eine spezifische Medikamentenwirkung darstellen.

Prostaglandin (PGF$_{2\alpha}$): Die pulmonale Inaktivierung wurde unter den Versuchsbedingungen in den Gruppen I-IV nicht beeinträchtigt. Nur unter Arfonade ist ein nahezu signifikantes Sinken des Plasmaspiegels festzustellen [4].

3. Schlußfolgerung

Die angewendeten Medikamente konnten die typischen, schockbedingten Lungenveränderungen nicht hintanhalten. Einzelne spezifische Wirkungen auf den Hormonhaushalt waren festzustellen. Ihre Effizienz in der Behandlung der Schockfolgeerkrankungen muß noch im Zuge von Langzeitversuchen verifiziert werden.

Literatur

1. Burger AG, Lambert M, Cullen M (1981) Interference de substances medicamenteuses la conversion des T_4 en T_3 et rT_3 chez l'homme Ann. d'Endocrinol. 42:461-469
2. Larsen PR, Atkinson AJ, Wellman MN, Goldsmith RE (1970) The effect of Diphenylhydantoin on Thyroxin Metabolism in man. J Clin Invest 49:1266-1279
3. Moss G, Staunton C, Stein AA (1973) The centrineurogenic Etiology of the Acute Respiratory Distress Syndromes. Am J Surg 126:37-41
4. Peskar BA (1982) Die pathophysiologische und pharmakologische Bedeutung von Prostaglandinen bei verschiedenen Formen des Schocks. Wien Tierärztl Monatschr 69:69-75

5. Wood CD, Bentz Y, Martin M, Read WO (1980) The relationship of glucagon and insulin to sequential changes in metabolic fuel utilization in shock. J Surg Res 28:239-245

Dr. S. Frenyo, Zentralinstitut für Traumatologie Ungarn, Baross U. 23, H-Budapest, VIII

Optimierte Thromboembolieprophylaxe mit Heparin-DHE und Aprotinin in der Unfall- und Hüftchirurgie?

H. Freick[1] und H.D. Reuter[2]

1 Chirurgische Abteilung des Krankenhauses Bethanien, Dortmund
2 Medizinische Universitätsklinik Köln

Das nachweislich hohe thromboembolische Risiko, mit dem hüftnahe Operationen behaftet sind, war für uns Anlaß, seit 1974 neben den bis dahin geläufigen physikalischen Maßnahmen auch eine gezielte medikamentöse Prophylaxe zu betreiben. Mit einem jeweils aktualisierten Konzept gelang es uns, die Thromboembolierate schrittweise zu senken, wobei die in den letzten 5 Jahren benutzte Kombination Heparin-DHE in einer Dosierung von 2 x 5000 IE die eindrucksvollsten Ergebnisse erbrachte (Abb. 1).

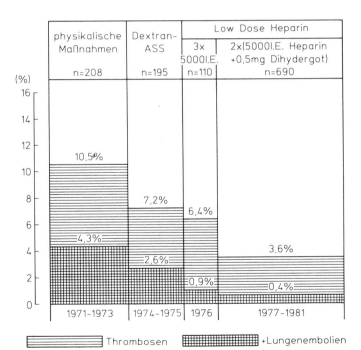

Abb. 1. Thromboembolieprophylaxe bei hüftnahen Operationen n = 1203 (1.1.1971-31.12.1981)

Hefte zur Unfallheilkunde, Heft 165
Hrsg.: C. Burri/U. Heim/J. Poigenfürst
© Springer-Verlag Berlin Heidelberg 1983

Ab 1978 haben wir neben den allgemeinchirurgischen auch die unfallchirurgischen Operationen in die generelle Prophylaxe einbezogen.

Während in der prophylaxefreien Aera '71-'77 noch 0,87% Thrombosen und 0,35% tödliche Lungenembolien zu registrieren waren, traten von '78-'81 bei insgesamt 1061 unfallchirurgischen Eingriffen nur noch 0,19% Thrombosen — ausschließlich bei Osteosynthesen an der unteren Extremität — auf. Tödliche Lungenembolien beobachteten wir nicht mehr.

In Übereinstimmung mit den Ergebnissen anderer Autoren wird durch unsere klinischen Langzeitbeobachtungen offenkundig, daß sich das thrombotische Risiko durch den bereits präoperativen Einsatz von plasmatisch und hämodynamisch wirkenden Substanzen zwar deutlich reduzieren, aber nicht gänzlich ausschalten läßt. Neben der Hypercoagulabilität und der gestörten Hämodynamik treten insbesondere in der Hüftchirurgie, aber auch bei unfallchirurgischen Eingriffen an der unteren Extremität, weitere Faktoren in den Vordergrund, die sich u.a. aus einer primär-traumatischen und/oder sekundär-operativ entstandenen Läsion der im Verletzungs- bzw. Operationsbereich befindlichen Venen zu ergeben scheinen.

Der in der Hüft- und Unfallchirurgie übliche Einsatz teilweise scharfkantiger und spitzer Wundhaken in unmittelbarer Nähe großkalibriger Venen, die bei der Prothesenimplantation gehäuften Rotationsmanöver mit Torsion der Venen und entsprechendem Blutrückstau, Muskelquetschung, Zerstörung spongiöser Knochenstrukturen, Zerreißung der Markraumgefäße und nicht zuletzt die bei der Zementaushärtung entstehende Hitze setzen umfangreiche Mengen gerinnungsaktiver Substanzen frei, die binnen kürzester Zeit zur Aktivierung nicht nur des plasmatischen Gerinnungspotentials, sondern auch der Thrombocyten mit zunächst vermehrter Adhäsivität und schließlich gesteigerter Aggregabilität führen. Bei unfallchirurgischen Eingriffen, die unter Blutsperrebedingungen erfolgen, sind neben den primärtraumatischen oder sekundär-operativ gesetzten Venenschäden vor allem die gestörten Stoffwechselvorgänge in der betroffenen Extremität als Initiator einer gesteigerten Thrombocytenaggregabilität verantwortlich zu machen.

An die Beobachtungen von Ketterl, Haas u.a. [1] anknüpfend, untersuchten wir in 2 prospektiven randomisierten Studien das Verhalten der Thrombocyten sowohl bei Hüftgelenksersatzoperationen als auch bei unfallchirurgischen Eingriffen, die in pneumatischer Blutsperre an der unteren Extremität durchgeführt wurden.

In Abhängigkeit vom Traumatisierungsgrad der einzelnen OP-Phasen während der Prothesenimplantation sank die Anzahl frei zirkulierender Thrombocyten als Ausdruck gesteigerter Aktivität um über 50% ab. Mit der Bestimmung des QPA nach Hu und Woak [2], einem Test, der die Plättchenaktivierung quantitativ zu erfassen vermag, konnten wir aufzeigen, daß zum Zeitpunkt der Einzementierung des Prothesenschaftes mehr als die Hälfte der Thrombocyten aggregiert war. Unter präoperativer Gabe von 20 000 KIE Aprotinin/kg KG ergab sich eine weit geringere Aktivitätssteigerung der Plättchen, d.h. es kam zum Abfall frei zirkulierender Thrombocyten lediglich um 20%. Der QPA bewegte sich nahezu im Normbereich.

Das gleiche Phänomen beobachteten wir bei Eingriffen an der unteren Extremität. Um einheitliche Kriterien zu schaffen, legten wir unseren Untersuchungen ausschließlich Verletzte mit frischen Fußgelenks-Bandrupturen zugrunde, bei denen in pneumatischer Blutsperre von 500 mm Hg die Bandnaht durchgeführt wurde.

Bereits nach einer Blutsperredauer von 45 min war die Thrombocytenzahl auf 70% abgesunken. Nach Öffnen der Blutsperre fiel sie weiter bis auf 58% ab. Der QPA ging auf Werte von 0,5 zurück. Unter Aprotinin waren auch in dieser Studie die korrespondierenden Werte deutlich günstiger. Da bei Fußgelenks-Bandverletzungen weder primär-traumatische noch sekundär-operativ gesetzte Venenwandschäden anzunehmen sind und von einer erheblichen Gewebstraumatisierung nicht die Rede sein kann, muß davon ausgegangen werden, daß einmal die Lactatacidose zusammen mit anderen unter anäroben Stoffwechselbedingungen entstandenen toxischen Substanzen (Peptide, Kinine u.a.) in der von der Blutzufuhr abgesperrten Extremität zur Aggregation der Thrombocyten führt. Zum anderen ist zu vermuten, daß Blutplättchen, die durch Strömungsturbulenzen in den durch die Manschette komprimierten Arterien aktiviert worden sind, nach Öffnen der Blutsperre auf ihrem Rückweg an der durch den Manschettendruck mechanisch alterierten Venenintima haften bleiben. Kommen zusätzliche Störungen der Hämodynamik und des plasmatischen Gerinnungsgleichgewichtes hinzu, steigt die Gefahr einer intraoperativ induzierten Thrombose.

In gleicher Weise dürften die während der totalprothetischen Versorgung gesetzten Venenschäden im Hüft- und Beckenbereich als Haftstelle aktivierter Thrombocyten fungieren und somit − zumindest teilweise − die noch immer beträchtliche Thromboserate gerade dieser Eingriffe erklären.

Im Gegensatz zu ASS, die die Thrombocytenfunktion durch Acetylierung der Cyclooxygenase irreversibel hemmt und damit die intra- und postoperative Blutungsneigung erhöht, übt Aprotinin durch Bindung an verschiedenen Enzymsysteme der Plättchenmembran einen stabilisierenden Effekt auf Thrombocyten aus. Damit wirkt es nicht nur aggregationshemmend, sondern offensichtlich auch desaggregierend auf bereits vorhandene Thrombocytenaggregate. Durch die zeitlich begrenzte und somit reversible Hemmwirkung des Aprotinin könnte die heute geforderte generelle und bereits präoperativ zu beginnende Thromboembolieprophylaxe eine sinnvolle Ergänzung erfahren, um auch die Plättchenseite der intravasalen Gerinnung mit einzubeziehen.

Literatur

1. Ketterl R, Haas S u.a. (1982) Zur Wirkung des natürlichen Proteinaseninhibitors Aprotinin auf die Plättchenfunktion beim alloplastischen Hüftgelenksersatz. Med Welt Bd 33/ Heft 13
2. Reuter HD, Kux A, Schröer K (1981) Zirkulierende präformierte Plättchenaggregate. Untersuchungen bei Normalpersonen und Intensivpflegepatienten sowie tierexperimentelle Untersuchungen. In: Mikrozirkulation und Prostaglandinstoffwechsel. Verhdlgsber. der 25. Tagg. der Deutschen AG. für Blutgerinnungsforschung, München, Februar 1981, Blümel G, Haas S (Hrsg), Schattauer, Stuttgart New York, S 115

Dr. H. Freick, Chefarzt der Chirurgischen Abteilung des Krankenhauses Bethanien, Virchowstr. 4, D-4600 Dortmund 30

Der interstitielle Flüssigkeitsgehalt der Lunge nach Volumentherapie mit Elektrolytlösungen im experimentellen traumatischen Schock*

J.A. Sturm, H.-J. Oestern, C.J. Kant, C. Neumann und M. Nerlich

Unfallchirurgische Klinik der Medizinischen Hochschule Hannover
(Direktor: Prof. Dr. H. Tscherne)

Die Volumentherapie des traumatischen Schocks mit Elektrolytlösung (Ringerlactat) ist umstritten. So soll z.B. durch Ausstrom der Elektrolytlösungen in das Interstitium und das Absinken des kolloid-osmotischen Druckes (KOD) im Gefäßsystem eine Lungenödembildung begünstigt werden (Weil 1979).

Mit dem Staubschen Schafmodell und der Bestimmung des extravasculären Lungenwassers (EVLW) stehen Methoden zur Verfügung, die einen Beitrag zu dieser Diskussion leisten können. Damit sind Aussagen zur Flüssigkeitsdynamik an den pulmonal-capillären Membranen und eine exakte Quantifizierung eines interstitiellen Lungenödems möglich.

In einem traumatisch-hämorrhagischen Schockmodell gingen wir unter Anwendung dieser Methoden der Frage nach, ob Ringerlactat in der Therapie nach Trauma eine Lungenödembildung verursacht.

Methodik

Bei Merino-Schafen (KG $\bar{x}$: 37 kg) wurde in Narkose und Beatmung der efferenten Lymphgang des mediastinalen Lymphknotens, der Lungenlymphe sammelt, nach den Angaben von Staub kanüliert. Wir legten Katheter in die Pulmonalarterie, den linken Vorhof (LA) und die Femoralarterie ein.

Meßgrößen und Protokoll

Kreislaufparameter (art. u. pulm), Herzzeitvolumen (HZV), EVLW, Lymphfluß (Q_{ly}), Protein- und Albumingehalt von Plasma und Lymphe (P-Prot, Ly-Prot), kolloidosmotischer Druck (KOD). Es wurde der pulmonal-vasculäre Widerstand (PVR) kalkuliert. Nach mindestens zweistündiger Basis-Zeit wurde bei 7 Tieren (R-Gruppe) ein Entblutungsschock (mittleren art. Druck: 40 mmHg) mit einem standardisierten Knochen- und Weichteiltrauma gesetzt. Nach dreistündiger Schockphase wurde mit Ringerlactat bis zum Ausgangsblutdruck oder bis zum Erreichen eines LA-Druckes von 12 mmHg therapiert. Nach dreistündiger Therapie wurden die Tiere getötet. 6 Tiere dienten als Kontrolle.

Ergebnisse

Es waren im Mittel 234 ml Ringerlactat pro kgKG erforderlich, um den Ausgangs-Blutdruck wiederherzustellen. Bei keinem der Tiere mußte wegen Erreichen der festgelegten LA-Druck-Grenze (LAD) die Therapie reduziert werden.

* Mit Unterstützung durch die Braun-Stiftung, Melsungen

Hämodynamik

		MVP mmHg	HF min^{-1}	$\overline{P}$ART mmHg	ZVD mmHg
Schock	K	8,51 ± 1,55	143 ± 32	99 ± 13	6,93 ± 1,4
	R	8,24 ± 2,9	190 ± 46	45 ± 3,9	6,02 ± 1,1
Therapie	K	7,7 ± 2,1	150 ± 28	88 ± 10	6,8 ± 2,3
	R	13,4 ± 3,3	168 ± 31	88 ± 20	9,9 ± 3,6

MVP = mikrovasculärer Druck (LAD + 0,4 ($\overline{P}_{PA}$ -LAD))

Der Pulmonalarteriendruck (P_{PA}) sank in der Schockphase anfangs geringgradig ab, um dann bis auf 24 mmHg anzusteigen (159% des Ausgangswertes). Der LAD war mit 6,26 mmHg während der Therapie immer unter der angegebenen Höchstgrenze. Der PVR war in der Schockphase mit 674 ± 59 dyn x sec x cm^{-5} doppelt so hoch wie in der Kontrollgruppe, er kehrte in der Therapiephase zur Norm zurück. Der pulmonale Lymphfluß war in der Kontrollgruppe 9,86 ± 3,4 ml/h, der Ausgangswert der R-Gruppe war 11,3 ± 5,6 ml/h. In der Schockphase sank dieser Wert um 19% ab, um unter Therapie mit Ringerlösung auf 234% des Ausgangswertes zu steigen.

Proteinwerte

Im Schock fielen die Proteinwerte auf 4,87 g% ab und lagen damit 21% unter der Kontrollgruppe. Der Lymphproteinwert fiel nur um 11% ab. Dies bedeutet, daß die Lymph-Plasma-Ratio im Maximum auf 0,85 anstieg.

Unter massiver Kristalloidzufuhr sank die Plasmakonzentration auf 3,2 g% (50% der Kontrollgruppe), bei stark erhöhtem Lymphfluß fiel der Proteinwert in der Lymphe um 59% ab. Daher resultierte eine niedrige Lymph-Plasma-Ratio von 0,44. Insgesamt bestand ein enger Zusammenhang zwischen P-Prot und Ly-Prot (Y = 4,38 + 0,62x; r = 0,8).
Lungenwasser: S. Abb. 1.

Zusammenfassung und Diskussion

Nach geringgradigem Rückgang des Q_{ly} in der Schockphase und einem vorübergehenden Anstieg der Lymph-Plasma-Ratio zu dieser Zeit bis zu einem Gipfelwert von 0,85 wird unter der Therapiephase der Q_{ly} stark auf über 200% des Ausgangswertes gesteigert. Trotz der erheblichen Senkung des KOD durch Ringerlactat ändern sich infolge der raschen extravasalen Anpassung der Konzentration die KOD-Differenzen nicht signifikant. Im Schock beträgt die Differenz 4,65 mmHg, unter der Therapie 4,9 mmHg.

Die Lymph-Plasma-Ratio in der Therapie sinkt bis zum Ende der Therapie auf einen äußerst niedrigen Wert von 0,44 ab. Dies bedeutet, daß die Proteinkonzentration der Lymphe im Verhältnis zur intravasalen Konzentration stärker abgefallen ist.

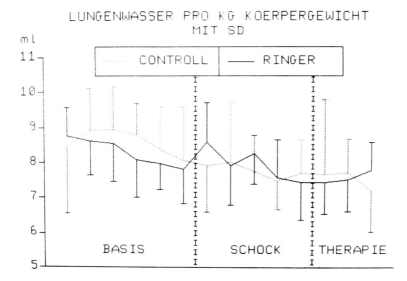

Abb. 1. Lungenwasser Gehalt bei Kontrolltieren und nach Volumentherapie eines traumatischen Schocks mit Elektrolytlösung

Trotz des erheblich gestiegenen Lymphflusses ist der Lungenwassergehalt während der Therapie mit 7,58 ml/kgKG identisch dem Wert der Kontrollgruppe mit 7,52 ml/kgKG.

Schlußfolgerungen

1. In der Schockphase nach traumatisch-hämorrhagischem Schock steigt vorübergehend die Lymph-Plasma-Ratio infolge eines Flüssigkeitseinstromes oder Proteinaustrittes aus dem Gefäß an.
2. Bei massiv angestiegenem Lymphfluß nimmt die Flüssigkeitsmenge (EVLW) im Interstitium nicht zu. Ringerlactat-Therapie bedingt kein Lungenödem.
3. Der stark zugenommene, eiweißarme Lymphfluß hat durch Absenken der Lymph-Plasma-Ratio einen protektiven Effekt gegen eine Zunahme der Flüssigkeit im Lungeninterstitium und wirkt im Sinne einer Proteinrückführung in das Intravasum (Kramer 1982).

Literatur

1. Kramer GC, Harms BA, Bodai BJ, Demling RH, Renkin EM (1982) Mechanisms for Restribution of Plasma Protein Following Acute Protein Depletion. (in press)
2. Weil MH, Henning RJ, Puri VK (1979) Colloid oncotic pressure: clinical significance. Crit Care Med 7:113-116

J.A. Sturm, Unfallchirurgische Klinik, Medizinische Hochschule Hannover, Konstanty-Gutschow-Str. 8, D-3000 Hannover 61

Simulation der Hämodynamik des hypovolämisch-traumatischen Schocks auf einem Computermodell

P. Krösl

Ludwig Boltzmann Institut für experimentelle Traumatologie, Wien

Jedes Modell stellt eine mehr oder weniger starke Vereinfachung der Realität dar und kann somit nur jene Fragen behandeln, für die es konzipiert wurde. Mit dem hier vorgestellten Modell sollen hämodynamische Veränderungen im hypovolämisch-traumatischen Schock simuliert werden, wobei der Schwerpunkt auf der Funktion des linken Ventrikels liegt. Insbesondere soll die Unterscheidung zwischen verringerter Pumpfunktion des Ventrikels und verringerter Kontraktionsfähigkeit des Ventrikelmyokards herausgearbeitet werden. Dabei soll auch die Aussagekraft der zahlreichen in der Literatur behandelten sogenannten „Kontraktilitätsindices" und ihre Abhängigkeit von „äußeren Bedingungen" wie enddiastolische Füllung (= „Preload" oder „Vordehnung") und Widerstand in der Ausstrombahn (= „Afterload" oder „Nachbelastung") dargestellt werden.

Zu diesem Zweck werden Teile des Kreislaufs bzw. ihre Eigenschaften als elektrische Schaltung dargestellt.

Folgende Analogien gelten dafür (s. auch [2]):

			Symb.
Blutstrom	$\hat{=}$	el. Strom	I
Blutdruck	$\hat{=}$	el. Spannung	U
Blutvolumen	$\hat{=}$	el. Ladung	Q
Gefäßwiderstand	$\hat{=}$	el. Widerstand	R
Gefäßdehnbarkeit	$\hat{=}$	el. Kapazität	C
Aortenklappe	}	Diode (ideal)	D
Aortenventrikelklappe	} $\hat{=}$	(+ Serienwiderstand)	
Trägheit d. Blutmasse	$\hat{=}$	Induktivität	L
Linker Ventrikel	$\hat{=}$	zeitvariant. Kapazität	$\tilde{C}$

Es ergibt sich dann durch Zusammenschalten der einzelnen Elemente folgendes elektrisches Schaltbild (Abb. 1):

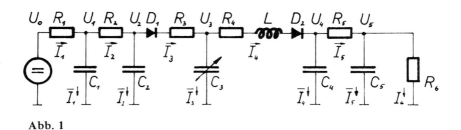

Abb. 1

Hefte zur Unfallheilkunde, Heft 165
Hrsg.: C. Burri/U. Heim/J. Poigenfürst
© Springer-Verlag Berlin Heidelberg 1983

Der rechte Ventrikel ist als Gleichspannungsquelle (U_0) mit einem Serienwiderstand (R_1) und Kapazität (C_1) dargestellt. R_2 und C_2 entsprechen dem Gefäßbett des Lungenkreislaufs. D_1, R_1 simulieren die Atrioventricularklappe links. D_2, R_4 in Kombination mit L die Aortenklappe. C_4, R_5 repräsentieren Widerstand und Dehnbarkeit der Aorta, C_5 und R_6 Widerstand und Volumskapazität des Capillarbettes des Systemkreislaufs. Der Ventrikel wird nach [1] als zeitvariante Kapazität $\tilde{C}_3$ simuliert (o. Kehrwert $\tilde{E}_3$). Ausgehend von der Schaltung in Abb. 1 können folgende Differentialgleichungen abgeleitet werden:

$$\dot{U}_1 = 1/C_1 \left[(U_0 - U_1)/R_1 - (U_1 - U_2)/R_2 \right]$$
$$\dot{U}_2 = 1/C_2 \left[(U_1 - U_2)/R_2 - (U_2 - U_3)/R_3 \right]$$
$$\dot{U}_3 = E_3 \int \left[(U_2 - U_3)/R_3 - I_4 \right] dt$$
$$\dot{I}_4 = 1/L (U_3 - R_4 . I_4 - U_4) \quad I_4 = 0 \text{ f } U_4 \gtreqqless U_3$$
$$\dot{U}_4 = 1/C_4 \left[I_4 - (U_4 - U_5)/R_5 \right]$$
$$\dot{U}_5 = 1/C_5 \left[(U_4 - U_5)/R_5 - U_5/R_6 \right]$$

wobei gilt:

$U_1 \ \hat{=} \ $ Druck in der A. pulmonalis
$U_2 \ \hat{=} \ $ Linksvorhofdruck
$U_3 \ \hat{=} \ $ linksventriculärer Druck
$U_4 \ \hat{=} \ $ Aortendruck
$I_4 \ \hat{=} \ $ Aortenwurzelströmung

Ausgehend von diesen Differentialgleichungen wurde ein Programm auf einem Analogrechner EAI-185 erstellt, mit dem nun Simulationen verschiedener pathophysiologischer Zustände und ihre Auswirkung auf die einzelnen hämodynamischen Größen ermöglicht werden:

1. Erhöhung der pulmonalen vasculären Resistenz.
2. Erhöhung oder Erniedrigung der systemischen vasculären Resistenz.
3. Erniedrigung des venösen Rückstroms.
4. Veränderung der Schlagfrequenz.
5. Veränderung der verschiedenen Komponenten der myokardialen Kontraktilität.

Einige Ergebnisse von Simulationsexperimenten:

1. Es hat sich gezeigt, daß die linksventriculäre Schlagarbeit und andere, aus dem Herzzeitvolumen abgeleitete Parameter nur Größen zur Kennzeichnung der Pumpfunktion sind. Sie sind also abhängig vom Einstromvolumen, Widerstand in der Ausstrombahn und Herzfrequenz, jedoch unabhängig von Veränderungen der „Kontraktilität".

2. (dP/dt)max (als das Maximum der ersten Ableitung des linksventriculären Drucks nach der Zeit) und daraus abgeleitete Parameter sind sowohl von Pumpfunktion als auch von der Myokardkontraktilität abhängig und können somit nur unter Beachtung der durch die Veränderung der Pumpfunktion bedingten Einflüsse zur Charakterisierung der „Kontraktilität" herangezogen werden.

3. Zeitparameter wie Systolendauer oder Auswurfzeit sind gute Parameter zur Kennzeichnung der Kontraktionszeit des Myokards und sind kaum beeinflußt von äußeren Bedingungen.

Literatur

1. Suga H (1979) Total mechanical energy of a ventricle model and cardiac oxygen consumption. Amer J Phys 236:H498

2. Wetterer E, Kenner T (1968) Grundlagen der Dynamik des Arterienpulses. Springer, Berlin Heidelberg New York, S 100

P. Krösl, Ludwig Boltzmann Institut für experimentelle Traumatologie, Donaueschingenstraße 13, A-1200 Wien

Untersuchungen zur Durchblutung und Ödemkinetik nach thermischem Trauma, Tourniquet und direkter Kontusion der Extremitätenmuskulatur*

V. Echtermeyer, D.P. Pretschner und F. Haacker

Unfallchirurgische Klinik der Medizinischen Hochschule Hannover
(Direktor: Prof. Dr. H. Tscherne)

Die Traumatisierung der Extremitäten führt über Mikrozirkulationsstörungen im Muskel zu einem posttraumatischen bzw. postischämischen Ödem. Ziel der experimentellen Untersuchungen war der Vergleich reaktiver Veränderungen der Extremitätenmuskulatur nach verschiedenen standardisierten Weichteiltraumen hinsichtlich Durchblutung und Ödemkinetik.

Methodik

85 männliche Wistratten wurden in Ketanest-Rompun-Narkose traumatisiert. In Gruppe I wurde der rechte Hinterlauf durch Eintauchen in 90°C heißes Wasser von 10 s Dauer einem thermischen Trauma unterworfen. In Gruppe II wurde im Bereich der Oberschenkelmuskulatur ein Tourniquet von 4 h angelegt. In der III. Gruppe erfolgte die direkte Kontusion der Musculus tibialis anterior Loge für 30 min.

Als Kennzeichen pathologischer Funktionen dienten geeignete Radioindikatoren, die sich in zeitlicher Änderung der Konzentration manifestieren [3]. Die Muskeldurchblutung der traumatisierten und gesunden Extremität wurde mittels Xenon-133 dokumentiert [2]. Zur Charakterisierung des Ausmaßes und der Kinetik von Extremitätenödem wurde der zeitliche Verlauf der Radioaktivität von Brom-82 als Tracer des extracellulären Flüssigkeitsraumes im Seitenvergleich zur gesunden Extremität gemessen [1]. Das Kernstrahlungsfeld wurde in situ mit auf die Haut gesetzten Detektoren erfaßt und als lokale Zählrate abgespeichert. Die Aktivitätsmessungen erfolgten mittels eines in das Gehäuse der Zählelektronik integrierten Geiger-Müller-Zählrohres 30 min bis 72 h nach dem Trauma [4].

Veränderungen der Zirkulation und Ödementwicklung wurden morphologisch untersucht. Neben Standardfärbungen — Hämatoxillin-Eosin, van Gieson, Masson-Goldner — wur-

---

* Gefördert von der DFG (Projekt Ec 68/2-1)

den enzymhistochemische Methoden zur Faserdifferenzierung herangezogen. Zur Verifizierung der Durchblutungsstörungen wurden intravitale Epoxit-Harz-Injektionen in das arterielle Gefäßsystem vorgenommen und anschließend Macerationspräparate erstellt.

Ergebnisse

3 h nach dem thermischen Trauma war die Durchblutung erheblich eingeschränkt. 9 h später, in der Phase des maximalen Ödems bestand nur noch eine minimale Restdurchblutung. Im Gefäßinjektionspräparat fand sich eine Rarefizierung im betroffenen Gliedmaßenabschnitt. — Bereits 6 h nach Versuchsbeginn führte das thermische Trauma zu einem maximalen Ödem, wobei der relative Zählratenunterschied im Vergleich zur gesunden Extremität 110% betrug. In den folgenden 72 h kam es nur zur allmählichen Rückbildung des Ödems (Abb. 1).

Ein kompletter Tourniquet führte 12 h nach Traumaende zu einer deutlich eingeschränkten Muskeldurchblutung, welche sich in den folgenden 60 h weitgehend normalisierte. — Als Ausdruck des postischämischen Ödems kam es 14 h nach Lösen eines Tourniquet zu einer maximalen Zählratendifferenz von 41% zwischen traumatisierter und gesunder Kontrollextremität. 58 h später war der extracelluläre Flüssigkeitsraum wieder um 72% vermindert (Abb. 1).

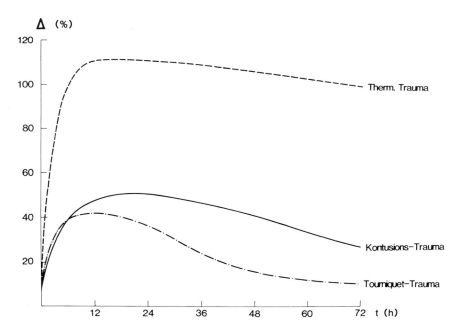

Abb. 1. Vergleich der relativen Änderungen von Brom-82-Zählraten Δ (%) zwischen gesundem und geschädigtem Hinterlauf der Ratte (n = 25) nach thermischem Trauma, Tourniquettrauma und Kontusionstrauma. Δ = relativer Zählratenunterschied.

$$\Delta \ = \ (\frac{\text{Zählr. d. traumat. Extr.} - \text{Zählr. d. Kontrollextr.}}{\text{Zählrate der Kontrollextremität}}) \ \text{x} \ 100$$

Das direkte Kontusionstrauma der Tibialis anterior Loge führte 3 h später zu einer erheblichen Einschränkung der Durchblutung. Im Gefäßinjektionspräparat fanden sich Gefäßabbrüche in Höhe des einwirkenden Traumas. — 20 h nach dem Trauma war das Ödem maximal ausgeprägt mit einer Zählratendifferenz von 50% im Vergleich zur kontralateralen Extremität. Die Rückbildung des Ödems geschah langsam. 52 h später war die Zählratendifferenz um 22% gesunken (Abb. 1).

Morphologisch fanden sich 12 h nach thermischem Trauma Zellnekrosen, Faserschrumpfungen und ein erhebliches interstitielles Ödem. 12 h nach der Tourniquetischämie fand sich histologisch ebenfalls eine Verbreiterung des Interstitiums. Anstelle der polygonalen Formen waren die Faserquerschnitte abgerundet bei gleichzeitiger Zunahme der Faserquerschnittsflächen.

12 h nach der Kontusion der Tibialis anterior Loge waren neben einem Ödem massive Einblutungen für die interstitielle Volumenzunahme verantwortlich.

Schlußfolgerungen

Thermisches Trauma, Tourniquet-Ischämie und direkte Kontusion der Extremitätenmuskulatur führen zu Durchblutungsstörungen und Ödementwicklung in den Weichteilen. Das thermische Trauma führt schnell zu einer Störung der Mikrozirkulation. Nach tourniquetbedingter Ischämie kommt es zu einer allmählichen Verschlechterung der Durchblutung. Direkte Kontusion der Muskulatur verursacht aufgrund direkter Gewebszerstörung eine erhebliche Durchblutungsstörung. Die Ödemkinetik nach thermischem Trauma verläuft rasant, während sie sich nach einer Tourniquetischämie weniger schnell und massiv entwickelt. Die direkte Kontusion führt zu einer ausgedehnteren und länger anhaltenden Flüssigkeitsverschiebung als die Tourniquetischämie, ohne das Ausmaß wie beim thermischen Trauma zu erreichen.

Literatur

1. Echtermeyer V, Brenneisen W, Pretschner DP, Kolbow H (1981) Eine neue Methode zur Diagnostik des Compartment-Syndroms. In: Langenbecks Arch Chir [Suppl] Chir Forum. Springer, Berlin Heidelberg New York, S 121-125
2. Echtermeyer V, Haacker F, Pretschner DP, Stark E (im Druck) Untersuchungen zur Durchblutung, Ödemkinetik und muskulären Degenerationen nach thermischem Trauma und Tourniquet. In: Hefte Unfallheilkd. Springer, Berlin Heidelberg New York
3. Pretschner DP (1981) Ein neues System zur Erfassung und Auswertung von Kernstrahlungsfeldern bei nuklearmedizinischen Untersuchungen (Engymetry). In: Poppel S.J., Pretschner D.P. (Hrsg) Systeme und Signalverarbeitung in der Nuklearmedizin. Med Informatik und Statistik 27. Springer, Berlin Heidelberg New York, S 74-95
4. Pretschner DP (1982) Engymetry and Personal computing in Nuclear Medicine. In: Lindberg and Reichertz P.L. (eds) Lecture Notes in Medical Informatics, Vol 18. Springer, Berlin Heidelberg New York

Dr. V. Echtermeyer, Unfallchirurgische Klinik der Medizinischen Hochschule Hannover, Konstanty-Gutschow-Str. 8, D-3000 Hannover 61

Prinzip und Ergebnisse der dynamischen intermittierenden Sekretabsaugung aus Operationswunden

K. Tittel, F. Schauwecker und F. Hufnagel

Unfallchirurgische Klinik Wiesbaden

In einem stationären Wunddrainagesystem muß ein relativ hoher Unterdruck vorgegeben sein, um eine ausreichende Sekretförderung über die Zeit zu gewährleisten. – So liegt der Anfangsdruck in dem Redonglasflaschensystem im Mittel bei –0,9 bar (–0,9 kp/cm^2).

Bei einer Volumenleistung von etwa 290 ml verringert sich die vorgegebene Saugspannung in starrwandigen Vakuumflaschen mit einem Fassungsvermögen von ca. 550 ml von 0,1 auf 0,2 at. Danach bewirkt der verbleibende Druck, daß die Wundränder aneinander gepreßt werden. Gleichzeitig wird aber auch Gewebe plastisch verformt und einzelnen Poren fest aufgelagert oder sogar in diese hineingesogen.

Dieses dann statische System bedingt eine Stase des Sekretes, in deren Folge Coagulatbildung, Sedimentation und Adhäsionen an der Drainwand das Lumen einengen, evtl. sogar verlegen. Zusätzlich bewirkt die große Druckdifferenz zwischen Gewebe- und Systemdruck eine ischämische Hypoxidose mit konsekutiven Nekrosen im Wundrandgewebe.

Um eine Sekretreinigung der Wunde mit niedrigen Unterdrucken durchführen zu können, haben wir ein Verfahren kontinuierlicher Druckbeaufschlagung des Absaugsystemes mit zeitlich periodischer Umschaltung angewandt. Die Absaugapparatur wird von einer Elektropumpe angetrieben und durch einen Dreiwegehahn und Drosselventile gesteuert. Die Druckamplitude wurde zwischen 5,0 mm Hg Überdruck und 30,00 mm Hg Unterdruck festgelegt, blieb aber innerhalb dieser Grenzen variierbar. Dadurch ist es möglich – je nach anfallendem Volumen – sowohl die Amplitude als auch die Cycluszeit anzupassen.

Drei typische Funktionsabläufe sind in Abb. 1 dargestellt. Sie wurden zunächst manuell gesteuert. In einer weiteren Ausbaustufe ist es jedoch möglich, über Strömungswächter das System so zu schalten, daß in Abhängigkeit vom anfallenden Volumen die Gewebebelastung möglichst gering ist.

Diese Absaugapparatur ist postoperativ bei Hüfttotalendoprothesen, Unterschenkelmarknägeln, Tibiaplattenosteosynthesen und Außenknöchelplattenosteosynthesen eingesetzt worden. Die geförderten Volumina über die Zeit wurden ermittelt. Zum Vergleich kamen die Volumina, die aus Operationswunden gleicher Kollektive mittels der herkömmlichen Redon-Glasflaschen abgesaugt worden sind.

Wie aus Tabelle 1 hervorgeht, war das Gesamtvolumen, welches mit intermittierendem Unterdruck gefördert wurde, geringer als bei den zum Vergleich herangezogenen Gruppen.

Wichtiger jedoch als die geförderten Sekretmengen und die kürzeren Sekretionszeiten ist der klinische Befund. Keine der einheitlich verwendeten Redon-Drainagen war verstopft oder zeigte an der Wand adhärente Coagula. Es kam nicht einmal zu einer Sekretverhaltung, obwohl die Drains nicht gelockert wurden. Das Entfernen der Drains war weitgehend schmerzfrei, Infektionen innerhalb des Drainkanals traten nicht auf.

Wundsekret ist anisotrop und steht in unterschiedlichen Mengen zur Verfügung, so daß eine Laminarität der Strömung innerhalb der Drainage – wenn überhaupt – nur zu Beginn des Absaugvorganges entstehen kann.

Hefte zur Unfallheilkunde, Heft 165
Hrsg.: C. Burri/U. Heim/J. Poigenfürst
© Springer-Verlag Berlin Heidelberg 1983

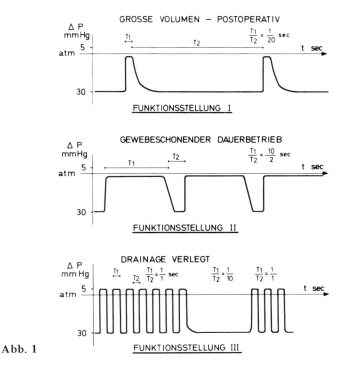

GROSSE VOLUMEN – POSTOPERATIV

FUNKTIONSSTELLUNG I

GEWEBESCHONENDER DAUERBETRIEB

FUNKTIONSSTELLUNG II

DRAINAGE VERLEGT

FUNKTIONSSTELLUNG III

Abb. 1

Tabelle 1. Mittelwerte der geförderten Gesamtmenge pro Patient

	Mit intermittierendem Unterdruck	Mit Redon-System
Gruppe I n = 15 Hüfttotalendoprothesen	224,3 ml	422,8 ml
Gruppe II n = 15 Unterschenkelmarknägel	432,0 ml	556,0 ml
Gruppe III n = 30 Tibiaplattenosteosynthesen	130,3 ml	159,0 ml
Gruppe IV n = 20 Außenknöchelplatten- osteosynthesen	57,0 ml	54,2 ml

Infolgedessen wurden Untersuchungen mit intermittierendem Sog durchgeführt, um mit niedrigen Drucken eine störungsfreie Sekretableitung zu erzielen.

Hierdurch wird vermieden, daß der hohe stationäre Unterdruck in unilateraler Sogrichtung eine feste Adaptation des Wundrandes auf die Drainage und eine plastische Verformung des Gewebes bewirkt.

Auch wird der störende Einfluß auf die Mikrozirkulation gemindert, welcher unter Umständen die Ursache dafür sein kann, daß Zacharski nahezu ausschließlich Gewebe und weniger Coagula innerhalb der Drainagen nachgewiesen hat.

Literatur

1. Redon H, Jost G, Troques X (1954) La fermeture sous dépression des plaies étendues. Mém Acad Chir 80:394
2. Zacharski LR, Colt J, Mayor MB, Strohben JW, Brown SA (1979) Mechanism of Obstruction of Closedwound Suction Tubing. Arch Surg Vol. 114:614

Dr. Klaus Tittel, Unfallchirurgische Klinik, Klinikum der Landeshauptstadt, Ludwig Erhard-Str. 100, D-6200 Wiesbaden

Tierexperimentelle Untersuchungen zur Wirkung verschiedener temporärer Wundbedeckungen bei infizierten Defektwunden

W. Mutschler[1], L. Claes[1] und H. Mayer[2]

1 Klinik für Unfallchirurgie der Universität Ulm (Direktor: Prof. Dr. Burri)
2 Zentrale Tierversuchsanlage der Universität Ulm

Temporäre Hautersatzmaterialien haben die Aufgabe, Wunden zu reinigen, den Sekretverlust aus den Wunden einzudämmen und sie vor bakterieller Kontamination zu schützen oder die Keimbesiedlung zu vermindern. Das setzt bestimmte Materialeigenschaften voraus, von denen die Haftfähigkeit am Wundgrund und die Aufnahmefähigkeit von Wundsekret an erster Stelle zu nennen sind. Diese Eigenschaften von Hautersatzmaterialien wurden tierexperimentell meist bei nicht infizierten Wunden überprüft und stehen z.T. im Widerspruch zu den klinischen Erfahrungen mit der temporären Bedeckung infizierter Wunden. Daher wurden für ein offenporiges Material (Polyvinylalkoholformal-Schaum, PVA, Coldex) und ein 20schichtiges Material (Polyurethan-Schaum mit PTFE-Folie, Epigard) quantitative Daten unter Infektbedingungen im Tierexperiment ermittelt.

Haftfähigkeit

Bei 48 Ratten wurden 3 x 5 cm große Hautdefekte am Rücken gesetzt und mit 10^7 Pseudomonas kontaminiert. 24 h nach Angehen der Infektion wurden die Wunden mit den Materialien bedeckt, die 2 oder 4 Tage belassen wurden. Baumwollkompressen dienten zur Kontrolle. Als Maß für die Haftfähigkeit wurde die Zugkraft und die Gesamtenergie gemessen, die aufgewendet werden mußte, um die Materialien parallel zur Wundoberfläche vom Rücken abzuziehen. Hierzu wurde eine Materialprüfmaschine benutzt.

Die Meßdaten wurden mit dem Test nach Wilcoxen auf signifikante Unterschiede geprüft.

Die maximale Zugkraft nach 2 und 4 Tagen lag bei PVA mit 24,9 N bzw. 27,6 N signifikant (P < 0,001) höher als die aufzuwendende Kraft bei Baumwollkompressen (10,5 N;

Hefte zur Unfallheilkunde, Heft 165
Hrsg.: C. Burri/U. Heim/J. Poigenfürst
© Springer-Verlag Berlin Heidelberg 1983

7,2 N) und Epigard (9,2 N; 4,3 N). Entsprechend verhielt sich die gesamte aufgewendete Energie. Diese Werte stimmten mit den makroskopischen Beobachtungen überein. Das offenporige PVA nahm beim Abziehen den gesamten Wundschorf mit, während z.B. bei Epigard nur die oberflächlichen Schichten mit entfernt wurden und stets eitriges Schorf ablief. Rasterelektronenmikroskopisch konnte gezeigt werden, daß neben der engen Verbindung zwischen PVA-Gerüst und Fibrin die Aufnahmefähigkeit für Wundsekret entscheidend zur Wundreinigung beiträgt (Abb. 1).

Keimbesiedlung auf infizierten Wunden

Bei 10 Schweinen kontaminierten wir am Rücken je 10 Hautdefekte (∅ 4,2 cm) mit 10^8 Pseudomonas und bedeckten die Wunden mit PVA, Polyurethan-PTFE, lyophilisierter Schweinehaut oder Baumwollkompressen. Der Wechsel der Materialien erfolgte 2- bzw. 4-tägig. Die Beobachtungszeit betrug 18 Tage. An Tupferabstrichen aus dem Wundgrund nahmen wir nach 2, 4, 8, 12 und 18 Tagen quantitative bakteriologische Untersuchungen vor. Die Keimzahlen wurden varianzanalytisch ausgewertet.

Nach 18 Tagen waren die ursprünglichen Wundflächen unter PVA und Polyurethan-Schaumstoff zu 70 bis 90%, unter lyophilisierter Schweinehaut zu 60 bis 70%, unter der Baumwollkompresse zu 50 bis 60% epithelialisiert. Die statistische Auswertung der Gesamtkeimzahlen im Wundgrund zeigte, daß zu allen Zeitpunkten die Keimzahlen unter PVA-

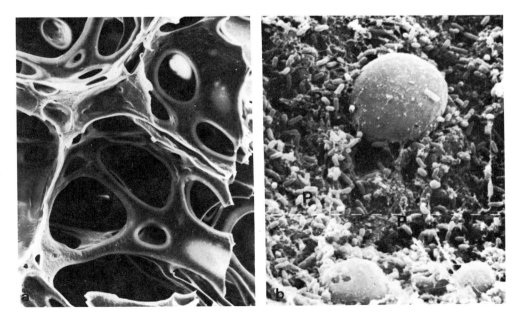

Abb. 1a, b. Offenporiger synthetischer Hautersatz PVA. **a** Vor Behandlungsbeginn (Rasterelektronenmikroskopie, 80 x). **b** Nach Abziehen von der infizierten Wunde. Die Poren sind dicht mit Pseudomonas-Keimen (P) und mit Fibrin gefüllt (Rasterelektronenmikroskopie, 2.500 x)

Auflagen signifikant (P < 0,001) niedriger lagen als unter den drei anderen Materialien. Gleichzeitig wiesen die PVA-Auflagen selbst die höchsten Keimzahlen auf. Dies ließ sich darauf zurückführen, daß das poröse PVA die größte Aufnahmefähigkeit für Wundexsudat und Keime besaß.

Behandlung von infizierten Wunden mit temporärer Wundbedeckung und Antiseptica

Um infizierte Wunden schneller zur sekundären Versorgung vorzubereiten, versuchten wir, den wundreinigenden Effekt von PVA mit der bactericiden Wirkung von 3 Antiseptica (PVP-Jod, Taurolin, Isopropanol-quat. Ammoniumbase; NaCl 0,9% als Kontrolllösung) zu kombinieren. Bei 136 Ratten wurden 3 x 3 cm große Rückenwunden mit 10^7 Pseudomonas infiziert. 24 h später begann die antiseptische Behandlung über 2, 6 oder 10 Tage, wobei PVA in 6-stündlichem oder 12-stündlichem Rhythmus getränkt wurde. Quantitative Keimzahlenbestimmungen erfolgten bei genau definierten Proben aus dem Wundgrund und aus der Rückenmuskulatur. Für die statistische Auswertung wurde der Kruske-Wallis-Test angewendet. Bei 12-stündlichem Behandlungsrhythmus trat bis zum 10. Tag eine schwach signifikante Keimreduktion im subcutanen Fettgewebe und in der Muskulatur ein. Die Keimzahlen blieben aber insgesamt zu hoch. Sie konnten erst mit einem 6-stündlichem Schema hoch signifikant gesenkt werden. Die gute Haftfähigkeit von PVA wurde allerdings durch die ständige Befeuchtung deutlich verringert. Eine mechanische Wundreinigung blieb dadurch weitgehend aus. Die Funktion der Wundbedeckung bestand hier vor allem darin, über mehrere Stunden hinweg die Antiseptica abzugeben.

Nach unseren 3 tierexperimentellen Untersuchungsreihen sind bei der Behandlung infizierter Defektwunden offenporige Hautersatzmaterialien anderen temporären Wundbedeckungen vorzuziehen, weil sie die beste Haftfähigkeit am Wundgrund und ein großes Sekretaufnahmevermögen aufweisen. Sie können darüber hinaus intermittierend als Träger für wässrige Lösungen von Antiseptica dienen. In der Klinik ist damit ein gestaffeltes, der individuellen Wundsituation angepaßtes Vorgehen möglich.

Literatur

1. Tavis MJ, Thronton J, Danet R, Bartlett RH (1978) Current status of skin substitutes. Surg Clin North Am 58:1233-1248
2. Yannas JV, Burke JF (1980) Design of an artificial skin. I. Basic Design Principles. J Biomed Mat Res 14:65-81

Dr. med. W. Mutschler, Klinik für Unfallchirurgie, Plastische und Wiederherstellungschirurgie der Universität Ulm, Steinhövelstr. 9, D-7900 Ulm

Resorbierbare Prolaminlösung, eine alternative Antibioticaträgersubstanz

K.-H. Schultheis[1], K.E. Rehm[1], C. Deeg[1], W. Völkel[1], A. Schulz[2] und G. Schiefer[3]

1 Zentrum für Chirurgie, Gießen
2 Zentrum für Pathologie, Gießen
3 Institut für Medizinische Mikrobiologie, Gießen

Knochenzement, Fibrin, Eigenblut und Kollagen werden zur Zeit als Antibioticaträgersubstanz klinisch eingesetzt, wobei beim Knochenzement eine lange antibiotische Bioverfügbarkeit mit Nichtresorbierbarkeit erkauft wird. Im Gegensatz dazu findet beim Fibrin, dem Eigenblut und Kollagen eine bindegewebliche Organisation statt, jedoch ist hier eine antibiotische Aktivität nur kurzfristig vorhanden. Zielsetzung unserer Untersuchungen war es, eine neue resorbierbare Antibioticaträgersubstanz zu finden. Wir haben eine im Handel befindliche Prolaminlösung auf ihr biologisches Verhalten im Knochen und in den Weichteilen untersucht. Außerdem wurde die Bioverfügbarkeit von Gentamicin in vitro und in vivo bestimmt.

Ergebnisse

In den Knochen und in den Weichteilen wird das Fremdmaterial durch Makrophagen abgebaut bzw. in Bindegewebe umgebaut, wobei im Knochen eine Osteoblastenanreicherung in der Randzone der Prolaminlösung zu beobachten ist. Dies ist kein Beweis für einen osteoinduktiven Effekt, jedoch kann davon ausgegangen werden, daß keine Knochenschädigung durch die neue Substanz stattfindet [1].

Wir konnten weiterhin feststellen, daß leicht beizumischende Chemotherapeutica in vitro protrahiert abgegeben werden. Die Freisetzung scheint einer Kinetik erster Ordnung zu entsprechen und ist substanzabhängig [2]. In vivo konnte diese protrahierte Freigabe bestätigt werden. So war nach Implantation einer Ethibloc-Gentamicin-Plombe, wobei 5 ml Ethibloc mit 135 mg Gentamicin gemischt wurden, zwar nur in den ersten 8 h Gentamicin im Serum nachweisbar, im Urin dagegen war eine Aktivität des Antibioticums über 29 Tage kontinuierlich zu messen. Ebenso eluierten aus 2 nach 12 Tagen entnommenen Plomben noch 0,010 ± 0,002 mg/ml Gentamicin in einem Phosphatpuffer mit dem pH-Wert 7,4. Aufgrund dieser in vivo- und in vitro-Untersuchungen kann gesagt werden, daß die Prolaminlösung sich als Antibioticaträgersubstanz zur Behandlung der chronischen Osteomyelitis eignet, wobei die verlängerte antibiotische Aktivität mit Resorbierbarkeit kombiniert ist.

Im Tierversuch zeigte sich nach Behandlung einer Osteomyelitis mit Hilfe der neuen Antibioticaträgersubstanz ein signifikantes Ansprechen auf die neue Therapie gegenüber einer Kontrollgruppe (p = 0,01), die mit einer einmaligen intramusculären Injektion der gleichen Menge Gentamicin behandelt wurden [3].

Da keine knochenschädigende Wirkung zu erwarten war, wurde damit begonnen, die für die Pankreasgangocclusion und Gefäßembolisation vom Bundesgesundheitsamt zugelassene Substanz, klinisch einzusetzen. Bei bisher 4 Patienten mit einer chronischen Osteomyelitis (Erreger: Staphylococcus aureus) konnte die Gentamicinkonzentration im Wundsekret nach

Hefte zur Unfallheilkunde, Heft 165
Hrsg.: C. Burri/U. Heim/J. Poigenfürst
© Springer-Verlag Berlin Heidelberg 1983

Implantation der Ethibloc-Gentamicin-Plombe (5 mg/kg Körpergewicht) bestimmt werden. Dabei war in den ersten Tagen ein hoher Wirkstoffspiegel zu messen (Tabelle 1). Nach Entfernung der Drainagen wurden die Drainagespitzen mikrobiologisch untersucht. Es zeigte sich kein Keimnachweis mehr.

Mit der resorbierbaren Prolaminlösung liegt somit eine neue alternative Chemotherapeuticaträgersubstanz vor, die nach exakter chirurgischer Sanierung bei der chronischen Osteomyelitis eingesetzt werden kann. Eine Bewertung des neuen Behandlungsverfahrens wird jedoch erst nach einer längeren Beobachtungszeit mit einem größeren Patientengut möglich sein.

Tabelle 1. Gentamicinkonzentration im Wundsekret mg x 10^{-3}/ml

Patient	Stunden			Tage							
	0-6	6-12	12-24	2	3	4	5	6	7	8	9
H.W. 21 ml Ethibloc + 350 mg Gentamycin	2080	137	156	156	120	25	12	5	8	9	6
P.K. 14 ml Ethibloc + 300 mg Gentamycin	1750	714	284	54	39						
W.M. 14 ml Ethibloc + 300 mg Gentamycin	1750	814	284	140	54	39					
S.K. 20 ml Ethibloc + 250 mg Gentamycin	fehlt	615	fehlt	58	18	23	5				

Literatur

1. Schultheis K-H, Schulz A, Schiefer HG (1981) Schnellhärtende Aminosäurelösung als mögliche Chemotherapeutikaträgersubstanz zur Behandlung der chronischen Osteomyelitis. Unfallchir 7:324
2. Schultheis K-H, Henneking K, Rahm KE, Ecke H, Schiefer HG, Breithaupt H (1982) Untersuchungen über die Freisetzungskinetik verschiedener Chemotherapeutika aus einer viskösen, im feuchten Milieu schnell aushärtenden Aminosäurelösung und ihre mögliche klinische Anwendung. In: Langenbecks Arch Klin Chir [Suppl]. Springer, Berlin Heidelberg New York, S 95
3. Schultheis K-H, Rahm KE, Völkel W, Schiefer HG, Schulz A, Kahl M (1983) Der Prolamin-Antibiotikumverbund zur lokalen Therapie des staphylokokkeninfizierten Knochens – ein neues Behandlungsverfahren. In: Langenbecks Arch Klin Chir [Suppl]. Springer, Berlin Heidelberg New York

Dr. med. K.-H. Schultheis, Zentrum für Chirurgie, D-6300 Gießen

Histomorphologische Untersuchung zur Metallsensibilisierung nach Osteosynthesen

S. Hierholzer[1], G. Hierholzer[1] und E. Böhm[2]

1 Berufsgenossenschaftliche Unfallklinik, Duisburg-Buchholz
2 Pathologisches Institut der Krankenanstalten „Bergmannsheil", Bochum

Auf der Suche nach pathogenetischen Faktoren für die Entstehung einer Knocheninfektion nach Osteosynthesen konnten wir einen Zusammenhang zwischen Infektionsmorbidität und Sensibilisierung gegen implantatspezifische Metalle erkennen [4]. Die Untersuchung erfolgte mit 2 Testen zum Nachweis einer zellgebundenen Immunreaktion. Dabei erwies sich der Leukocyten-Migrations-Hemmtest (LMI-Test) als deutlich empfindlicher als der Intracutan-Test (IC-Test) (Tabelle 1). Implantat-Träger mit Infektion waren im LMI-Test mehr als doppelt so häufig gegen die getesteten Metalle sensibilisiert als Implantat-Träger ohne Infektion, während die letzteren in keinem Falle mit der klassischen Nachweismethode – der IC-Testung – eine positive Reaktion zeigten [4].

Die pathophysiologischen Abläufe werden mit der Freisetzung von Metallen aus Implantatoberflächen eingeleitet. Nach Bindung von Metallen an Körpereiweiße kann dieser Hapten-Proteinkomplex antigene Eigenschaften annehmen und T-Lymphocyten sensibilisieren. Nach Freisetzung löslicher Mediatoren (Lymphokine) und unter Mitwirkung zahlreicher, nicht gegen das Antigen sensibilisierter Lymphocyten sowie aktivierter Makrophagen kommt es zur Ausbildung einer zellgebundenen Überempfindlichkeitsreaktion Typ IV [2]. Da dieses ganz spezifische Abläufe sind, interessierte uns die Morphologie des Implantat-Kontaktgewebes bei Infektionspatienten mit und ohne zellgebundene Immunreaktionen sowie bei Implantat-Trägern ohne Infektion. Hierfür entnahmen wir bei der Metallentfernung Corticalislamellen im Weichteilverband aus dem Plattenlager. Nach Fixierung in phosphatgepufferter Formalin-Alkohol-Lösung, Entwässerung in der Äthylalkohol-Reihe und Entfettung in Aceton wurden die Proben in Methacrylsäure-Methylester reinst (Fa. WIV) 5-7 Tage bei 4°C für die Einbettung vorbereitet.

Die Polymerisation erfolgte in Reagenzgläsern mit Schraubverschluß und einem Gemisch aus Methacrylsäure-Methylester reinst 100 ml, Benzoylperoxyd (getrocknet, Fa. Merck) 3,6 g, Nonylphenol-Polyglykol-Ätheracetat (Fa. Röhm) 25 ml bei 30°C im Wasserbad [1, 3]. Mit der Innenlochsäge Microslice II (Fa. IBS) wurden 25 bis 30 μm dicke Schnitte herge-

Tabelle 1. Gegenüberstellung der relativen Allergisierungshäufigkeit, die sich aus dem in-vitro-Test (Leukocyten-Migrations-Hemmtest, LMI-Test) und der Hauttestung (IC-Test) ergeben

Implantat-Träger	Erwiesene Metall-Allergie gegen Co, Cr oder Ni (rel. Häufigkeit)	
	LMI-Test	IC-Test
Aseptisch	0,30	0,0
Infiziert	0,68	0,12

Hefte zur Unfallheilkunde, Heft 165
Hrsg.: C. Burri/U. Heim/J. Poigenfürst
© Springer-Verlag Berlin Heidelberg 1983

stellt, mit Giemsa [1] gefärbt und in Entellan (Fa. Merck) eingedeckt, wonach der Kunst-stoff wegen der Xylol-Komponente gelöst wurde.

Bei der mikroskopischen Auswertung zeigte sich in den Präparaten von sensibilisierten Patienten kein einheitliches morphologisches Bild. Generell herrschte zwischen Implantat und Corticalis jüngeres bis älteres Narbengewebe vor, auch fand sich Granulationsgewebe mit unterschiedlich ausgeprägter rundzelliger Infiltration vor allem perivasculär. Die Metall-Gewebe-Grenzschicht zeigte vereinzelt Fremdkörperriesenzellen. Sie wurden von anderen Autoren – allerdings im Tierversuch – gehäuft gesehen [5]. Wir weisen hier daher einschrän-kend auf die Probeentnahme hin: Bei Patienten können die Präparate nicht immer im Kon-takt mit dem Metall entnommen werden, so daß der Verlust einer Zellschicht gerade an der Metall-Gewebe-Grenzschicht bei der Metallentfernung durchaus möglich ist. Bei allen In-fektionspatienten fiel eine massive Anreicherung von Gewebemastzellen auf. Sie fanden sich eher implantat-fern zur Corticalisoberfläche hin sowie in den Volkmannschen und Haver-schen Kanälen. Allerdings waren diese Zelltypen auch im makroskopisch nicht entzündeten Implantat-Kontakt-Gewebe vermehrt. Weiterhin fielen eosinophile Granulocyten auf.

Diese morphologischen Befunde weisen auf ein komplexes pathophysiologisches Gesche-hen hin, das zum Untersuchungszeitpunkt nicht mehr nur durch eine zellgebundene Über-empfindlichkeitsreaktion hervorgerufen sein kann. Die gehäuft auftretenden Gewebemast-zellen und eosinophilen Granulocyten gehören nicht zum histologischen Bild ausschließlich cellulärer Immunreaktionen. Vielmehr findet man sie als morphologisches Substrat bei Überempfindlichkeitsreaktionen Typ I (Tabelle 2). Bei dieser Immunreaktion wirken vor-wiegend großmolekulare Substanzen wie Polysaccharide, Proteine oder auch an Körperei-weiße gebundene Haptene als Antigene. Dabei kommt es zur Bildung cytotroper Antikörper der Klasse IgE, die nach Bindung u.a. an Gewebemastzellen zur Freisetzung biologisch akti-ver Substanzen wie des Histamins und des Eosinophilen chemotaktischen Faktors (ECF-A) führen. Eine derartige Kombination von Überempfindlichkeitsreaktionen Typ I und IV ist für die allergische Kontakt-Dermatitis bekannt [2]. In Analogie hierzu stellen wir uns ähn-lich kombinierte Abläufe auch in der Umgebung von Metallimplantaten bei bestehender Metallallergie vor. Dieses wäre gleichzeitig eine Erklärung für die manchmal an Extremitäten mit Metallimplantaten zu beobachtenden erythematösen Hautveränderungen, die sich nach Metallentfernung häufig innerhalb weniger Tage zurückbilden.

Tabelle 2. Stark vereinfachte schematische Darstellung der pathophysiologischen Abläufe bei den Überempfindlichkeitsreaktionen Typ I und IV. B-Ly, T-Ly = B, T-Lymphocyten. SRS-A = Slow reacting substance of anaphylaxis, ECF-A = Eosinophil chemotactic factor of anaphylexis

Überempf.-Reaktion	AG-Erkennung	Reaktionsphase	Effektor-Mechanismen
Typ I	B-Ly	IgE-Produktion	Gewebemastzellen u. basophile Gran.: Sekretion v. Histamin, SRS-A, ECF-A
Typ IV	T-Ly	T-Ly-Prolif.: Produktion v. Lymphokinen u.a.	Makrophagenaktiv. Lokal: Anhäufung v. Entzündungsmediatoren u. -Zellen

Gewebemastzellen sind aber nicht nur beteiligt an Unverträglichkeitsreaktionen, sondern auch an entzündlichen Reaktionen nach mikrobieller, mechanischer oder chemischer Gewebeschädigung. U.a. steht damit dem Organismus ein Reaktionsmuster auf unterschiedliche Reize zur Verfügung. Dieses könnte eine Erklärung dafür sein, daß Mastzellen sowohl bei Infektionspatienten mit und ohne Metall-Allergie wie auch bei Implantat-Trägern ohne Infektion gehäuft zu finden sind.

Literatur

1. Burkhardt R (1966) Präparative Voraussetzungen zur klinischen Histologie des menschlichen Knochenmarks. 2. Mitteilung: Ein neues Verfahren zur histologischen Präparation von Biopsien aus Knochenmark und Knochen. Blut XIV:30-46
2. Cottier H (1980) Resistenz und Immunität: Störungen und krankmachende Reaktionen. Entzündliche Reaktionen. In: Cottier H Pathogenese. Springer, Berlin Heidelberg New York, S 1057-1351
3. Eitenmüller J, Eisen E (1976) Die Herstellung histologischer Schnitte aus der unentkalkten Knochen-Compacta. Z Mikrosk-Anat Forsch 90:521-526
4. Hierholzer S, Hierholzer G (1982) Untersuchungen zur Metall-Allergie nach Osteosynthesen. Unfallchir 8:347-352
5. Merrit K, Brown SA (1980) Tissue reaction and metal sensitivity. An animal Study. Acta Orthop Scant 51:403-411

Dr. S. Hierholzer, BG-Unfallklinik, Großenbaumer Allee 250, D-4100 Duisburg 28

Frakturheilung bei nutritivem Hyperparathyreoidismus

H.R. Siebert, J. Rueger und A. Pannike

Unfallchirurgische Universitätsklinik Frankfurt a.M. (Leiter: Prof. Dr. A. Pannike)

Die Zahl von Patienten mit systemischen und metabolischen Knochenveränderungen nimmt aus unterschiedlichen Gründen zu. Die Behandlung von Knochenbrüchen, die bei vorbestehender Osteopathie oder infolge einer Osteopathie entstanden sind, muß u.a. die Eigentümlichkeit des Ablaufes der Frakturheilung bei gestörtem Knochenstoffwechsel berücksichtigen.

Bislang liegen wenige morphologische Untersuchungen der Frakturheilung bei stoffwechselbedingten Knochenveränderungen vor. Lindholm (1974) untersuchte morphologisch und biochemisch den Frakturcallus bei Tieren mit Calcium- und Vitamin D-armer Diät. Urist (1941) beschrieb eine Verzögerung der Frakturheilung bei der durch Phosphatmangeldiät erzeugten Rachitis der Ratte.

Ziel dieser Untersuchung ist es, den Ablauf der unbeeinflußten Frakturheilung bei nutritivem Hyperparathyreoidismus im standardisierten Tiermodellversuch histomorphologisch aufzuzeigen.

Hefte zur Unfallheilkunde, Heft 165
Hrsg.: C. Burri/U. Heim/J. Poigenfürst
© Springer-Verlag Berlin Heidelberg 1983

Tabelle 1

	Gruppen S	V	C	p < 0,05
Gewicht (g)	312 ± 24 n = 20	200 ± 40 n = 20	210 ± 40 n = 20	–
Ca i.S. (mmol/l)	2,60 ± 0,2 n = 18	2,53 ± 0,29 n = 18	2,40 ± 0,2 n = 14	C < V.S
Anorg. Phosphat i.S. (mmol/l)	1,74 ± 0,1 n = 16	1,77 ± 0,1 n = 18	1,87 ± 0,1 n = 13	n.s.
Ges. Eiweiß (g/l)	63 ± 1,5 n = 15	59 ± 4,0 n = 16	62 ± 3,3 n = 11	V < C u. S
25 OH Vit D_3 (nmol/l)	65 ± 22 n = 15	58 ± 16 n = 15	–	n.s.
iPTH (pg/ml)	0,067 ± 0,03 n = 15	0,18 ± 0,05 n = 15	–	V > S
AP (U/l)	174 ± 16 n = 12	199 ± 23 n = 12	230 ± 30 n = 10	C > S.V

	Knochenumsatz	Osteoid u. Mineralisation (Anbau)						Resorption (Abbau)			Knochenstruktur		
	CR-ATCS	OS (%)	S_{vos} (mm²/mm³)	V_{vos} (%)	S (µl)	ORP (d)	ATCS (%)	HT (%)	OI	S_{VHT} (mm²/mm³)	V_v (%)	S/V (mm²/mm³)	S_v (mm²/mm³)
S $\bar{x}$	2,1	6,0	0,28	0,5	2,2	6,0	10,0	4,5	0,45	0,2	15,0	20,0	4,0
n = 18 ± SD	0,2	1,0	0,08	0,2	0,4	0,8	1,0	0,10	0,2	0,06	3,5	2,6	0,7
C $\bar{x}$	2,88	9,0	0,31	0,75	2,5	8,0	16,0	12,0	1,9	0,46	11,0	26,0	3,6
n = 14 ± SD	0,31	2,5	0,16	0,2	0,45	1,5	2,0	0,14	0,2	0,07	1,0	1,6	0,2
V $\bar{x}$	2,85	9,0	0,30	0,7	2,3	8,0	15,0	10,5	1,7	0,43	13,5	25,0	3,7
n = 18 ± SD	0,3	2,4	0,06	0,2	0,5	1,6	3,0	0,3	0,4	0,07	3,0	3,0	0,8
p < 0,05	S < V.C	n.s.				n.s.	n.s.	S < V.C	S < V.C	S < V.C	C < S	S < V.C	n.s.

Versuchsanordnung

Vorversuche zeigten, daß eine trunculäre Vagotomie mit Pyloroplastik bei der Ratte nach ca. 10 Monaten zu einem sekundären Hyperparathyreoidismus mit entsprechenden Veränderungen des Calcium- und Knochenstoffwechsels führt (Siebert 1980).

Bei 20 Wistarratten (Ausgangskörpergewicht: 200 g) wurde eine trunculäre Vagotomie mit Pyloroplastik durchgeführt. Eine altersentsprechende Gruppe von scheinoperierten Tieren diente als Kontrollgruppe. Eine weitere altersentsprechende Gruppe von Ratten erhielt für 1/2 Jahr eine calciumarme Diät. 1 Jahr nach der Operation bzw. 1/2 Jahr nach Diätgabe wurde eine geschlossene Fraktur am re. Oberschenkel gesetzt. 16, 21, 40 und 60 Tage nach der Fraktur wurden jeweils vier Tiere aus den einzelnen Gruppen getötet. Calciumkinetische Untersuchungen wurden bei Versuchsbeginn, 1/2 Jahr sowie kurz vor Tötung der Tiere durchgeführt. Serologische Untersuchungen mit Bestimmung des Calcium-Phosphat-Gehalt i.S., i-PTH i.S. sowie 25-OH Vitamin D3 Bestimmungen wurden zusätzlich durchgeführt. Morphologische und elektronenmikroskopische Untersuchungen der Epithelkörperchen sowie eine histomorphometrische Analyse von vergleichbaren metaphysären Knochenbiopsien dienten der Dokumentation der Calcium- und Knochenstoffwechselveränderungen. Der re. Femur wurde nach Fixation vom Weichteilmantel befreit und unentkalkt in Kunststoff eingebettet. Die gefärbten Dünnschnitte wurden histomorphologisch untersucht.

Ergebnisse

In Tabelle 1 sind die Ergebnisse der begleitenden Untersuchungen des Calcium-Phosphat- und Knochenstoffwechsels zusammenfassend dargestellt. Sie zeigen, daß bei den trunculär vagotomierten Tieren ein sekundärer nutritiver Hyperparathyreoidismus eingetreten ist. Die Ausdehnung des Knorpel- und Bindegewebeblastems sowie der Anteil von mineralisiertem Knorpel war bei den vagotomierten Tieren sowie den calciumarm ernährten Tieren deutlich gegenüber der Kontrollgruppe verringert. Die Zahl der Osteoclasten war an den Frakturenden bei den vagotomierten Tieren deutlich gegenüber den anderen beiden Tiergruppen vermehrt. 40 Tage nach der Fraktur war bei den Kontrolltieren eine knöcherne Konsolidierung der Fraktur zu beobachten. Zu diesem Zeitpunkt war bei den Tieren der anderen Gruppe eine beginnende Mineralisierung des Knochenersatzgewebes festzustellen. Nach dem 60. Tag war bei diesen Tieren der Frakturspalt teilweise mit primärem Knochengewebe besetzt und entsprach dem Konsolidierungsgrad der scheinoperierten Tiere nach dem 40. Tage.

Die Zusammensetzung des Callusgewebes zu den einzelnen Zeitpunkten zeigte keine grundsätzlichen Unterschiede zwischen den drei Gruppen, soweit dies jedoch ohne histochemische Färbermethode zu beurteilen ist. Auffallend war die in den ersten drei Wochen geringere Ausbildung von Faserknorpel bei den Tieren der vagotomierten und calciumarm ernährten Gruppen sowie das vermehrte Auftreten zellkernreicher großer Osteoclasten an den Corticalisenden. Auch die primäre Verkalkung des Knorpelgewebes setzte bei diesen beiden Tiergruppen verspätet ein. Eine erhebliche Störung der Mineralisation des primären Knochengewebes fand sich jedoch bei diesen Untersuchungen nicht.

Die gewonnenen Befunde entsprechen der klinischen Erfahrung bei der Frakturbehandlung von Patienten mit metabolischen Osteopathien unterschiedlicher Genese.

118

Literatur

1. Lindholm TS (1974) Bone Resorption and Remodeling. Acta Chir Skand [Suppl] 449: 1-47
2. Siebert H, Schneider M, Pannike A (1980) Morphological studies of bone and parathyreoidea glands in rats after vagotomy. Calc Tiss Abst [Suppl]
3. Urist MR, Mc Lean FC (1941) Calcification and ossitication II. Control of calcification in the fracture callus in rachitic rats. J Bone Joint Surg 23:283-309

Priv.-Doz. Dr. H.R. Siebert, Unfallchirurgische Univ.-Klinik, Theodor-Stern-Kai 7, D-6000 Frankfurt 70

Somatomedine und Callusbildung.
Untersuchung der Osteopathia aethylica bei Ratte und Mensch

H. Bartsch[1], J. Jänicke-Lorenz[2] und R. Lorenz[3]

1 Krankenhaus Am Urban
2 Zentrale Tierlaboratorien FUB
3 Institut für Veterinäranatomie, -Histologie und -Embryologie FUB, Berlin

Die Komplikationsrate der alkoholkranken Patienten mit Frakturen, die operativ behandelt wurden, liegt im Vergleich zum Nichtalkoholiker, wie schon von Weigert und Spich (1981) beschrieben, höher. Das Infektionsrisiko ist eindeutig erhöht, was mit Sicherheit auf die mangelhafte immunologische Reaktionsbereitschafts des Alkoholkranken zurückzuführen ist.

In den Untersuchungen unserer interdisziplinären Arbeitsgruppe versuchten wir, den Einfluß der Somatomedine auf die Knochenbruchheilung näher zu charakterisieren. Hierzu dienten Patienten mit eindeutiger Alkoholismus-Anamnese sowie ein Tiermodell der alkoholisierten Ratte(Jänicke-Lorenz et al. 1980/81), das von uns erarbeitet wurde und dem Kontrollkollektiv in den Untersuchungen gegenübergestellt wurde.

Die Seren, bei Mensch und Tier jeweils 7 Alkoholiker und 3 Nichtalkoholiker, wurden sämtlichst auf pH 5,5 angesäuert und bei 100°C 10 min lang erhitzt, bevor diese säulenchromatographisch über eine Sephadex 6-50 Säule fraktioniert wurden. Im Gegensatz zum Vollserum erhielt man hier 2 Peaks, die anschließend zur weiteren Verarbeitung mittels Collodium-Hülsen eingeengt wurden.

Elektrophoretische Auftrennungen der Fraktionen gegen entsprechende Antiseren von Mensch und Ratte wurden zur Kontrolle gegen Vollseren durchgeführt.

Anschließend wurden die einzelnen Fraktionen auf Chondroblastenzellen, die aus 12 Tage alten Mäuseembryonen gewonnen worden waren, auf ihre zellstimulierende Aktivität überprüft. Dieses Kriterium der zellstimulierenden Aktivität, das in der Tabelle zusammenfassend dargestellt ist, und nur im zweiten Peak vorhanden war, dient uns als Grundlage der Hypothese, Somatomedine beeinflußen auch die Knochenbruchheilung (Tabelle 1).

Hefte zur Unfallheilkunde, Heft 165
Hrsg.: C. Burri/U. Heim/J. Poigenfürst
© Springer-Verlag Berlin Heidelberg 1983

Tabelle 1. Wachstum einer Chrondroblastenzellkultur am 10. Tag

			Zellinseln	geschlossener Zellrasen
Mensch	K		+	—
	A	1. Peak	+	—
Ratte	K		+	—
	A		+	—
Mensch	K		+	+
	A	2. Peak	+	—
Ratte	K		+	+
	A		+	—/+

A = Alkoholiker, K = Kontrolle, — = negativ, + = eindeutig, —/+ = nicht eindeutig

Wichtig für die weiteren Betrachtungen erscheint uns die Erkenntnis von Salmon und Daughaday (1957), daß das STH über die Somatomedine wirkt. Es werden heute beim Menschen mindestens 5 Somatomedine unterschieden, wobei das Somatomedin der Ratte dem Somatomedin C des Menschen entspricht.

Somatomedine haben einen anabolen Effekt auf die Knorpelzellen und auf die extracelluäre Grundsubstanz des Knorpel- und Knochengewebes. Nur hierüber ist unserer Meinung nach der Einfluß auf die Knochenbruchheilung in Zusammenhang mit Alkoholismus zu sehen.

Beim Alkoholiker mit Lebercirrhose und alkoholischer Hepatitis ist der Somatomedinspiegel extrem niedrig, wie bei Schimpf er al. (1979) zu entnehmen ist.

Bei Schädigung von Leber und Niere verändert sich die Somatomedinsynthese eklatant. Diese Schädigungen treten bei der Osteopathia aethylica des Menschen auf, die bei dem Tiermodell Ratte keineswegs in diesem Ausmaß vorhanden sind.

Beim Menschen werden für die Folgeerscheinungen des Alkoholismus vorwiegend alimentäre sowie Resorptions- und Stoffwechselstörungen angenommen.

Die von uns gefundenen Ergebnisse (Lorenz et al. 1982) zeigen graduelle morphologische Unterschiede zwischen alkoholbedingten Organmanifestationen bei Ratte und Mensch, obwohl die Grundprinzipien einheitlich sind. Die aufgezeigten zellstimulierenden Aktivitäten der fraktionierten Seren von Ratte und Mensch bei Nicht- und Alkoholiker sind in der Tendenz identisch und werden von uns als Somatomedinaktivität angesprochen. Inwieweit dieser Effekt in vivo nutzbringend sein kann, müssen weitere umfangreiche Untersuchungen zeigen.

Gefördert durch Sachmittel der DFG

Literatur

1. Jänicke-Lorenz J, Lorenz R, Bartsch H (1980/81) Experimentelle Untersuchungen zur Knochenbruchheilung bei der alkoholisierten Ratte. Tierlab 7:123-132
2. Lorenz R, Jänicke-Lorenz J, Bartsch H (im Druck) Zur vergleichenden Morphologie des chronischen Alkoholismus bei Ratte und Mensch. Zentralbl Vet Med (C), Anatomica-Histologia-Embryologia (1982)

3. Salmon W, Daughaday W (1957) A hormonally controlled serum factor which stimulates sulfate incorporation by cartilage in vitro. J Lab Clin Med 49:825
4. Schimpf R, Lebrec D, Donnadien M, Plet A (1979) Production of Serum Somatomedin Activity Experimental and Human Data. In: Giordano G, van Wyk J, Forsman A (eds), Somatomedins and Growth. Academic Press, London, p 103-110
5. Weigert M, Spich P (1981) Komplikationen bei der Frakturbehandlung von Alkoholkranken. In: Hefte Unfallheilkd, 153. Springer, Berlin Heidelberg New York, S 145-146

Dr. H. Bartsch, Krankenhaus Am Urban, Abteilung für Orthopädie u. Traumatologie, Dieffenbachstr. 1, D-1000 Berlin 61

Untersuchungen zur Kraftgröße bei extremen Belastungen

N. Deigentesch, W. Zink und P. Bernett

Institut für Sporttraumatologie und Poliklinik für Sportverletzungen der TU München (Direktor: Prof. Dr. med. P. Bernett)

Einleitung

In zunehmendem Maße beschäftigen sich Sportmediziner und Biomechaniker mit der Frage der Größe der an den Gelenken angreifenden Kräfte, um mit deren Hilfe Aussagen zur biomechanischen Belastung und Belastbarkeit treffen zu können [1, 2, 3, 5].

Die Bestimmung der statischen Belastung gestaltet sich dabei einfacher, da hierbei auf bekannte, bereits in der Technik eingesetzte Meßvorrichtungen zurückgegriffen werden kann.

Kräfte bei Bewegungsabläufen in biologischen Systemen lassen sich jedoch nur mit dynamischen Methoden erfassen. Mit Hilfe des kapazitiven Kraft-Zeit-Meßsystems Semperdyn der Firma Semperit haben wir schnell wechselnde Kräfte hinsichtlich ihrer zeitlichen Einwirkungsdauer und ihres Betrages bei großer mechanischer Belastung untersucht.

Material und Methodik

In einem Modellversuch zur Belastung beim Skifahren ließen wir vier mit Ski und Skistiefel ausgerüstete Versuchspersonen aus definierten Höhen zwischen 0,45 m und 1,45 m auf das Kraft-Zeit-Meßsystem fallen.

Damit wollten wir das schnelle Abfahren auf vereisten, welligen Pisten mit ihren harten Schlägen nachahmen.

Mit unserer Versuchsanordnung lassen sich Aussagen über die Zeitdauer der Krafteinwirkung und über maximale Belastungen gewinnen.

Hefte zur Unfallheilkunde, Heft 165
Hrsg.: C. Burri/U. Heim/J. Poigenfürst
© Springer-Verlag Berlin Heidelberg 1983

Mit zusätzlich an Schuh, Tibiavorderkante, Trochanter major und Wirbelsäule in Höhe L5 angebrachten Beschleunigungsmessern konnten wir die Kraftfortleitung über den menschlichen Körper erfassen und beschreiben.

Die physikalisch schwer auszudrückende mechanische Kopplung von Meßbeschleunigern und Körper läßt nur eine unsichere Aussage hinsichtlich des Absolutwertes zu; die Relativänderung der einwirkenden Kraft über die einzelnen Körperregionen wird aber deutlich (Abb. 1).

Zur weiteren, exemplarischen Demonstration extremer Belastungen wählten wir turnerische Übungen, wobei insbesondere Absprung- und Landekräfte — wiederum unter Verwendung des Semperdyn-Systems — analysiert wurden.

Ergebnisse

In den Versuchsreihen zum Skilauf waren die erhaltenen Kraftspitzen linear höhenabhängig und zeigten Maximalwerte bis 20.000 N. Eine Abhängigkeit vom Skimaterial fand sich nicht, jedoch ergaben sich individuelle Schwankungsbreiten, die wir auf Körperbau, sportlichen Trainingszustand und Gewicht des Probanden zurückführen.

Die fortschreitenden Akzelerometer zeigten, daß der Kraftstoß praktisch ungedämpft bis an den Tibiakopf übertragen wird, während bereits bis zum Oberschenkel eine deutliche Reduzierung des aufgenommenen Kraftstoßes stattgefunden hat und im Wirbelsäulenbereich nur noch ein Bruchteil der ursprünglichen Kraft nachweisbar ist. Wir folgern daraus, daß von den im Fußbereich eingeleiteten 20.000 N nur noch 2.000 bis 1.000 N als Stoßbelastung an der Wirbelsäule wirksam werden.

Durch Umformung der dynamischen Stoßbelastung in eine dynamisch gebremste Gelenkbewegung erfolgt der Aufbrauch der eingeleiteten Energie; diese Umsetzung der Stoß-

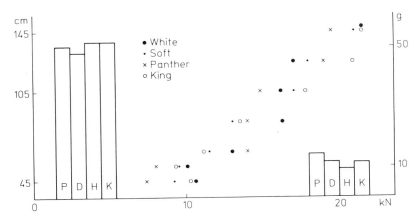

Abb. 1. Die Graphik zeigt im mittleren Bereich die lineare Höhenabhängigkeit, der unter dem Ski einwirkenden Kraftmaxima bei gleichzeitiger Unabhängigkeit vom Skityp, dargestellt an einem einzigen Probanden. Die Säulen links demonstrieren den von 4 Probanden erhaltenen Beschleunigungswert am Tibiakopf und rechts die noch an der Wirbelsäule aufzunehmenden Beschleunigungswerte

Tabelle 1

		Meßgröße	max	min	Mittelw.	Einht.
Landung –	Salto vorwärts	P_1	1015	770	870	(kp)
		t_1	0,03	0,018	0,023	(s)
		t_{ges}	0,25	0,20	0,23	(s)
		I	193	166	183	(Ns)
Landung –	Handstand-überschlag	P_1	490	400	450	(kp)
		t_1	0,042	0,04	0,041	(s)
		t_{ges}	0,1	0,08	0,09	(s)
		I	240	224	230	(Ns)
Landung –	Radwende – Salto vorwärts	P_1	860	490	660	(kp)
		t_1	0,032	0,022	0,027	(s)
		t_{ges}	0,064	0,048	0,057	(s)
		I	215	135	175	(Ns)
Absprung –	Salto vorwärts	P_1	755	710	740	(kp)
		t_1	0,03	0,022	0,026	(s)
		t_{ges}	0,13	0,12	0,125	(s)
		I	235	160	205	(Ns)
Absprung –	Handstand-überschlag	P_1	545	445	485	(kp)
		t_1	0,14	0,055	0,037	(s)
		t_{ges}	0,39	0,36	0,38	(s)
		I	335	205	260	(Ns)
Absprung –	Radwende Salto rückwärts	P_1	855	545	760	(kp)
		t_1	0,045	0,035	0,038	(s)
		t_{ges}	0,17	0,13	0,15	(s)
		I	450	380	420	(Ns)

belastung in eine Bewegung ist eine Körperschutzfunktion. Stoßbelastungen in Hüft- und Kniegelenk spielen somit beim alpinen Skilauf nur eine untergeordnete Rolle, während Druck- und Reibungsbelastung infolge zunehmender reaktiver Muskelkraft an Bedeutung gewinnen, wobei das Retropatellargelenk, unmittelbar beeinflußt von der Quadricepskraft, eine besondere Belastung erfährt.

Die Spitzenbelastungen bei der Landung bei bodenturnerischen Übungen, beim Pferdsprung und beim Reckabgang bewegten sich zwischen 500 und 1.000 kp. Die Mittelwerte der Impulssummen zeigten nur geringe Abweichungen, wobei ein großer Kraftbetrag eine kurze Einwirkzeit bzw. eine geringe Kraft eine lange Wirkzeit hervorriefen; das weist wiederum auf den Schutzmechanismus des Umsetzens der Kraft in Bewegung hin. Bei allen analysierten Übungen wurde der von Schneider und Lichte ermittelte Druckgrenzwert des Knorpels ($35,3$ kp/cm^2) – wenn auch nur kurzzeitig – überschritten.

Beim einbeinigen Absprung zum Handstandüberschlag ergaben sich Kraftmaxima von 545 kp. Mit Hilfe der von Arndt vorgeschlagenen Hebelverhältnisse am Fuß konnten wir somit Achillessehnenzugkräfte von 1.000 kp errechnen, die die in der Literatur angegebenen Belastungsgrößen von ca. 400 kp deutlich übertreffen [5]. Trotzdem wird der einbeinige Absprung sowohl vom sporttechnischen her als einfacher bewertet, wie er auch gemäß unserer Versuche als weniger belastend einzustufen ist, da im Gegensatz dazu die beim Reckabgang zu messenden Vertikalkräfte von 1.000 kp im ungünstigsten Fall, d.h. bei der Landung mit einem Bein, zu Achillessehnenbelastungenvon 1.500 bis zu 2.000 kp führen können.

Schlußfolgerungen

Die Analyse der exemplarisch ausgewählten Sportarten und Übungen hat gezeigt, daß die Maximalbelastungen im Bereich der unteren Extremität deutlich höher liegen als bisher angenommen. Die Umwandlung von Kraftstoß in Bewegung ist der Schutzmechanismus des menschlichen Körpers, der ihn im allgemeinen, selbst bei Extrembelastungen wie z.B. 2 Tonnen, vor akuter Zerstörung schützt.

Die Tabelle 1 zeigt Meßwerte ausgewählter Absprünge und Landungen beim Turnen. Dabei bedeutet P_1 das Kraftmaximum, T_1 die Zeit vom ersten Bodenkontakt bis P_1, t_{ges} die gesamte Bodenkontaktzeit und I den Impuls in Newton/s.

Literatur

1. Appel H (1976) Biomechanische Belastungsgrenzen des Menschen. Acta Med 10:358-363
2. Arndt K-H (1976) Achillessehnenruptur und Sport, Leipzig
3. Cotta H et al. (1980) Die Belastungstoleranz des Bewegungsapparates. Thieme, Stuttgart New York
4. Schneider PG, Lichte H (1970) Arthrosis deformans nach ultraphysiologischen Gelenksbelastungen. Z Orthop 107:287-303
5. Tittel K (1970) Zur Anpassungsfähigkeit einiger Gewebe des Bewegungs- und Halteapparates an Belastungen unterschiedlicher Dauer und Intensität. Med Sport XIII 5:147-156

Dr. N. Deigentesch, Institut für Sporttraumatologie und Poliklinik für Sportverletzungen, Connollystr. 32, D-8000 München 40

Die Verlängerung der kritischen Anoxietoleranzzeit der Skelettmuskulatur durch Perfusion mit oxygenierten Fluorocarbonen

D. Pennig, A. Karbowski, H.-G. Schindler und E. Brug

Chirurgische Klinik und Poliklinik der WestfälischenWilhelms-Universität Münster

Einleitung

Die funktionswiederherstellende Replantation von Makroamputaten ist abhängig vom Ausmaß der lokalen Schädigung, der Qualität und dem Umfang der rekonstruktiven Maßnahmen

Hefte zur Unfallheilkunde, Heft 165
Hrsg.: C. Burri/U. Heim/J. Poigenfürst
© Springer-Verlag Berlin Heidelberg 1983

sowie von der Anoxietoleranz der betroffenen Muskulatur. Als experimentell gesicherter Wert für die kritische Anoxietoleranzzeit der Muskulatur gilt die Sechs-Stunden-Grenze. Innerhalb dieser Zeit muß die Revascularisation etwa einer amputierten Hand durchgeführt sein. Der somit auftretende Zeitdruck kann verschärft werden durch Faktoren wie Schock des Patienten bei Einlieferung oder Aufeinandertreffen mehrerer Notfallsituationen. Zur Verlängerung der kritischen Anoxietoleranzzeit der Muskulatur erschien uns die Perfusion mit kolloidalen Sauerstoffträgern (Fluorocarbonen) erfolgversprechend.

Material und Methode

An männlichen Wistar-Ratten (510 ± 21 g, Pentobarbital-Narkose) wurden die Aorta abdominalis und die Vena cava inferior unterhalb der Nierengefäße mit Silikonschläuchen kanüliert. Sämtliche Collateralkreisläufe zu den Hinterextremitäten wurden unterbrochen.

Nach einstündiger Anoxie erfolgte zur Auswaschung der verbliebenen Erythrocyten die Vorperfusion mit Ringer-Lactat für 15 min. Mit der bis auf 12-15°C gekühlten und mit 95% O_2 und 5% CO_2 äquilibrierten Fluorocarbon-Präparation FC-43 Emulsion (Green Cross Corp./Japan; Fa. Pfrimmer/Erlangen) folgte für 8 h die eigentliche Perfusion. Der mittlere arterielle Perfusionsdruck wurde bei 80 mmHg konstant gehalten. Der Flow betrug im Mittel 0,4 ml/min x g Muskelgewebe.

Im Perfusat wurden pO_2, pCO_2, pH, Elektrolyte und spezifische Enzyme bestimmt. Nach Freilegung des rechten M. gastrocnemius wurde der lokale Gewebs-pO_2 mit der Mehrdrahtelektrode nach Kessler und Lübbers gemessen.

Ergebnisse

Während der Experimentdauer betrug das arterielle pO_2 im Perfusat 668 mmHg, das venöse pO_2 163 mmHg. Der CO_2-Partialdruck lag bei 62 mmHg im arteriellen, und 72 mmHg im venösen Schenkel.

Abbildung 1 zeigt den typischen Verlauf des Gewebs-pO_2 in der Muskulatur eines Versuchstieres. Unmittelbar nach Beginn der Anoxiezeit fällt der lokale pO_2 auf 0. Unter Perfusion mit FC-43 Emulsion steigt nach 75minütiger Anoxie der lokale pO_2 auf teilweise sehr hohe Werte an. Damit wird demonstriert, daß der Sauerstoff aus dem Perfusat im Gewebe ankommt, wenngleich die breite Spreizung gegen physiologische Verhältnisse sprechen kann.

pO_2-Histogramme nach 2 und 8 h Perfusionsdauer zeigten dementsprechend eine Verschiebung zu höheren Druckwerten. Dies demonstriert, daß die lokale Sauerstoffversorgung zwar ausreichend gewährleistet ist, jedoch ein verändertes Verteilungsmuster vorliegt.

Die Elektrolytbestimmung im Perfusat während des Experimentes zeigte keine Veränderungen der Natrium-, Chlorid-, Calcium- und Magnesium-Konzentrationen. Das Kalium stieg nach 4 h Perfusionsdauer signifikant an. Ebenso zeigten die Konzentrationen der Kreatinkinase und der LDH einen signifikanten Anstieg nach vierstündiger Perfusion.

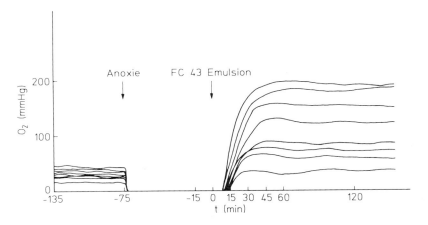

Abb. 1

Diskussion

Die musculäre pO_2-Messung zeigt, daß eine Oxygenierung des Muskelgewebes durch Perfusion mit FC-43 Emulsion möglich ist. Der drei- bis viermal höhere pO_2 an der Muskeloberfläche unter Perfusion im Vergleich zu physiologischen Bedingungen kann erklärt werden durch den ebenfalls überhöhten Sauerstoffpartialdruck im Perfusat und/oder einen mangelhaften Sauerstoffverbrauch durch das Gewebe.

Das Ziel der präoperativen Perfusion mit FC-43 Emulsion ist die Verhinderung des anoxiebedingten Funktionsverlustes der Muskelzellen. Der in Abb. 1 gezeigte Verlauf der pO_2-Werte vor der Anoxie, während der Anoxie und unter Perfusion läßt auf Rückkehr des Muskelgewebes zum aeroben Metabolismus schließen.

Die Konzentrationserhöhungen von Kalium, Kreatinkinase und LDH im Perfusat nach vierstündiger Perfusion indizieren einen cellulären Schaden. Inwieweit diese Veränderungen mit der initialen Anoxie von 75 min zusammenhängen, muß noch geklärt werden.

Zusätzliche morphologische Untersuchungen zeigten trotz sensitiver histochemischer Methoden keinen Schaden des mitochondrialen Sauerstoff-verwertenden Systems.

Die Verwendung von FC-43 Emulsion als Intermediär-Perfusat erfährt durch die vorliegenden Ergebnisse insgesamt eine positive Bewertung. Der Einsatz dieser Form der Amputat-Konservierung könnte die Replantation muskeltragender Extremitätenteile zum zeitlich planbaren Eingriff werden lassen.

Literatur

Chiu D, Wang HH, Blumenthal MR (1976) Creatine phosphokinase release as a measure of tourniquet effect on skeletal muscle. Arch Surg 111:71-74

Kessler M, Bruley DF, Clark LC, Lübbers DW, Silver JA, Strauss J (1973) Oxygen Supply. Theoretical and practical aspects of oxygen supply and microcirculation of tissue. Urban & Schwarzenberg, München Berlin Wien

Kessler M, Lübbers DW (1966) Aufbau und Anwendungsmöglichkeiten verschiedener pO₂-Elektroden. Pflügers Arch Physiol 291:82

Silver JA (1977) Ion fluxes in hypoxic tissues. Microvasc Res 13:409-420

Stock W, Bohn HJ, Isselhard W, Schierstädt B (1973) Die Restitution des Energiestoffwechsels der Skelettmuskulatur der Ratte nach langdauernder Ischämie. Res Exp Med 159: 306-320

Dr. med. Dietmar Pennig, Chirurgische Klinik u. Poliklinik der Westf. Wilhelmsuniversität, Jungeblodtplatz 1, D-4400 Münster

Aussagekraft der ^{99}Tc-Szintigraphie nach tierexperimenteller Milzerhaltung

J. Kleinschmidt[1], W.L. Brückner[1], B. Leisner[2], I. Twardzik[1] und C. Severien-Hofmann[1]

1 Chirurg. Klinik und Poliklinik der Universität München, Innenstadt
  (Direktor: Prof. Dr. L. Schweiberer)
2 Radiologisches Institut der Universität München, Innenstadt
  (Direktor: Prof. Dr. L. Lissner)

Bei stumpfem Bauchtrauma mit Verdacht der Milzverletzung, jedoch mit nur diskreter oder protrahierter Symptomatik, werden im Schrifttum neben den üblichen Laborparametern sowie der Peritoneallavage und den Kreislauf-Kenngrößen die

1. Sonographie,
2. Computer-Tomographie (CT),
3. Coeliacographie (indirekte Splenoportographie),
4. *[99]Tc-Szintigraphie*

empfohlen, um auch kleinere Milzläsionen zu beweisen oder auszuschließen. Auch als Verlaufskontrolle nach entweder konservativ-zuwartender Therapie oder nach organ-erhaltender Operationstechnik werden diese Verfahren propagiert (Agrez u. Surveyor 1980; Howman-Giles et al. 1978; Löw et al. 1981). Im amerikanischen Bereich wird dabei der Tc-Scanner deshalb favorisiert, weil sich einmal dystopes (akzessorisches und auch erworbenes) Milzgewebe nachweisen läßt, dann aber auch die Vernarbung oder auch die narbenfreie Verheilung der Milz verfolgen läßt. Bei einem Abbildungsmaßstab von 1:1 und einer unteren Auflösegrenze von etwa 0,7 cm funktionsfähigem Milzgewebe ist selbst bei Kleinkindern szintigraphisch eine Aussage über (noch) erhaltenes oder nach Replantation angegangenes Milzgewebe möglich.

Ziel einer Versuchsserie mit 80 Kaninchen war es, neben der makroskopischen und histologischen Kontrolle nach verschiedenen Techniken der Milzerhaltung auch mittels ^{99}Tc-Szintigraphie bis zu 14 Wochen postoperativ speicherndes, also funktionsfähiges Milzgewebe nachzuweisen.

Hefte zur Unfallheilkunde, Heft 165
Hrsg.: C. Burri/U. Heim/J. Poigenfürst
© Springer-Verlag Berlin Heidelberg 1983

65 ausgewachsene Kaninchen beiderlei Geschlechts (Deutsche Riesenschecken, Dalmatiner-Rex; Chinchilla; 0,5-2 Jahre alt; durchschnittlich 3,6 kg zum OP-Zeitpunkt und 4 kg zum Szintigraphiezeitpunkt) konnten ausgewertet werden. Den Verfahren mit *völliger* (Naht; Fibrinklebung) und *teilweiser* (Hemisplenektomie) *Milzerhaltung* standen *heterotop replantierende Techniken* gegenüber (Brei, würfelähnliche Partikel, Scheibchen; freie Replantation, Annaht ans Omentum oder an das Peritoneum oder extraperitoneal-subcutan).

Die präoperative Kontroll-Szintigraphie bei 7 Tieren hatte, bei Seitenlage der Kaninchen, homogene Speicherung gezeigt. 100-200 μCi/Tier wurden inkorporiert, nachdem die Erythrocyten in der üblichen Weise wärme-alteriert worden waren. Während der Messung wurde über eine Ohrvenenkanüle eine Barbiturat-Narkose aufrechterhalten. Die Abtötung der szintigraphierten Tiere erfolgte innerhalb von 2 Tagen nach dem Tc-Scan.

Nach Nahttechnik sowie Fibrinklebung konnte jeweils vollständige Milzerhaltung dokumentiert werden. Auch nach Hemisplenektomie konnte das verkleinerte, speichernde Areal nachgewiesen werden. Im Gegensatz dazu fielen die Szintigraphien nach erfolgreicher (Peritonealsplenose!) sowie mißlungener (freie Replantation sowie Omentum- und Subcutannaht) negativ aus. Um die Filterfunktion der erhaltenen Peritonealpartikel trotz deren Schrumpfung um über 50% doch nachzuweisen, wurde zusätzlich bei 4 Kontrolltieren sowie 4 Peritonealsplenose-Kaninchen die Bohrlochkristall-Zählung durchgeführt. Hier handelt es sich nicht mehr um ein bildgebendes Verfahren; es werden die Aktivitäten über gleichgroßen Gewebsproben in einem Tier als integrale Impulsraten ermittelt. Die Empfindlichkeit ist über hundertmal so hoch wie bei der Szintigraphie. Zugleich wurde bei diesen Kaninchen das Howell-Jolly-Körperchen-Verhalten im peripheren Blutbild mitüberprüft.

Es zeigte sich, daß splenotisches Material (bei histologisch natürlichem Aufbau) deutlich stärker speicherte als gleichgroße Leber-, Nieren-, Darm-, Blut- oder Muskelproben. Diese Speicherung der Peritonealsplenose lag aber um 60% niedriger als die Aktivität in Milzprobeexzisionen exakt gleicher Masse. Zugleich reichte die Peritonealsplenose aus, um die Howell-Jolly-Körperchen nach spätestens 4 Wochen postoperativ aus dem peripheren Blut herauszufiltern.

Schlußfolgerung

Neben der hilusständigen Milzerhaltung nach simuliertem Milztrauma bei Kaninchen ist auch die Replantation als Peritonealsplenose möglich. Der szintigraphische Nachweis gelingt aber bei dieser Autosplenose nicht und führt zu falsch-negativem Tc-Scan. Die empfindlichere Bohrlochkristallzählung kann dennoch Aktivität nachweisen, wenn auch weniger als bei natürlichem Milzgewebe. Im Einklang mit Horton et al. (1982) und Pabst (1981) glauben wir, daß replantiertes Milzgewebe in seiner Filterleistung gegenüber alterierten Erythrocyten sowie bei Bacteriämie minderwertig gegenüber „vascularized splenic remnants" gleicher Größe. Bei den kleinen Durchmessern der Milzreplantate versagt die Szintigraphie als zu unempfindliches Diagnostikum.

Literatur

Agrez M, Surveyor I (1980) „Natural Resolution of Splenic Injury as Assessed by Scintiscanning." Austr N Z Surg 50:282-285

Howman-Giles R, Gilday DL, Venugopal S. Shandling B, Ash JM (1978) ,,Splenic Trauma — Nonoperative Management and Long-term Follow-up by Scintiscan." J Ped Surg 13:121-125

Löw A, Tischler E, Meier H, Mahlstedt J, Wolf F (1981) ,,Selektive Milzszintigraphie zur Beurteilung der Splenosishäufigkeit nach posttraumatischer Splenektomie." Nucl Comp 12:210-214

Horton J, Ogden ME, Williams S, Coln D (1982) ,,The Importance of Splenic Blood Flow in Clearing Pneumococcal Organisms." Ann Surg 195/2:172-176

Pabst R (1981) ,,Die Milz — ein überflüssiges Organ?" Med Klin 76:210-216

Dr. med. Joachim Kleinschmidt, Pettenkoferstraße 8a, D-8000 München 2

II. Neue Erfahrungen über Diagnostik, Operationstechniken, Instrumente und Implantate

Hefte zur Unfallheilkunde, Heft 165
Hrsg.: C. Burri/U. Heim/J. Poigenfürst
© Springer-Verlag Berlin Heidelberg 1983

A. Diagnostik

Computertomographie bei Milz- und Nierentraumen

H.-H. Jend, M. Heller und H. Schöntag

Radiologische Klinik (Direktor: Prof. Dr. E. Bücheler) und Abt. für Unfallchirurgie (Direktor: Prof. Dr. K.-H. Jungbluth) der Universitätsklinik Eppendorf, Hamburg

Milz und Nieren sind die am häufigsten betroffenen Organe bei stumpfen Abdominaltraumen. Entsprechend wichtig ist der sichere Nachweis einer traumatischen Milz- und/oder Nierenläsion und die präzise Charakterisierung des Verletzungsgrades.

Im Vergleich zur Peritoneallavage, Abdomenübersicht, Echographie, Szintigraphie, Infusionsurographie und Angiographie hat die Computertomographie die größte Spezifität und Aussagekraft. Überall dort, wo ein CT zur Verfügung steht und leicht erreichbar ist, hat sich das diagnostische Management des Bauchtraumas grundlegend geändert.

Die computertomographische Untersuchung ist wenig aufwendig und die Auswertung des CT-Bildes unterliegt weitgehend objektiven Kriterien. Die Untersuchung sollte bereits primär mit einem intravenösen Kontrastmittel-Bolus und nachfolgenden schnellen Infusion durchgeführt werden. Bei liegender Duodenalsonde ist es zudem hilfreich, den Darm mit einer verdünnten Kontrastmittellösung zu markieren. Die beiden genannten Kontrastmittelapplikationen verbessern einerseits die Organdiagnostik und erleichtern andererseits die Beurteilung der Nachbarschaftsstrukturen.

Der computertomographische Nachweis einer traumatischen Milzläsion stützt sich auf folgende Kriterien: Lage, Form und Größe der Milz, Organkontur, Parenchymstruktur, Perfusionsverhalten und Nachweis intraabdomineller Flüssigkeit. Anhand dieser Kriterien lassen sich folgende Formen von Milzverletzungen diagnostizieren und differenzieren:

1. Milzkontusion (klinischer Verdacht, unspezifische Leukocytose). Der CT-Befund kann unauffällig sein. Kleinere hypodense Areale können Ausdruck von Blutungen sein.
2. Subcapsuläres Hämatom: Meist als linsenförmiger hypodenser Saum, der sich deutlich vom KM-angefärbten Parenchym abhebt, zu erkennen.
3. Parenchymruptur: Es besteht ein keilförmiger Organeinriß oder multiple Fragmentierung bei erhaltener Milzkapsel. Mit Hilfe der KM-Bolusinjektion können die noch perfundierten von komplett rupturierten Parenchymanteilen differenziert werden.
4. Parenchymkapselruptur: Parenchymläsion wie oben beschrieben. Zusätzlich ist die Kapsel zerrissen, was sich als Konturunterbrechung zeigt. Wichtig ist der intraperitoneale Flüssigkeitsnachweis als Zeichen der Blutung.
5. Milzhilusverletzung: Sie ist nur unter günstigen Bedingungen nachweisbar. Die KM-Bolusinjektion erlaubt jedoch eine Aussage über einen Abriß des Gefäßstieles.

Hefte zur Unfallheilkunde, Heft 165
Hrsg.: C. Burri/U. Heim/J. Poigenfürst
© Springer-Verlag Berlin Heidelberg 1983

6. Posttraumatische Folgezustände: Die traumatische Milzpseudocyste imponiert als cystische, meist nicht septierte und nicht verkalkte intrasplenische Raumforderung. Eine Abscendierung zeigt sich bei entsprechender Klinik als parasplenische oder subphrenische Flüssigkeitsansammlung, meist mit Gaseinschlüssen.

Das computertomographische Bild der genannten Veränderungen ist so typisch, daß sich klare diagnostische Aussagen machen lassen. Dies ist für das therapeutische Vorgehen von außerordentlicher Bedeutung, insbesondere für die Entscheidung zur konservativen oder operativen Behandlung bzw. zur organerhaltenden Operation. Darüberhinaus bietet sich die CT zur Verlaufskontrolle an, für die sie die gleiche Präzision besitzt.

Die Nierenverletzungen werden nach Hodges in leichte, schwere und bedrohliche eingeteilt. Während die konservative Therapie bei leichten Verletzungen und das operative Vorgehen bei bedrohlichen Nierenverletzungen unbestritten ist, gibt es bei den sog. schweren Verletzungen sehr unterschiedliche Therapieempfehlungen. Dies nimmt nicht wunder, da weder urographisch noch angiographisch die Ruptur von Parenchym und Kapsel sowie eine eventuelle Eröffnung des Hohlsystems mit Sicherheit nachgewiesen werden kann.

Die CT ermöglicht demgegenüber eine Klassifikation der Nierentraumen, die sich auf sicher darstellbare morphologische Veränderungen stützt:

A. Parenchymläsionen

1. Intracapsuläre Veränderungen
    a) Kontusion mit Hämaturie ohne faßbares Korrelat im CT.
    b) Parenchymläsion mit intraparenchymatösem oder subcapsulärem Hämatom.
2. Unvollständige kapselüberschreitende Parenchymruptur mit oder ohne Eröffnung des Hohlsystems. Bei erhaltener Capsula Gerota entsteht ein perirenales Hämatom, ist sie verletzt, breitet sich die hyperdense Blutung auch im vorderen und hinteren Pararenalraum aus. Die Niere ist nach ventral verlagert. Der Nierenrand ist an der betreffenden Stelle unscharf und lückenhaft konturiert. Der klaffende Riß kann ev. bis zum Nierenbecken verfolgt werden. Sehr viel empfindlicher als das IVP weist die CT auch kleine Extravasate nach.
3. Kapselüberschreitende komplette Rupturen („fracture"). Die vollständig abgetrennten Parenchymteile können im perirenalen Hämatom gut abgegrenzt werden.
4. Zertrümmerung in multiple Fragmente.

B. Hilus- und Stielverletzungen

1. Nierenbeckenruptur: Das Kontrasturin-Extravasat ist sicher darstellbar.
2. Segmentärer Perfusionsausfall. Er stellt sich keilförmig dar und wird durch Läsion von Interlobär- oder Arcuatagefäßen verursacht.
3. Nierenstielabriß. Das Restparenchym der verletzten Niere kontrastiert sich nicht nach KM-Gabe.

Diese computertomographischen Befunde sind konventionell-radiologisch entweder garnicht, oder nur in einem kleinen Teil der Fälle oder nur mit invasiven und zeitaufwendigen Techniken (Angiographie) zu erheben. Die CT ist einfach und schnell durchführbar.

In der Reihe der eingangs erwähnten Methoden ist die CT sicher gleich nach der Abdomenübersicht anzusetzen. Die CT macht alle anderen Untersuchungen bis auf wenige Ausnahmen entbehrlich. Dieses Konzept kann jedoch nicht erzwungen werden, sondern muß sich nach der augenblicklichen Situation des Verletzten und nach den jeweiligen apparativen, räumlichen und personellen Gegebenheiten richten.

Literatur

Federle MP, Kaiser JA, McAnnich JW, Jeffrey RB, Mall JC (1981) The Role of Computed Tomography in Renal Trauma. Radiology 141:455-460
Fretz Ch, Haertel M (1981) Computertomographie nach Nierentrauma. Röfo 135:653-656
Heller M, Jend H-H (Hrsg): CT in der Traumatologie. Thieme, Stuttgart (in Vorber.)
Heller M, Jend H-H, Gürtler K-F, Lambrecht W (1982) Computertomographische Diagnostik traumatischer Milzläsionen. Röfo 136:243-247
Mall JC, Kaiser JA (1980) CT Diagnosis of Splenic Laceration. AJR 134:265-269
Toombs BD, Lester RG, Ben-Menachem Y, Sandler CM (1981) Computed Tomography in Blunt Trauma. Radiol Clinics North Am 19:17-35

Dr.med. H.H. Jend, Radiologische Klinik der Universitätsklinik, D-2000 Hamburg-Eppendorf

Die Wertigkeit der Computertomographie und Myelographie für die Operationsindikation und -taktik von Wirbelsäulenverletzungen

D. Stoltze[1], R. Philippi[1] und J. Harms[2]

1 Abteilung für Orthopädie und Traumatologie
2 Abteilung für Paraplegiologie des Rehabilitationskrankenhauses Karlsbad/Langensteinbach, Lehrkrankenhaus der Uni Heidelberg

Im Bereich der Halswirbelsäule hat sich die operative Behandlung von Luxationen und Frakturen etabliert. Geteilte Meinungen bezüglich Indikation und Operationstechnik bestehen jedoch unverändert bei Verletzungen der Brust- und Lendenwirbelsäule. Wir sind der Auffassung, daß instabile Frakturen, wir legen zur Definition die Klassifikation von Roy-Camille („vertebrales Mittelsegment") zugrunde, eine eindeutige Anzeige zur operativen Stabilisation darstellen, evtl. kombiniert mit einer ventralen oder dorsalen Dekompression des Spinalraumes. Die operationstechnischen Voraussetzungen sind zwischenzeitlich so ausgereift, daß das Beharren auf alleinigen konservativen Maßnahmen nicht mehr vertretbar ist. Deshalb ist es unseres Erachtens dringlich notwendig, für die operative Behandlung von Wirbelsäulenverletzungen ebenso standardisierte und differenzierte Richtlinien zu erarbeiten, wie dies für die Extremitäten-Verletzungen geschehen ist.

Hefte zur Unfallheilkunde, Heft 165
Hrsg.: C. Burri/U. Heim/J. Poigenfürst
© Springer-Verlag Berlin Heidelberg 1983

Selbstverständlich ist, daß zunächst die Behandlung des traumatischen Schocks (evtl. Polytrauma) und/oder des spinalen Schocks mit seinen Besonderheiten an erster Stelle steht. Zu den Erstmaßnahmen gehört selbstverständlich auch die exakte Lagerung. Die konventionellen Röntgenaufnahmen gestatten weitgehend die Klassifizierung nach Fraktur-Typ und Stabilität. Für eine segmentale Feindiagnostik (Mittelsegment, Spinalraum) ist jedoch die Computertomographie überlegen und erweitert unsere Kenntnisse in folgenden Punkten:

1. Hinterwanddefekte;
2. Bogenwurzel- und Gelenkdislocationen;
3. Verlagerung von Bandscheibengewebe oder Knochenfragmente in den Spinalkanal;
4. Nachweis von Begleitverletzungen (Abdomen, Schädel) in einem Untersuchungsgang;
5. Spätfolgen: Enger Spinalkanal.

Instabile Frakturen ohne Rückenmark- oder Wurzelbeteiligung können danach zum Termin der Wahl der operativen Versorgung zugeführt werden.

Die Operationstaktik ist exakt planbar: Dorsale Reposition über Harringtoninstrumentation mit ventraler, intercorporeller Spondylodese und bei fragmentbedingter Spinalraumeinengung ventrale oder dorsale Dekompression.

Bei Mitverletzung von nervalen Strukturen ist die Indikation vor allem bezüglich der Dringlichkeit problematischer. Dringlich ist die Intervention unseres Erachtens bei
1. Zunahme einer inkompletten Lähmung;
2. Verzögert auftretender Symptomatik;
3. Niveauanstieg.

Da mit den derzeitigen diagnostischen Mitteln nicht feststellbar ist, in welchem Maß das Rückenmark geschädigt ist, ist nach mechanischen Einengungen bzw. Irritationen als Voraussetzung für ein orthopädisch-chirurgisches Vorgehen zu fahnden.

Wir führen deshalb die Lumbalpunktion mit der Queckenstedtschen Probe aus und schließen Myelographie und Computertomographie an. Die Druckabhängigkeit von arteriellem und venösem Druck sowie Atmung kann hierbei sicherlich vernachlässigt werden.

Normaler lumbaler Liquordruck und negativer Test bei entsprechender Myelographie sind Anzeige, auch bei eindeutig instabiler Verletzung, zunächst konservativ mit entsprechender Lagerung zu verbleiben.

Ein positiver Test oder ein langsamer Druckanstieg als Zeichen des partiellen Stopps veranlassen uns zu weiteren Untersuchungen. Ergibt sich ein myelographischer und computertomographischer Befund im Sinne der Einengung des Spinalraumes, besteht bei oben genannter neurologischer Situation für uns eine dringliche Operationsanzeige. Der Gesamtzustand des Pat. wird über ein- oder zweizeitiges Intervenieren entscheiden.

Instabile Frakturen und Luxationen mit primärem oder niveaukonstantem Querschnittssyndrom werden nach Abklingen des spinalen Schocks stabilisiert.

Die Kombination der Liquordruckmessung, der Myelographie und Computertomographie im Anschluß an die konventionelle Röntgen-Diagnostik führen wir routinemäßig bei allen frischen Wirbelsäulenverletzungen mit neurologischen Ausfallerscheinungen durch. Die konventionellen Röntgenaufnahmen werden immer durch die Computertomographie bei Verletzungen ohne Neurologie oder Sekundärversorgung kompletter Paraplegiker mit instabilen Verletzungen ergänzt. Hieraus leitet sich zum Teil die OP-Indikation ab, vornehmlich aber das operationstaktische Vorgehen, d.h. evtl. dorsale oder ventrale Dekompression des Spinalraumes bzw. Harrington-Kompressions- oder Distraktionssystem bei standardisiertem dorso-ventralem Vorgehen. In letzter Zeit hat sich das VDS-Instrumentarium nach Zielke zur zusätzlichen Reposition und Stabilisation am Wirbelkörper ausgezeichnet bewährt und ersetzt in geeigneten Fällen die dorsale Instrumentation.

Wir hoffen, daß wir mit unserem Vorgehen längerfristig eine verletzungsadäquate und differenzierte Behandlung unseren Wirbelsäulenverletzten zukommen lassen können.

Dr. med. D. Stoltze, Abteilung für Orthopädie-Traumatologie, Rehabilitationskrankenhaus, Karlsbad-Langensteinbach, D-7516 Karlsbad

Klinische und computertomographische Befunde im Defektstadium des traumatischen Querschnittes

H. Binder[1], Th. Reisner[1], M. Augeneder[2], M. Strickner[2] und E. Strickner[2]

1 Neurolog. Univ. Klinik Wien (suppl. Leiter: Univ. Prof. Dr. K. Pateisky)
2 II. Univ. Klinik f. Unfallchirurgie Wien (Vorstand: Univ. Prof. Dr. H. Spängler)

In den Jahren 1970 bis 1979 waren 76 Patienten wegen einer traumatischen Querschnitts-symptomatik an der II. Universitätsklinik für Unfallchirurgie Wien aufgenommen. Von den 52 Überlebenden konnten 34 nachuntersucht werden. Es handelte sich dabei um 25 männliche und 9 weibliche Patienten, deren Durchschnittsalter zum Unfallszeitpunkt 27 Jahre betrug. Im Rahmen der Nachuntersuchung wurden die Patienten unfallchirurgisch und neurologisch begutachtet, Nativ-Röntgen-Aufnahmen der ehemaligen knöchernen Wirbelsäulenverletzung sowie eine spinale Computertomographie der in Frage kommenden Region durchgeführt, außerdem wurde um Beantwortung eines psychosozialen Fragebogens ersucht.

Die Höhe der Querschnittläsion lag in 11 Fällen im cervicalen, in 12 im thorakalen und in weiteren 11 Fällen im lumbalen beziehungsweise im Conus/Cauda-Bereich. Nur bei einem Patienten mit thorakalem Querschnitt konnte nativ-röntgenologisch keine Knochenverletzung nachgewiesen werden. Achtmal wurden Patienten im cervicalen Bereich, dreimal thorakal und viermal lumbosacral operativ versorgt.

Bei cervicalen Frakturen war nach manueller Reposition und Crutchfield-Extension eine Drehbettbehandlung durchgeführt worden. Die Ergebnisse dieser Vorgangsweise sind im Vergleich zur operativen Versorgung mit „Anterior-Body-Fusion" und Plattenosteosynthese insofern deutlich unterlegen als das Nativ-Röntgen im seitlichen Strahlengang durchwegs eine Einengung des Spinalkanals bis auf ein Drittel des Normaldurchmessers zeigt. Im thorakalen Bereich differierten die Ergebnisse der konservativen und operativen Vorgangsweise (alleinige Laminektomie oder hintere Spondylodese mit Drahtschlingen sowie Harrington-Stäbe) nicht wesentlich. In beiden Fällen variierte der k^2photische Knick zwischen 5 und 40 Grad. Bei den drei operierten Patienten waren die Drahtcerclagen und Harrington-Stäbe

Hefte zur Unfallheilkunde, Heft 165
Hrsg.: C. Burri/U. Heim/J. Poigenfürst
© Springer-Verlag Berlin Heidelberg 1983

gebrochen oder aus der Verankerung gerissen. Für Verletzungen der Lendenwirbelsäule erwies sich die vordere oder seitlich-vordere Fusion mit Druckplattenosteosynthese und Wiederherstellung des Spinalkanales als erforderlich, hier war in drei Fällen eine Restitution, in einem davon ad integrum eingetreten (Burri, Rüter 1980; Meinecke 1980).

Neurologisch fand sich unter den 11 Patienten mit einem cervicalen Querschnitt viermal eine komplette und siebenmal eine inkomplette Querschnittssymptomatik, bei den 12 Patienten mit den thorakalen Querschnitten sechsmal eine komplette und sechsmal eine inkomplette Querschnittssymptomatik, schließlich bei den 11 Patienten mit lumbaler beziehungsweise Conus/Caudasymptomatik achtmal eine komplette und dreimal eine inkomplette Querschnittssymptomatik. Eine Besserung der neurologischen Ausfallssymptomatik — sei es in transversaler oder longitudinaler Richtung des Myelons — war bei cervicaler Läsion in vier, bei thorakaler Läsion in drei und bei den restlichen Patienten in zwei Fällen gegenüber der Erstuntersuchung festzustellen. Ein unveränderter Status bestand bei den Patienten mit cervicaler Läsion in fünf, bei jenen mit thorakaler Läsion in vier und jenen mit lumbal/Conus/Cauda-Läsion in sieben Fällen. Eine Verschlechterung zeigte sich bei zwei Patienten mit cervicaler, bei fünf mit thorakaler und zwei mit lumbal/Conus/Cauda-Läsion. Siebzehnmal konnte eine komplette Querschnittsläsion festgestellt werden. Eine weitere Aufgliederung, insbesondere in vorderes oder hinteres beziehungsweise zentralen Rückenmarkssyndrom, s. auch Binder (1982), war klinisch nur in Einzelfällen möglich. Vegetative Störungen waren, wie zu erwarten, beim kompletten Querschnittssyndrom viel stärker ausgeprägt, zeigten aber eine besondere Intensität bei thorakalen Lokalisationen der Verletzung. Muskelspasmen und -synergismen waren besonders ausgeprägt bei den inkompletten thorakalen Querschnittsläsionen und traten bei caudal gelegenen Verletzungen in den Hintergrund. Phantomempfindungen wurden von drei Patienten, einem mit einer cervicalen und zwei mit thorakalen Rückenmarksläsionen angegeben. Auffallend war, daß primär bei allen drei Patienten eine subtotale Rückenmarkssymptomatik im Sinne eines vorderen Rückenmarksyndroms vorgelegen hatte.

Die spinale Computertomographie wurde mit einem Gerät der 3. Generation (Somatom 2 N, 256 x 256 Bildmatrix, 2 bzw. 8 mm Schichtdicke) in Höhe der zu erwartenden spinalen Läsion durchgeführt. Eindrucksvoll stellten sich knöcherne Veränderungen, wie Frakturen und Verlagerungen von Knochenfragmenten in den Spinalkanal dar, es konnten aber auch Veränderungen am Myelon, wie Verschmälerung desselben oder umschriebene Dichteminderungen im Sinne von Nekrosen oder Cysten festgestellt werden (Abb. 1).

Jene Patienten mit Verplattung oder Drahtcerclagen waren bezüglich des Myelons nicht beurteilbar. Ein Vergleich der CT-Befunde mit dem klinischen Befund eines kompletten oder inkompletten Querschnittes oder operativen Vorgehens zeigte keine eindeutige Beziehung hinsichtlich des unterschiedlichen Ausmaßes der grob morphologisch faßbaren Veränderungen des Spinalkanalinhaltes (Tabelle 1). So fanden sich bei drei Patienten mit subtotalen Rückenmarksläsionen komplett negative CT-Befunde. Hingegen fanden sich bei weiteren drei Patienten zusätzlich Herde zwei Segmente unterhalb der Fraktur die als Nekrosen infolge sekundär bedingter Mikrozirkulationsstörungen aufgefaßt wurden (Reisner 1982).

Mittels „Social Score" wurde einer Kontrollgruppe „K" (durchschnittliches unfallchirurgisches stationäres Patientengut) eine Gruppe „A" mit an den Rollstuhl gebundenen, eine Gruppe „B" mit Gehhilfen mobilisiert und „C" ohne Hilfe gehfähigen Patienten gegenübergestellt (Tabelle 2).

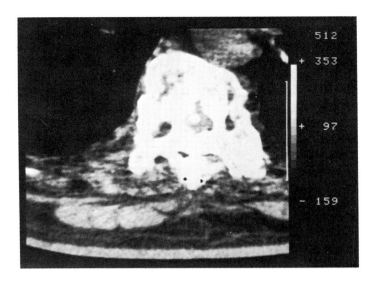

Abb. 1. Zustand nach Trümmerfraktur des 7. BWK mit zentralen Knochensplitter und Zustand nach Cerclage

Tabelle 1. Vergleich klinischer und computertomographischer Befunde bei 34 Patienten mit posttraumatischer Querschnittssymptomatik

		CT o.B.	Computertomogr. knöchern	Verändg. am Myelon	CT nicht verwertbar	Operation	Mehrfach- diagnosen
Querschnitt	Total n = 17	1	10	4	4	8	2
	Subtotal n = 17	2	11	6	1	7	3

Tabelle 2. Die Zahlen entsprechen dem Mittelwert des Gesamtscore der psychosozialen Veränderungen in den jeweiligen Spalten (Scorierung nach oben offen) (Maynzt 1969)

	Eltern-Kind- Beziehung	Sexual- Beziehung	Rolle in d. Familie	Rolle außer- halb der Familie	Rolle am Arbeitsplatz	Umwelt- situation
Gruppe „A" (n = 22)	13	32	4	20	33	27
Gruppe „B" (n = 7)	7	26	2	16	39	18
Gruppe „C" (n = 5)	10	22	2	18	37	17
Gruppe „K" (n = 10)	12	22	2	0	17	0

Auffallend ist, daß – abgesehen von der Gruppe „A" – welche in jeder Beziehung am härtesten getroffen ist, alle drei Gruppen in ihrer Rolle außerhalb der Familie und bezüglich ihres Verhaltens zur Umwelt massiv psychosozial gestört sind.

Literatur

1. Binder H, Reisner Th (in publication) The neurological symptomatology after injury of vertebral column. I. Viennese Workshop of International College of Surgeons Austrian Section, Vienna, October 3-6, 1982
2. Burri C, Rüter A (Hrsg) (1980) Hefte zur Unfallheilkunde, Bd 149, Springer, Berlin Heidelberg New York
3. Mayntz R, Holm P, Hübner P (1969) „Einführung in die Methode der empirischen Sozialforschung". Westdeutscher Verlag, Obladen
4. Meinecke FW (1980) Verletzungen der Wirbelsäule und des Rückenmarkes. In: Baumgartl F, Kremer K, Schreiber HW (Hrsg) Spezielle Chirurgie für die Praxis, Bd. III, Teil 2. Thieme, Stuttgart
5. Reisner Th, Binder H (in publication) CT of injuries of spine and spinal cord. I. Viennese Workshop of International College of Surgeons Austrian Section. Vienna, October 3-6, 1982

Univ. Doz. Dr. H. Binder, Neurologische Univ. Klinik Wien, Lazarettgasse 14, A-1090 Wien

Die intrakranielle Hirndruckmessung beim Schädel-Hirn-Trauma

H. Matuschka, W. Todt und W. Buchinger

Unfallkrankenhaus Meidling der Allgemeinen Unfallversicherungsanstalt
(Ärztlicher Leiter: Primarius Dr. Jahna)

Im Rahmen der derzeit geforderten Therapie und Diagnostik eines schädelhirnverletzten Patienten sehen wir am Unfallkrankenhaus Meidling auch die Notwendigkeit der kontinuierlichen Überwachung des intrakraniellen Drucks. Bedenkt man, daß die gleiche intrakranielle Volumenzunahme, die in ihrer Anfangsphase durch die intrakraniellen Reserveräume noch kompensiert werden konnte, nach deren Erschöpfung zu wesentlich höheren Hirndrucken und damit bereits zu einer Massenverschiebung führen kann, erscheint es uns wichtig, diesen Zeitpunkt der Dekompensation vorzeitig durch die Messung des Hirndrucks zu erkennen und zu therapeutisieren. Das Abwarten einer klinischen Symptomatik eines gesteigerten Hirndrucks läßt meist die Therapie viel zu spät einsetzen. Wir erhoffen uns durch diese Art der Überwachung eines Patienten mit Schädel-Hirn-Trauma die Verringerung der sekundären Hirnschäden durch Hirnödem oder primär verzögert auftretender, epiduraler, subduraler oder intracerebraler Blutungen. sowie die Unterscheidung zum primären Hirngewebsschaden, der ja therapeutisch nicht beeinflußbar ist.

Hefte zur Unfallheilkunde, Heft 165
Hrsg.: C. Burri/U. Heim/J. Poigenfürst
© Springer-Verlag Berlin Heidelberg 1983

Die Indikation zum Setzen einer intrakraniellen Hirndruckmessung ergibt sich demnach beim gedeckten Schädel-Hirn-Trauma nach Ausschluß einer Raumforderung bei zunehmender Verschlechterung der Bewußtseinslage, tiefer Bewußtlosigkeit und Hirnstammsymptomatik. Ferner zur postoperativen Überwachung nach Ausräumung einer intrakraniellen Blutung und Versorgung einer offenen Hirnverletzung.

Zur Messung des intrakraniellen Drucks haben wir uns zu einer epiduralen Meßmethode und zwar dem Verfahren nach Beks entschieden. Diese Methode erscheint uns, da der Subduralraum im Gegensatz zur Ventrikel-, subduralen- oder Hirngewebsdruckmessung nicht eröffnet werden muß, hinsichtlich Infektion am risikoärmsten und hinsichtlich Einbau am komplikationslosesten. Es wird hierzu ein 1 mm im Durchmesser messendes Trepanationsloch parietal ca. zwei Querfinger neben der Sagittalen auf Höhe der Tragusverbindungslinie auf der Seite des vermuteten Kontusionsherdes angebracht. In dieses exakt zu bohrende Trepanationsloch wird eine selbstschneidende Adapterschraube senkrecht zur Duraoberfläche eingeschraubt. Die Decke der Schädeldecke bestimmen wir vorher mit einer Schublehre und die Eindringtiefe des Adapters begrenzen wir mit Dichtungsringen. Anschließend erfolgt das Einsetzen des Druckaufnehmers, der coplanar der Duraoberfläche aufsitzen soll. Es ist darauf zu achten, daß zwischen dem Druckaufnehmer und der Dura möglichst kein Blut einsickern soll, um die Werte nicht zu verfälschen. Der Druckaufnehmer wird mit Hilfe einer Mutter in der Adapterschraube fixiert und ist somit durch von außen angreifende Kräfte geschützt, worin wir wiederum einen Vorteil dieser Methode sehen.

Wenn nun bei einem schädelhirnverletzten Patienten keine dringliche Notwendigkeit zu einem neurochirurgischen Eingriff besteht, jedoch andere Begleitverletzungen einer sofortigen chirurgischen Versorgung bedürfen, erweist sich die Hirndruckmessung gleich als guter Überwachungsparameter während eines operativen Eingriffs. So können auch unter Narkose-

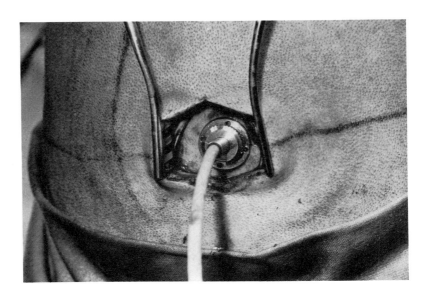

Abb. 1. Druckmeßvorrichtung in situ

bedingungen, die das Erkennen einer Veränderung der Bewußtseinslage unmöglich machen, Hirndrucksteigerungen und ev. dieser zugrundeliegende Blutungen erkannt werden.

In der Überwachungsphase eines schädelhirntraumatisierten Patienten auf der Intensivstation sehen wir jedoch den größten Wert einer intrakraniellen Hirndruckmessung. Die gemessenen Hirndruckwerte und die aufgezeigte Hirndruckkurve sind die besten Parameter für eine suffiziente Therapie. Ein Ansteigen der Hirndruckwerte über den Normalwert von 10-15 mm Hg und ein Auftreten sogenannter Plateauwellen veranlassen uns, die bereits eingeleitete Therapie zu überprüfen und hirndrucksenkende Maßnahmen einzuleiten. Hier erwies sich die Beatmung mit Freihalten der Atemwege durch Intubation und leichter Hyperventilation mit PCO_2 Werten von 25-30 mm HG und PO_2 Werten von über 100 mm Hg als wirksamste Maßnahme, einen gesteigerten Hirndruck zu vermeiden oder zu therapeutisieren. Vor allem bei Kombination mit einem Thoraxtrauma erlaubt uns die Überwachung des Hirndrucks das Einsetzen der für den Patienten optimalen Beatmungsform. Um die diagnostischen Maßnahmen zu vervollständigen ist eine kontinuierliche Blutdruckmessung über ateriellen Katheter unbedingt erforderlich. So ist es uns auch möglich, den cerebralen Perfusionsdruck, der nicht unter 50 mm Hg absinken soll und der sich aus der Differenz des arteriellen Mitteldrucks und des Hirndrucks ergibt, zu kontrollieren. Für eine weitere hirndrucksenkende Maßnahme, nämlich die der Barbiturattherapie, ist die kontinuierliche Hirndruckmessung und Blutdruckmessung unbedingt erforderlich. Nur so kann bei einem unter Barbituratloading stehende Patienten ein verzögert auftretendes intrakranielles Geschehen rechtzeitig erkannt werden. Hiermit ergibt sich auch die Möglichkeit, wie neuere Untersuchungen von Teasdale und Mitarb (1980) ergeben haben, computertomographisch nachgewiesene sog. stumme intracerebrale Hämatome ohne Verdrängung der Mittellinie und mit normalen Hirndruckwerten zu überwachen und konservativ zu behandeln. Bei anfänglich unerklärlichen Hirndrucksteigerungen trotz optimaler Beatmungsform und cerebraler Perfusion erweist sich auch oft eine Fehllagerung des Patienten mit gestörtem venösen Abfluß durch Kopfschiefhaltung und zu flachgelagertem Oberkörper als Ursache hierfür.

Die Effizienz der gezielten und damit auch kostensparenden Gabe aller übrigen derzeitigen hirndrucksenkenden Prophylaxe- und Therapiemöglichkeiten wie Korrektur der Elektrolyte, des Säure-Basenhaushaltes, Aufrechterhaltung des kolloidosmotischen intravasalen Drucks, sowie Verabreichung von Corticosteroiden, Saluretica und Osmodiuretica läßt sich gut durch die aufgezeigten Hirndruckwerte kontrollieren. Vor allem letztgenannte Osmodiuretica sollten nicht routinemäßig sondern nur gezielt verwendet werden, da sie in kontusionell geschädigten Hirnarealen durch die gestörte Blut-Hirn-Schranke einen Rebound-Effekt erzielen können.

Mit Hilfe dieser Meßmethode haben wir bis jetzt 26 Patienten mit einleitend erwähnter Indikationsstellung bei schwerem Schädel-Hirn-Trauma überwacht. 6 Patienten davon erhielten eine Hirndruckmessung nach Ausräumung epi- oder subduraler Hämatoma, ein Patient nach Versorgung einer offenen Schädel-Hirn-Verletzung. Die Verweildauer der Druckaufnehmer betrug zwischen 2 und 31 Tage, im Durchschnitt 11 Tage. Wir fanden keinerlei Komplikationen durch Infektion oder Nachblutung.

Daraus ergibt sich für uns die Forderung, dieses noch invasive Monitoring routinemäßig in der Überwachung Schädel-Hirn-Traumatisierter einzusetzen, um sie gezielt and aggressiv therapeutisieren zu können.

Dr. med. H. v. Matuschka, Unfallkrankenhaus Meidling, Kundrastraße 37, A-1120 Wien

Die Computertomographie bei Mittelgesichtstraumen

I. Jend-Rossmann[1], H.-H. Jend[2] und M. Heller[2]

1 Nordwestdeutsche Kieferklinik (Direktor: Prof. Dr. Dr. G. Pfeifer)
2 Radiologische Klinik der Universitätsklinik Eppendorf (Direktor: Prof. Dr. E. Bücheler)

Aus orientierenden Schädelübersichtsaufnahmen eines Kopfverletzten allein ist in der Regel kaum eine präzise Aussage über Art und Umfang der vorliegenden Gesichtsschädelfrakturen möglich (Schargus 1974; Moilanen 1982). Eine detaillierte konventionelle Röntgendiagnostik dagegen ist mit erheblichem Zeitaufwand und zum Teil riskanten Lagerungsmanövern verbunden. Da in den meisten Fällen zur Abschätzung eines vorliegenden Schädel-Hirn-Traumas ohnehin vom untersuchenden Neurologen ein kranielles Computertomogramm angeordnet wird, sind wir dazu übergegangen, diese Untersuchungen auf das Mittelgesicht auszudehnen (Jend et al. 1982). Dies geht vergleichsweise rasch und erspart dem Patienten eine oder gar mehrere Umlagerungen. Der Mund-Kiefer-Gesichtschirurg erhält so mit geringem Mehraufwand und ohne zusätzliche Belastung für den Patienten wertvolle Informationen im Hinblick auf eine operative Versorgung.

Methodik

Die meisten Untersuchungen wurden mit einem Somatom 2 der Firma Siemens ausgeführt unter Verwendung eines hochauflösenden Rechnerprogramms. Die Schichtdicke betrug 2 mm bei einem Tischvorschub von 8 mm oder kleineren Schritten in besonders interessierenden Bereichen.

Im Anschluß an die CCT wurde die Gantry parallel und in Höhe des Oberkiefer-Alveolarfortsatzes positioniert. So konnten Artefakte durch Zahnmetall vermieden werden. Sofern es der Zustand des Patienten zuließ, wurden auch coronare oder semicoronare Schichtbilder angefertigt.

Frakturtypen

Voraussetzung für die erfolgreiche Analyse der vorliegenden Mittelgesichtsfrakturen ist eine genaue Kenntnis der verschiedenen Frakturtypen wie Le Fort-Frakturen I-III, Jochbeinfrakturen und Orbitafrakturen mit dem Verlauf der Frakturlinien, den beteiligten Strukturen und der Lagebeziehung zu der Umgebung.

Bei den *Le Fort-Frakturen* werden Teile des Mittelgesichts (Oberkiefer bei Le Fort I, nasoethmoidaler Block bei Le Fort II) oder das gesamte Mittelgesicht (Le Fort III) von der Schädelbasis abgetrennt. Abb. 1a zeigt die schematische Darstellung der Frakturlinien.

Während die Diagnose der Le Fort II- und Le Fort III-Frakturen im axialen Schichtbild keine Schwierigkeiten bereitet, kommt die Le Fort I-Fraktur durch den parallel zur Schnittebene liegenden Frakturverlauf nicht so gut zur Darstellung und kann häufig nur indirekt aus der Analyse der beteiligten Strukturen rückgeschlossen werden. Gut geeignet zur Dar-

Hefte zur Unfallheilkunde, Heft 165
Hrsg.: C. Burri/U. Heim/J. Poigenfürst
© Springer-Verlag Berlin Heidelberg 1983

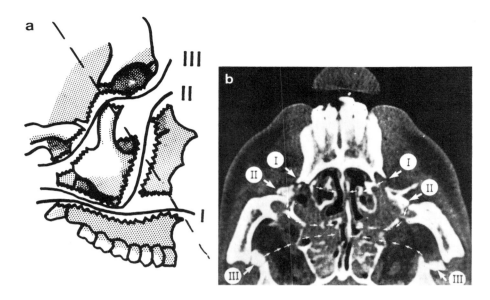

Abb. 1. a Schematische Darstellung der Le Fort-Frakturen I-III. **b** Semicoronares CT einer Mittelgesichtsfraktur des Typs Le Fort I-III

stellung aller drei Le Fort-Typen sind direkt angefertigte semicoronare Schnitte: bei dem in Abb. 1b gezeigten Fall sind alle drei Frakturtypen nachweisbar. Sekundäre Rekonstruktionen anderer Ebenen aus axialen Schichten, wie sie von anderen Autoren vorgeschlagen werden (Brant-Zawadzki et al. 1982), können dagegen nach unseren Erfahrungen nicht zur Frakturfeindiagnostik dienen.

Isolierte *Jochbeinfrakturen* sind in allen Schichtebenen gut zu erkennen. Diagnostische Leitpunkte sind die laterale Orbitawand, der Infraorbitalrand, die Kieferhöhlenvorder- und -hinterwand und der Jochbogen. Eine Kieferhöhleneinblutung kann ein zusätzlicher Hinweis sein.

Isolierte *Orbitafrakturen* treten an der medialen Orbitawand und am Orbitaboden als sogenannte Blow out-Frakturen auf. Der Orbitarand ist dabei definitionsgemäß intakt. Während mediale Blow out-Frakturen in axialen und coronaren Schichtbildern gleichermaßen gut zu sehen sind, zeigt sich die Orbitabodenfraktur am besten bei der coronaren Darstellung; im axialen Schichtbild ist sie nur indirekt zu diagnostizieren durch Zeichen wie abgesenkte Knochenfragmente im Kieferhöhlen-Lumen bei intakten Wänden und eine begleitende Einblutung.

Wertung

Die CT ist sowohl zur Darstellung einfacher wie auch komplizierter Mittelgesichtsfrakturen hervorragend geeignet (Jend 1982). Bei Schädel-Hirn-Traumen, zu denen die Le Fort-Frakturen im allgemeinen zu rechnen sind, ergibt sich die Indikation aus der einfachen Ausdehnung des ohnehin erforderlichen cranialen CTs unter Ersparnis an Zeit, Mehraufwand und Belastung für den Patienten. Darüberhinaus können begleitende Frakturen im Bereich der Stirnhöhlen oder der vorderen Schädelbasis sehr viel besser erkannt werden als mit jeder anderen Röntgendarstellung. Dies ist für den Patienten von eminenter Bedeutung, da bei Läsionen in diesem Bereich mit Liquorfisteln und cerebralen Komplikationen durch aufsteigende Infektion zu rechnen ist.

In der Diagnostik der *Blow out-Frakturen* ist die CT den konventionellen Röntgenverfahren deutlich überlegen. Für die optimale Beurteilung des *Orbitabodens* sind coronare Schichtbilder erforderlich. Da es sich beim Auftreten dieses Frakturtyps nicht um Schwerverletzte handelt, ist deren Anfertigung in der Regel möglich, es sei denn es besteht von vornherein eine Bewegungseinschränkung der Halswirbelsäule. Mediale Blow out-Frakturen konnten bisher mit keiner konventionellen Röntgentechnik eindeutig dargestellt werden. Nach dem aus der CT gewonnenen Eindruck scheint dieser Frakturtyp sehr viel häufiger zu sein, als allgemein angenommen wurde. Er tritt häufig in Begleitung einer Orbitabodenfraktur auf und kommt retrospektiv als Ursache eines gelegentlich beobachteten persistierenden Enophthalmus nach operativer Revision des Orbitabodens in Betracht (Hammerschlag et al. 1982). Durch die gleichzeitige Darstellung der Weichgewebe kann außerdem eine zu Funktionsausfällen führende Muskeleinklemmung direkt sichtbar gemacht werden.

Bei *isolierten Jochbeinfrakturen* dürfte eine CT-Diagnostik im allgemeinen nicht indiziert sein. Hier liefert meistens bereits die Nasennebenhöhlen-Übersichtsaufnahme — evtl. ergänzt durch wenige orientierende konventionelle Schichtaufnahmen — die gewünschte Information bei geringerem Kostenaufwand (Moilanen 1982). Lediglich in Einzelfällen, zur Beurteilung des Orbitabodens oder etwaiger Einklemmungen, kommt ein CT in Betracht.

Bei Mittelgesichtstraumen lassen sich daher folgende Hauptindikationsgebiete für eine Computertomographie formulieren:

1. zur Darstellung typischer Mittelgesichtsfrakturen, soweit ohnehin ein CCT angefertigt wird
2. bei Verdacht auf eine begleitende Schädelbasis- oder Stirnhöhlenfraktur
3. zur Diagnostik von Orbitafrakturen.

Literatur

Brant-Zawadzki MN, Minagi H, Federle MP, Rowe LD (1982) High Resolution CT with Image Reformation in Maxillofacial Pathology. AJR 138:477-483

Hammerschlag SB, Hughes S, O'Reilly GV, Weber AL (1982) Another Look at Blow out Fractures of the Orbit. AJNR 3:331-335

Jend H-H (in Vorbereitung) Gesichtsschädel. In: Heller M, Jend H-H (Hrsg) CT in der Traumatologie. Thieme, Stuttgart

Jend H-H, Jend-Rossmann I, Heller M (1982) Die Analyse der Gesichtsschädelfrakturen im CT. Fortschr Röntgenstr 137:379-383

Moilanen A (1982) Errors in the primary x-ray diagnosis of maxillofacial fractures. Fortschr Röntgenstr 137:129-135

Schargus G (1974) Irrtümer und Fehler bei der Diagnostik von Mittelgesichtsfrakturen. Dtsch Zahnärztl Z 29:548-549

Dr. I. Jend-Rossmann, Nordwestdeutsche Kieferklinik der Universitätsklinik Eppendorf, Martinistraße 52, D-2000 Hamburg 20

Der Supraspinatussehnenriß: Erweiterte Diagnostik durch Ultraschall und Computertomographie

P. Habermeyer[1], R. Mayer[1], B. Mayr[2] und A. Rolle[1]

1 Chirurgische Klinik Innenstadt, Ludwig-Maximilians-Universität München
  (Direktor: Prof. Dr. L. Schweiberer)
2 Radiologische Klinik und Poliklinik, Ludwig-Maximilians-Universität München
  (Direktor: Prof. Dr. J. Lissner)

Die Supraspinatussehne stellt das zentrale Element der Rotatorenmanschette dar. Die pathologisch-anatomischen Grundlagen für ihre Erkrankung sind seit den Arbeiten von Codman bekannt, im wesentlichen handelt es sich um degenerative, entzündliche und traumatische Läsionen. Schlüssel zum Verständnis der Ätiopathogenese bildet die schlechte und vulnerable Blutversorgung im Sehnenansatzgebiet am tuberculum majus.

Eine Kontinuitätsunterbrechung der Supraspinatussehne verursacht einen Funktionsausfall in Abduktion und Außenrotation. Darüber hinaus kommt es zur Mitverletzung der bursa subacromialis, welche an ihrer Unterseite mit der Supraspinatussehne verlötet ist.

Die konventionelle Diagnostik bei Supraspinatusverletzung stützt sich auf die klinische Untersuchung, die Röntgenaufnahme der Schulter in zwei Ebenen und die Arthrographie des Schultergelenks. Durch Austritt von Kontrastmittel aus dem Glenohumeralgelenk in die bursa subacromialis wird der positive Nachweis der Ruptur in der Arthrographie erbracht. In praxi jedoch erschwert der Schmerz eine exakte Diagnostik, die begleitende Entzündung der Synovia der Bursa führt zu Verklebung der Verschiebeschicht, Funktionseinschränkung, auch ohne Riß der Sehne, resultiert. Wir erweiterten die Diagnostik durch Ultraschall und Computertomographie.

Methodik

Zur Sonographie wurde ein Compound Gerät (Fa. Philips „Sono Diagnost B") mit 5 Mega-Herz-Schallkopf verwendet. Um die Unebenheiten der Schulterkontur auszugleichen, schallten wir mit Wasservorlauf. Für die Computertomographie stand ein Somatom DR 3 (Siemens AG) zur Verfügung. Die Lagerung erfolgte mit am Oberkörper angelegten Armen und mit über dem Kopf verschränkten Armen.

Ergebnisse

In den Monaten Mai mit November 1982 führten wir 11 Patienten mit Supraspinatussyndrom dem erweiterten Untersuchungsprogramm zu. Betroffen waren 9 Männer und 2 Frauen, das Durchschnittsalter betrug 48,4 Jahre. 5 Patienten wiesen eine leere Vorgeschichte auf, 5 Patienten klagten schon früher über eine Periarthropathie, wovon eine Patientin einen alten tuberculum majus-Ausriß aufwies, einmal ergab sich anamnestisch eine Scapulafraktur. Auf den Röntgenstandardaufnahmen fanden wir in 8 Fällen Verkalkungen im Ansatzbereich

Hefte zur Unfallheilkunde, Heft 165
Hrsg.: C. Burri/U. Heim/J. Poigenfürst
© Springer-Verlag Berlin Heidelberg 1983

der Supraspinatussehne. Bei anamnestisch und klinisch eindeutigen Supraspinatusrupturen fertigten wir beidseits gehaltene AC-Aufnahmen an. Hierbei sahen wir in zwei Fällen einen deutlichen Tiefstand des Humeruskopfes im Vergleich zur gesunden Seite. Die Arthrographie des Schultergelenks ließ in 7 Fällen einen Kontrastmittel-Austritt in die bursa subacromialis feststellen. Computertomographisch gelang es in keinem Fall eine Ruptur zu erkennen, Verkalkungen stellten sich jedesmal dar, der veraltete Abriß des tuberculum majus konnte nicht gesehen werden. Sonographisch glaubten wir zweimal einen Rupturnachweis führen zu können, die vorhandenen Verkalkungen wurden alle im Echo gesehen, in 4 Fällen fanden sich Hämatomschatten.

Diskussion

Bei 7 Patienten konnten wir mit der herkömmlichen Untersuchungstechnik einen Supraspinatussehnenriß diagnostizieren, computertomographisch war keine Aussage und sonographisch bei nur zwei Patienten möglich.

Im CT ergeben sich die Schwierigkeiten durch verschiedene Dichtigkeitsmedien, wodurch speziell im Ansatzgebiet der Supraspinatussehne — egal bei welcher Armlagerung — Artefakte entstehen, welche eine Ruptur vortäuschen können. Es gelingt lediglich, den musculären Verlauf gut darzustellen, hier liegt aber nicht die Problemzone..

Die diagnostische Wertigkeit der Sonographie muß ebenfalls als nicht ausreichend bewertet werden. Zwar glückt eine gute Verlaufsdarstellung des Muskels, der Nachweis von Kalk und Hämatomflüssigkeit, aber in nur zwei Fällen war eine eindeutige Unterbrechung der Schallstruktur mit dem arthrographischen Befund in Einklang zu bringen. Die anatomische Nähe des Acromions verursacht Schallschatten, welche als Konturunterbrechung wie eine Ruptur imponieren. Immerhin gibt es Hinweise, daß bei weiterer Erfahrung und eventuell bei Anwendung eines Schallkopfes mit größerer Mega-Herz-Zahl eine exaktere Aussage möglich wird.

Schlußfolgerung

Die Diagnostik der Supraspinatussehnenruptur stützt sich allein auf die Klinik, das Röntgenbild und die Arthrographie. Die Computertomographie des Schultergelenks ermöglicht aufgrund von Artefakten keinen Nachweis einer Sehnenruptur, sonographisch läßt sich bisher ebenfalls noch keine zuverlässige Aussage machen.

Literatur

Codman EA (1931) Rupture of the supraspinatus tendon surgery. Gyn Obstet 52:579
Kessel L (1982) Clinical disorders of the shoulder. Churchill, Livingstone
Zwank L, Schweiberer L (1978) Verletzungen der Rotatorenmanschette. Akt Traumat 8: 155-160

Dr. P. Habermeyer, Chirurgische Klinik Innenstadt, Universität München, Nußbaumstraße 20, D-8000 München 2

Indikation und Technik der Röntgen-Großaufnahme

G. Lob[1], C. Burri[1] und M. Langer[2]

1 Unfallchirurgische Klinik der Universität Ulm
2 Abteilung Radiologie I der Universität Ulm

Die konventionelle Röntgenaufnahme, durchgeführt mit einer Röntgenröhre, deren Focus größer als 0,3 x 0,3 mm ist und bei welcher eine Vergrößerung der abzubildenden Strukturen unerwünscht ist, ermöglicht nur eine begrenzte Auflösung ossärer Feinstrukturen. Durch die photographische Nachvergrößerung derartig erstellter Röntgenaufnahmen, ist eine vergrößerte Darstellung des interessierenden Objektausschnittes möglich, ein größerer Informationsgehalt der nachträglich vergrößerten Aufnahme ist jedoch nicht zu erwarten. Die direkte radiologische Vergrößerung durch Veränderung des Objekt-Film Abstandes kann bei entsprechender Wahl der geeigneten Röntgeneinrichtung eine höhere Ortsauflösung von Detailstrukturen ermöglichen. Zur Vermeidung der durch die Focusgröße bedingten geometrischen Unschärfe ist es notwendig, spezielle Mikrofocus-Röhren mit einer Focusgröße von maximal 0,1 x 0,1 mm einzusetzen. Weiterhin muß durch eine Wahl geeigneter Filmfoliensysteme die folienbedingte Unschärfe reduziert werden. Aufgrund des wesentlich verkürzten Focus-Objekt Abstandes, der zum Teil notwendigen gering verstärkenden Filmfolienkombinationen ist mit einer höheren lokalen Strahlenbelastung der untersuchten Körperregion zu rechnen. Eine Reduktion der benötigten Dosis erfolgt durch den Verzicht auf ein Streustrahlenraster, da dieses aufgrund des bei dem vorliegenden großen Objektfilmabstand auftretenden Groedel-Effektes nicht mehr notwendig ist. Franken (1980) konnte durch Phantommessungen eine maximale Erhöhung der lokalen Strahlenbelastung durch Aufnahmen in direkter Röntgenvergrößerungstechnik um einen Faktor 2,5 nachweisen. Eine radiotomographische Untersuchung der entsprechenden Körperregion bewirkt eine Vergrößerung der lokalen Strahlenexposition ca. um einen Faktor 10. Eine computertomographische Untersuchung bewirkt gegenüber einer Tomographie ebenfalls eine Dosiserhöhung um einen Faktor 10.

Aufgrund der geringen Belastbarkeit der Mikrofocusröhre, muß die Untersuchung auf dünnere Körperabschnitte wie z.B. Knie-, Sprunggelenke oder Armskelettabschnitte beschränkt bleiben. Der Einsatz im Bereich des Körperstammes erfordert zu lange Belichtungszeiten, so daß Bewegungsartefakte die Ortsauflösung des Röntgenbildes wieder deutlich verschlechtern.

Aufgrund dieser methodischen Einschränkung ist auch der klinische Anwendungsbereich der direkten Röntgenvergrößerungstechnik eingeschränkt.

Die direkte Röntgenvergrößerungstechnik ermöglicht eine detaillierte Darstellung der corticospongiösen Struktur des untersuchten Knochenabschnittes. Die klinischen Indikationen ergeben sich somit aus einer Fragestellung, welche die oben genannte Feinstrukturdarstellung erfordert. Dieses sind:
1. Osteochondrale Frakturen;
2. Osteochondrosis dissecans;
3. Verletzungen im Bereich des Handskelettes;

Hefte zur Unfallheilkunde, Heft 165
Hrsg.: C. Burri/U. Heim/J. Poigenfürst
© Springer-Verlag Berlin Heidelberg 1983

4. Verlaufskontrollen der Einbauvorgänge von autologen oder homologen Spongiosaimplantaten;

5. Verlaufskontrollen von Arthrodesen.

Das Aufnahmeverfahren der direkten Röntgenvergrößerungsaufnahme, verlangt vom Radiologen eine detaillierte Analyse der Knochenfeinstruktur, da es nicht wie die konventionelle Tomographie oder die Computertomographie eine überlagerungsarme bzw. überlagerungsfreie Darstellung der Skelettareale ermöglicht. Durch Überlagerung mehrerer spongiöser Strukturen kann es insbesondere bei der Beurteilung der Einbauvorgänge von autologer oder homologer Spongiosa zu Fehlinterpretationen kommen. Im Bereich der osteochondralen Frakturen und der Osteochondrosis dissecans muß bei der Analyse direkter Röntgenvergrößerungsaufnahmen berücksichtigt werden, daß eine Darstellung der knorpeligen Gelenkanteile nicht möglich ist. Hierzu kann in Einzelfällen eine Arthrographie, gegebenenfalls mit Aufnahmen in Vergrößerungstechnik, ergänzend herangezogen werden.

Die Darstellung der Handwurzelknochen, insbesondere die Beurteilung einer Durchbauung einer Navicularefraktur, erfordert die überlagerungsfreie Darstellung des Frakturspaltes. Zur Auswahl der geeigneten Aufnahmepositionierung sind deshalb immer vor einer Vergrößerungsaufnahme konventionelle Aufnahmen in den Positionen der sogenannten Naviculareserie erforderlich. Aufgrund der häufig nicht ideal möglichen Freiprojektion des Frakturspaltes sind in diesem Bereich häufig Fehlinterpretationen der Vergrößerungsaufnahmen möglich. Ein routinemäßiger Einsatz der direkten Röntgenvergrößerungstechnik zur Beurteilung des Heilungsverlaufes verletzter Handwurzelknochen erscheint aus diesen Gründen nicht indiziert.

Wie aus den vorliegenden Ausführungen hervorgeht, kann die direkte Röntgenvergrößerungstechnik nur eine ergänzende Untersuchung für spezielle Fragestellungen, insbesondere im Bereich der osteochondralen Frakturen sowie der Osteochondrosis dissecans, darstellen. Für die Beurteilung von Einbauvorgängen eingebrachten corticospongiösen Materiales ist eine detaillierte Analyse einzelner Spongiosastrukturen notwendig. Ist dieses auf den angefertigten Vergrößerungsaufnahmen möglich, kann diese Methode eine Erweiterung der Aussagefähigkeit einer Röntgenaufnahme herbeiführen. Einem weit verbreiteten Einsatz dieser Methodik steht die nur begrenzte Anwendbarkeit im Bereich der Extremitäten, die Notwendigkeit einer speziellen Röntgenröhre und die geringgradig erhöhte Strahlenbelastung des Patienten gegenüber. Einer technischen Verbesserung der Mikrofocusröhren steht die Möglichkeit der gleichzeitigen Darstellung sowohl ossärer als auch von Weichteilstrukturen durch die Computertomographie gegenüber. Diese letztgenannte Methode ist im Bereich des Körperstammes problemarm einzusetzen. Sie bedingt jedoch eine wesentlich größere Strahlenbelastung des Patienten, verbunden mit geringerer Ortsauflösung im Bereich ossärer Strukturen, verglichen mit einer konventionellen nicht vergrößerten Röntgenaufnahme.

Literatur

Ewen K, Steiner H, Jungbluth R, Günther D, Schorre WD (1980) Die Bestimmung von Organdosen bei Röntgenaufnahmen und computertomographischen Untersuchungen sowie die Berechnung der somatisch signifikanten Dosisindizes. Fortschr Röntgenstr 133, 4:425

Franken Th, Borcke E (1980) Bildgüteuntersuchung zur direkten röntgenologischen Vergrößerung. Fortschr Röntgenstr 132, 3:320

Langer M, Langer R (1981) Diagnostik und Verlaufsbeurteilung der Osteochondrosis dissecans tali durch direkte Röntgenvergrößerungstechnik. Unfallheilkunde 84:37

Takahashi S, Sakuma S (1975) Magnification radiography. Springer, Berlin Heidelberg New
York

Priv.-Doz. Dr. med. Günter Lob, Klinik für Unfallchirurgie, Hand-, Plastische und Wiederherstellungschirurgie der Universität Ulm, Steinhövelstr. 9, D-7900 Ulm/Donau

Sonographische Achsenbestimmung bei Frakturen langer Röhrenknochen im Kindesalter

G. Helweg[1], G. Egender[1], H. Frommhold[1], T. Lang[2], H. Daniaux[2] und M. Aufschnaiter[3]

1 Universitätsklinik für Radiologie Innsbruck (Vorstand: Prof. Dr. E. Pirker)
2 Universitätsklinik für Unfallchirurgie, Innsbruck (Vorstand: Prof. Dr. O. Russe)
3 II. Universitätsklinik für Chirurgie, Innsbruck (Vorstand: Prof. Dr. E. Bodner)

Es ist heute unbestritten, daß die Sonographie in der Extremitätentraumatologie, ein völlig unschädlich und jederzeit reproduzierbares diagnostisches Verfahren darstellt. Während die Weichteildiagnostik der Muskeln und Sehnen gut gelingt, muß sich die Knochendiagnostik jedoch auf eine Konturdiagnostik beschränken, da der Ultraschall bekanntlich vom Knochen absorbiert und vorwiegend reflektiert wird [1, 2]. Zur Achsenbestimmung bei Frakturen langer Röhrenknochen im Kindesalter reicht aber die sonographische Knochenkonturdarstellung aus, um eine klinisch relevante Aussage zu treffen. Unverzichtbar sind nach wie vor Röntgenaufnahmen zur Erstellung der primären Diagnose, nach Reposition oder Extension, sowie Aufnahmen vor Entlassung des Patienten. Die zwischenzeitig bisher notwendigen Kontrollröntgenaufnahmen können jedoch durch die sonographische Untersuchung ersetzt werden. Zur Darstellung der exakten Achsenverhältnisse muß der Knochen in vollständiger Länge und fixen Bezugspunkten in einem Schnitt ohne Verzerrung dargestellt werden, dies ist nur im Compound-Verfahren möglich.

Indikationen

a) Ersatz der Kontrollröntgenaufnahmen nach dem ersten Kontrollröntgenbild, beginnend 48 h nach dem Unfall wöchentlich bis zur Anfertigung des Kontrollröntgenbildes vor Entlassung. In Frage kommen sämtliche lange Röhrenknochen, insbesondere jedoch Frakturen im Bereich der unteren Extremität.

b) Nachweis einer dislocatio ad axim, einer dislocatio ad latus, sowie einer dislocatio ad longitudinem cum contractione vel distractione. Eine dislocatio ad peripheriam ist sono-

Hefte zur Unfallheilkunde, Heft 165
Hrsg.: C. Burri/U. Heim/J. Poigenfürst
© Springer-Verlag Berlin Heidelberg 1983

graphisch nicht ausreichend diagnostizierbar. Im gleichen Untersuchungsgang können der Callus, Hämatome, septische Prozesse oder aber auch Weichteileinschlüsse beurteilt werden.

Untersuchungsgeräte, angewandtes Verfahren, Untersuchungstechnik

Die Untersuchung wird mittels eines Compound-Gerätes mit einem 2,5 MHz-Schallkopf durchgeführt. Der Patient verbleibt in Extension in seinem Bett, eine Umlagerung oder ein Abhängen von der Extension ist nicht erforderlich.

Anhand der Oberschenkelfrakturen soll das Verfahren erläutert werden. Zunächst wird in der Femurschaftachse (Mitte der Linea intertrochanterica) ein Sagittalschnitt bis zur Kniebasislinie (intercondylär) angefertigt. Die sonographisch ermittelte Achse stimmt mit der aus dem seitlichen Röntgenbild gewonnenen Achse überein. Der Schallkopf wird nun um 90 Grad gedreht und ein Horizontalschnitt seitlich beginnend in der Mitte des Trochanter-Major-Massivs bis zur Mitte des Condylus lateralis femoris angefertigt. Bei dieser Schnittführung ist die physiologische Antekurvation zu berücksichtigen. Das Schnittbild stellt die Achse mit der gleichen Genauigkeit wie die Achse im a.p.-Röntgenbild dar. Die TCG-Kurve ist optimal einzustellen, damit der Dichtesprung an der Corticalis des Knochens gemildert wird und nichtgewollte Phantomechos unterdrückt werden. Im Ultraschallschnittbild ist nun die gesamte dem Schallkopf gegenüberliegende Compacta des abgebildeten Röhrenknochens als stark reflexogenes Band dargestellt [2, 3, 4, 5]

Ergebnisse

In einer prospektiven Studie wurden von den im Jahre 1982 20 aufgenommenen kindlichen Patienten mit Oberschenkelfrakturen, 8 sonographisch im Kontrollzeitraum 48 h nach dem Unfallereignis bis zur Entlassung (im Schnitt 6 Wochen Aufenthaltsdauer) wöchentlich kontrolliert. Die Ultraschallkontrollbilder korrespondierten mit den vergleichenden Röntgenaufnahmen mit einer Abweichung von maximal 2-3 Grad, wobei die Messungen im Nativröntgenbild in Schaftmitte durchgeführt wurden. Unter Berücksichtigung der Compacta-Abweichung zur Achse in Schaftmitte, ergab sich keine therapeutische Konsequenz. Die von der Unfallchirurgie zur therapeutischen Intervention noch tolerable Grenze von 5 Grad Abweichung in der a.p.-Ebene, konnte auch sonographisch erkannt werden. Bei größeren Achsenknickungen oder Seitenverschiebungen verläßt der bruchnahe Anteil des proximalen oder distalen Bruchstückes die Schnittebene, so daß in diesen Fällen ein Nativröntgen indiziert war.

Die Anfertigung eines a.p.- und seitlichen Bildes (Oberschenkel und Hüfte) bedeutet für den Knaben cirka 300 mrem, für das Mädchen cirka 100 mrem Gonadenstrahlenbelastung mit Gonadenschutz. Durch die Ersparnis von 3-4 Serien bisher erforderlicher Röntgenaufnahmen, bedeutet dies für den kindlichen Organismus die Ersparnis von 900-1200 mrem beim Knaben und 300-400 mrem beim Mädchen (Abb. 1).

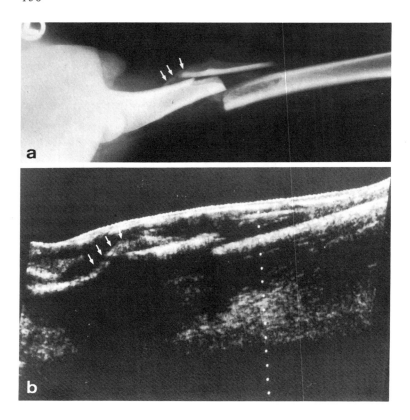

Abb. 1. a Seitliche Röntgenaufnahme des proximalen Oberschenkels eines achtjährigen Knaben: Man erkennt die deutliche Callusbildung (*Pfeile*) zwischen den einzelnen Frakturfragmenten. **b** Sonographischer Sagittalschnitt durch den gleichen Oberschenkel am selben Tag: Er zeigt die korrespondierenden Achsenverhältnisse und die Callusbrücken zwischen proximalem Frakturfragment und Drehkeil (*Pfeile*)

Schlußfolgerungen

1. Die Sonographie stellt bei der Achsenbestimmung von Frakturen langer Röhrenknochen im Kindesalter einen Fortschritt dar.
2. Mit dem Compound-Verfahren ist sie in der Lage, die Corticalisachse der langen Röhrenknochen in zwei Ebenen darzustellen.
3. Die dislocatio ad axim, die dislocatio ad latus, sowie die dislocatio ad longitudinem cum contractione vel distractione ist diagnostizierbar, eine dislocatio ad peripheriam läßt sich nicht ausreichend nachweisen.
4. Die primäre Röntgenaufnahme sowie die erste Kontrollaufnahme als auch die Aufnahme vor Entlassung sind nicht ersetzbar, die zwischenzeitlichen Kontrollaufnahmen können durch die Sonographie ausreichend ersetzt werden.
5. Die Strahlenbelastung des kindlichen Organismus, insbesondere der Gonaden, kann durch die sonographischen Kontrollaufnahmen signifikant reduziert werden.

Literatur

1. Aufschnaiter M, Lang Th, Dolati B (1982) Ultraschalldiagnostik in der Traumatologie der Extremitäten. Mitteilung – Frühjahrstagung der Österr. Gesellschaft für Unfallchirurgie, Wien
2. Kramps H-A, Lenschow E (1978) Zur Anwendung der Ultraschall-Compoundscan-Methode zur Weichteildiagnostik und Konturendarstellung in der Orthopädie. Picker, Bulletin US 1
3. Platzer W (1982) Atlas der topographischen Anatomie. Thieme, Stuttgart
4. Nitz AJ, Scoville CR (1980) Use of ultrasound in early detection of stress fractures of the medial titial plateau. Milit Med 145:844-6 (12)
5. Kratochwil A, Zweymüller K (1975) Ultrasonic examination in orthopedic surgery. Proc. II nd Europ. Congr. Ultrasonics in medicine. Excerpta Medica, Amsterdam, Oxford, p 343

Dr. Gernot Helweg, Universitätsklinik für Radiologie, Anichstraße 35, A-6020 Innsbruck

Beurteilung der Acetabulumfrakturen mit konventionellen Röntgenaufnahmen und dem CT

P. Ballmer[1] und B. Porcellini[2]

1 Klinik für Orthopädische Chirurgie der Universität Bern
  (Direktor: Prof. Dr. R. Ganz)
2 Institut für Diagnostische Radiologie der Universität Bern
  (Direktor: Prof. Dr. W.A. Fuchs)

Die Prognose der Acetabulumfrakturen hängt wesentlich von der Kongruenz der Gelenkflächen ab. Es ist deshalb eine möglichst anatomische Reposition zu fordern, wie sie meist nur durch einen operativen Eingriff mit Osteosynthese erreicht wird. Die genaue präoperative Kenntnis des Frakturtypes, des Dislokationsgrades, insbesondere im gewichttragenden Gelenkabschnitt, von intraartikulären freien Fragmenten sowie nicht dislocierter stabiler Elemente bestimmen Operationsindikation, Zugänge und Implantatwahl.

Funktionell anatomisch befindet sich das Acetabulum in der Kulmination eines Bogens, welcher sich aus einem vorderen und hinteren Pfeiler zusammensetzt. Dementsprechend lassen sich die Acetabulumfrakturen vereinfacht in Pfannenbrüche, Einpfeiler- und Zweipfeilerfrakturen einteilen.

In unserem Krankengut wurden insgesamt 23 Patienten mit Acetabulumfrakturen konventionell radiologisch und computertomographisch abgeklärt. Bei 12 Patienten konnten wegen zusätzlichen Verletzungen die Schrägaufnahmen im Rahmen der konventionellen Röntgentechnik nicht durchgeführt werden. Die Klassifikation der 23 Frakturen ergab 6 reine dorsale Pfannenrandbrüche, 2 Einpfeilerfrakturen sowie 15 einfache oder komplexe Zweipfeilerfrakturen, was weitgehend der prozentualen Verteilung in der Literatur entspricht.

Hefte zur Unfallheilkunde, Heft 165
Hrsg.: C. Burri/U. Heim/J. Poigenfürst
© Springer-Verlag Berlin Heidelberg 1983

Bei der vergleichenden Analyse von konventionellen sowie computertomographischen Aufnahmen konnten wir feststellen, daß die Klassifikation der Pfannenrandfrakturen und isolierten Frakturen des vorderen und hinteren Pfeilers sowie der rein transversalen Frakturen durch beide Pfeiler alleine mit den konventionellen Röntgenbildern möglich war. Eine wesentliche Erleichterung für das dreidimensionale Vorstellungsvermögen und für die Frakureinheilung stellte das Computertomogramm bei den komplexen Zweipfeilerfrakturen dar.

Genaue Informationen über die Gelenkkongruenz im gewichttragenden Pfannendachabschnitt und der „quadrilateral surface" als mediale Begrenzung sowie über den Dislokationsgrad des dorsalen Pfannenrandes sind praktisch nur durch computertomographische Aufnahmen zu erhalten.

Ebenfalls überlegen ist das Computertomogramm zur Darstellung freier intraartikulärer Fragmente und zur Beurteilung des Femurkopfes sowie dessen Stellung zur Gelenkpfanne (Sub-/Luxation). Im übrigen sind im CT die umgebenden Weichteile sehr gut dargestellt, was zum Beispiel die Beurteilung von größeren Hämatomen erlaubt.

Wir glauben, daß bei allen konventionell-radiologisch nicht klar beurteilbaren Acetabulumfrakturen eine computertomographische Abklärung durchgeführt werden sollte. Daraus resultieren wesentliche Zusatzinformationen, welche die Beurteilung der Operationsindikation erleichtern und gegebenenfalls eine genaue präoperative Planung ermöglichen.

Literatur

1. Harley JD, Mack LA, Winquist RA (1982) CT of acetabular fractures: comparison with conventional radiography. AJR 138:413-417
2. Letournel E, Judet R (1981) Fractures of the Acetabulum. Springer, Berlin Heidelberg New York
3. Mack LA, Harley JD, Winquist RA (1982) CT of acetabular fractures: analysis of fracture pattern. AJR 138:407-412
4. Rowe CR, Lowell JD (1961) Prognosis of fractures of the acetabulum. J Bone Joint Surg (Am) 43:30-59
5. Tile M (1980) Fractures of the acetabulum. Orthop Clin North Am 11:481-506

Dr. P. Ballmer, Orthopädische Klinik, Inselspital, Ch-3010 Bern

Indikation zur operativen Behandlung des retropatellaren Knorpelschadens

K.P. Benedetto und W. Glötzer

Univ. Klinik für Unfallchirurgie Innsbruck (Vorstand: Prof. Dr. O. Russe)

Einleitung

Während Bandi grundsätzlich als retropatellare Gelenkschäden jene im femuropatellaren Kniegelenksabschnitt durch äußere oder gelenkeigene Noxen entstanden Knorpel- und

Korpelknochenläsionen und deren Folgezustände bezeichnet, soll hier nur speziell auf die Chondropathia patellae und deren Indikation zur operativen Behandlung, bezugnehmend auf das Stadium des Knorpelschadens und die funktionelle Störung der Gleitweges, eingegangen werden.

Der funktionelle Aufbau des Gelenkknorpels, der von Benninghoff bereits vor mehr als 55 Jahren beschrieben wurde, konnte durch die elektronenmikroskopischen Untersuchungen (Cotta, Puhl) im Rahmen der Knorpelforschung der letzten Jahre nur bestätigt werden.

Im makroskopischen Bild lassen sich im wesentlichen drei Stadien des Knorpelschadens differenzieren.

Stadium I: gelbbraune Verfärbung der Knorpeloberfläche, bei der Untersuchung mit dem Häkchen eindrückbar.

Stadium II: Quellung und Auffaserung der oberflächlichen Korpelschicht mit Zotten- und Rißbildungen.

Stadium III: Knorpeldefekte, die bis zum subchondralen Knochen reichen mit Ulcerabildung.

Diagnosestellung

Retropatellare Schmerzen bei längerem Sitzen, Ergußbildung nach längerer Belastung und das Giving-way-Syndrom in der Anamnese geben bereits die ersten Hinweise. Die Quadricepsatrophie bei längerer Anamnese, der femuropatellare Preß- und Verschiebeschmerz, retropatellar hörbares Knarren beim Beugen des Kniegelenkes, sowie tastbare Unregelmäßigkeiten an der lateralen oder medialen Patellafacette geben deutlich objektive Hinweise für das Vorliegen einer Chondropathia patellae.

Zur radiologischen Abklärung fertigen wir generell eine Knieaufnahme a.p. und seitlich (30 Grad) sowie Defilee-Aufnahmen mit Seitenvergleich an.

Dadurch erhalten wir Auskunft über die Form und Größe der Patella, über vorhandene subchondrale Sklerosierung und ob es sich um eine Patella bipartita oder multipartita handelt. Die axialen Aufnahmen informieren uns über vorhandene Kantenabsprengungen, über die Form und Beziehung der Patella zu den Femurcondylen sowie über den femuropatellaren Gleitweg.

Zur präoperativen Planung führen wir immer eine Arthroskopie durch, da wir dabei eine echte Aussage über das tatsächliche Stadium, die Größe und die Lokalisation des Knorpelschadens erhalten.

Indikation und Technik des operativen Eingriffes

Als Operationsindikation sehen wir die Chondropathie Stadium II bei starken subjektiven Beschwerden sowie das Stadium III an. Stadium I und Stadium II mit nur leichten subjektiven Beschwerden bleiben der konservativen Therapie vorbehalten, wobei wir in jenen Fällen beim Stadium II ohne Störung des Gleitweges bei einer Arthroskopie die gleichzeitige arthroskopische Knorpelglättung durchführen.

Das Ziel des Eingriffes bei einer Arthroskopie sollte die Sanierung der Gleitfläche sowie die gleichzeitige Beseitigung der auslösenden Faktoren dieses pathologischen Zustandsbildes sein.

Technik

Als operative Maßnahme führen wir bei Stadium II eine Abrasio, bei Stadium III eine Abrasio und Pridiebohrung als Sanierung des Gleitlagers durch.

Zeigt die Patella eine Lateralisationstendenz so schließen wir an die Abrasio die laterale Retinaculumexcision nach Ficat an. Ist die Patella jedoch im femuropatellaren Gelenk gut zentriert und erstreckt sich der Knorpelschaden nicht nur auf eine Facette, so bevorzugen wir von nur einem Hautschnitt aus die bilaterale Retinaculumexcision. Bei anamnestisch habitueller Patellaluxation oder Subluxation führen wir nach Knorpelglättung die Medialversetzung der Tuberositas nach Elmslie in Verbindung mit einer lateralen Retinaculumspaltung durch.

Bei anteromedialer Bandinstabilität kommt es beim Gehen mit Belastung zu einer chronischen Patellasubluxation. Handelt es sich um eine Chondropathie bei gleichzeitig instabilem Knie, so führen wir bei Stadium II eine Bandplastik in gleicher Sitzung durch. In jenen Fällen, bei denen wir nach Pridie bohren, führen wir nach zwischenzeitlicher Unterwassertherapie und entlastender Mobilisation für 6 bis 8 Wochen den bandplastischen Eingriff nach dieser Zeit erst in einer zweiten Sitzung durch.

Dr. K.P. Benedetto, Univ. Klinik für Unfallchirurgie, Anichstraße 35, A-6020 Innsbruck

Therapie der frischen osteochondralen Fraktur

W. Glötzer und K.P. Benedetto

Univ.-Klinik für Unfallchirurgie Innsbruck (Vorstand: Prof. Dr. O. Russe)

Die Diagnose – Osteochondrale Fraktur im Kniegelenk – setzt eine ausführliche Anamnese zum Unfallhergang, eine exakte klinische und radiologische Untersuchung, voraus.

Osteochondrale Frakturen, kombiniert mit Bandverletzungen, werden im Rahmen der Operation beurteilt und entsprechend versorgt.

Klinisch schwieriger sind die bandfesten Kniegelenke und radiologisch unauffälligen Kniebefunde einzustufen. Durch den begleitenden Hämarthros sehen wir eine Indikation zur Acutarthroskopie. Sollte auf Grund unserer Organisation des Op-Programmes dies nicht möglich sein, versuchen wir innerhalb 1 Woche zur arthroskopischen Abklärung zu gelangen. Bis dahin punktieren wir den Hämarthros, führen die ausgiebige Spülung des Gelenkes mit Ringerlösung durch und stellen das Bein in einem gespaltenen, gepolsterten Oberschenkelgipsverband ruhig. Die exakte Kniegelenksarthroskopie in Allgemeinnarkose, bzw. Periduralanästhesie und Blutsperre, eröffnet uns die genaue Bestimmung der Größe, Lage, Ausdehnung des osteochondralen Fragmentes. Auch läßt sich in Verbindung mit der Anamnese der Unfallhergang meist genau rekonstruieren. Wir entscheiden auf Grund des arthroskopi-

Hefte zur Unfallheilkunde, Heft 165
Hrsg.: C. Burri/U. Heim/J. Poigenfürst

schen Befundes über das weitere Vorgehen. Wesentlich erscheint dabei die Untersuchung mit dem Häkchen, um zahlenmäßig erfaßbare Größenangaben zu erhalten, ferner lockere Knorpel- und Knorpelknochenanteile zu erkennen, bzw. die Festigkeit des Knorpels zu prüfen und die Binnenstrukturen des Kniegelenkes, wie Kreuzbänder und Menisci zu beurteilen.

Fragmente bis zu 3 mm Größe werden ausgeschwemmt, bzw. mit der Faßzange entfernt; es kann bei entsprechend günstiger Lage eine Bohrung nach Pridie, Glättung des umgebenden Knorpels mit dem Beaver-Messer oder dem Chondrotom unter arthroskopischer Sicht, angeschlossen werden. Reine osteochondrale Impressionen, die wieder in ihre ursprüngliche Lage zurückfedern und lediglich im Arthroskop mit dem Häkchen diagnostiziert werden, fordern kein aktives, operatives Vorgehen.

Liegen größere Fragmente vor, entschließen wir uns zur Arthrotomie. Nach Reinigung der Frakturflächen sind wir dazu übergegangen, nach probeweiser Reposition, die Fixation mit Fibrinkleber (Tissucol), zur Herstellung der anatomischen Konkurrenz der Gelenksflächen, anzustreben. Der Vorteil dieser Methode: kein Implantat, daher auch keine Rearthrotomie zur Metallentfernung, keine Schädigung des Knorpels durch das Implantat, einfache Anwendung. Es besteht dann noch die Möglichkeit der Stabilisierung entsprechend großer Fragmente mit Kleinfragmentschrauben, wobei darauf geachtet werden muß, den Schraubenkopf unter das Knorpelniveau zu versenken, wobei es natürlich wiederum zu einer neuerlichen Knorpelschädigung kommt.

Beschrieben werden noch erfolgreiche autologe Knorpeltransplantationen bei Defekten im Bereich von Hauptbelastungszonen.

Bei reinen osteochondralen Frakturen halten wir postoperativ eine Ruhigstellung für nicht erforderlich, bestehen jedoch auf einer belastungsfreien Mobilisation für 8 Wochen, gleichzeitig physikalische Behandlung, in Form von Unterwassertherapie und Anleitung zu isometrischem Muskeltraining.

Entsprechendes, operatives Vorgehen gilt auch bei osteochondralen Frakturen im Bereiche der Sprunggelenke.

Wir überblicken seit Januar 1981 500 Arthroskopien, wobei 5 osteochondrale Frakturen mit Abscherung und 8 osteochondrale Impressionen gefunden wurden.

Dr. med. Wulf Glötzer, Univ.-Klinik für Unfallchirurgie, Anichstr. 35, A-6020 Innsbruck

Diagnostische Probleme bei intraarticulären Frakturen

S. v. Gumppenberg und D.L. Fernandez

Universitätsklinik für Orthopädische Chirurgie, Inselspital, Bern (Direktor: Prof. Dr. R. Ganz)

Eine erfolgreiche Frakturbehandlung mit dem Ziel der Wiederherstellung einer seitengleichen Funktion des betroffenen Skelettabschnittes setzt eine exakte Diagnosestellung am Beginn der Behandlung voraus.

Hefte zur Unfallheilkunde, Heft 165
Hrsg.: C. Burri/U. Heim/J. Poigenfürst
© Springer-Verlag Berlin Heidelberg 1983

Die Diagnose einer Fraktur stützt sich auf:
— Die Anamnese: diese orientiert über den Unfallmechanismus, die eingeschränkte Funktionsfähigkeit des betroffenen Skelettabschnittes und die Schmerzen.
— Die Inspektion: diese läßt Achsen- und Rotationsfehler sowie Verkürzungen feststellen. Darüber hinaus informiert sie über die lokalen Weichteilverhältnisse. Ebenso lassen sich allfällige Luxationen erkennen.
— Die Palpation: diese läßt Druckdolenzen, abnorme Beweglichkeiten und Krepitationen lokalisieren.
— Die röntgenologische Untersuchung.

Die klassische Fraktur im Schaftbereich mit Achsen- und Rotationsfehlstellungen, Verkürzungen, einer abnormen Beweglichkeit und einer Krepitation sowie Gelenkfrakturen mit Luxation und Bewegungseinschränkung bieten weder klinisch noch radiologisch besondere Schwierigkeiten. Diagnostische Probleme treten dann auf, wenn die sicheren Zeichen einer Fraktur fehlen. Dies ist der Fall bei Fissuren, eingekeilten Knochenbrüchen, Frakturen der kurzen Knochen und vor allem bei vielen Gelenkfrakturen.

Die meisten intraarticulären Frakturen müssen operativ versorgt werden, da nur hierdurch eine anatomische Rekonstruktion möglich ist und damit posttraumatische Arthrosen vermieden werden können. Dies ist aber nur durch ein eingehendes Studium der Röntgenbilder in verschiedenen Ebenen zur genauen Darstellung des Gelenkkörpers und zur Beurteilung und Lokalisation der intraarticulären Fragmente oder Spaltbildungen möglich. Nur hierdurch kann der Chirurg die Rekonstruktion vorplanen und sich für den Zugang und die Lagerung des Patienten entscheiden.

Als Beispiele für diagnostische Probleme bei intraarticulären Frakturen sollen im Folgenden die Acetabulumfraktur, die Tibiakopffraktur und Frakturen des oberen und unteren Sprunggelenkes besprochen werden.

Zur Beurteilung der Acetabulumfrakturen sind neben den 2 Standardaufnahmen mit antero-posteriorem und seitlichem Strahlengang die schrägen Aufnahmen nach Letournel notwendig. Wertvolle zusätzliche Hinweise kann die Computertomographie vermitteln, vor allem bei der Beurteilung der Größe und des Grades der Dislokation abgesprengter Fragmente. Impressionen am Hüftkopf bei Luxationsfrakturen können oft nur mit dem CT nachgewiesen werden. Bei Luxationen gibt die Weite des Gelenkspaltes nach der Reposition Hinweise über mögliche Interponate.

Zur Beurteilung der Tibiaplateaufrakturen sind doppelschräge Aufnahmen obligatorisch, da nur so das Ausmaß und die Lokalisation der meist lateral gelegenen imprimierten Fragmente diagnostiziert werden kann (Abb. 1). In unklaren Fällen kann die Diagnosestellung mit der Tomographie in 2 Ebenen erleichtert werden, die zusätzliche Beurteilung mit dem CT erscheint uns nur in den seltensten Fällen notwendig. Bei distalen intraarticulären Tibiafrakturen und den Malleolarfrakturen muß der Unterschenkel für die a-p-Aufnahme 15-20 Grad innenrotiert werden, damit die transmalleoläre Achse parallel zur Röntgenplatte zu liegen kommt. Durch die gedrehten Aufnahmen lassen sich die vorderen (Tubercule de Chaput) und hinteren (Volkmannsches Dreieck) Strukturen darstellen.

Bei der röntgenologischen Diagnose von Calcaneusfrakturen, insbesondere der transtalamischen Brüche, welche die Kongruenz der talo-calcanearen Gelenkes beeinträchtigen, können Schrägaufnahmen des Rückfußes und spezielle Aufnahmen des talo-calcanearen Gelenkes in Innen- und Außenrotation zusätzliche Informationen über den Zustand der posterolate-

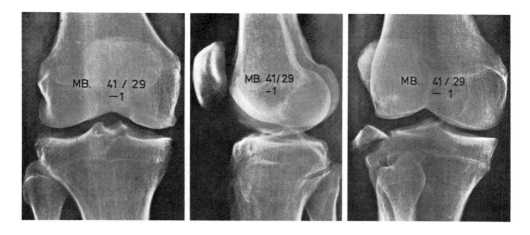

Abb. 1. Abrißfraktur am lateralen Tibiakopf, welche nur auf der gedrehten Röntgenaufnahme dargestellt werden kann

ralen Gelenkfacette des Calcaneus bringen. Frakturen des Sustentaculum tali sind meist auf der axialen Röntgenaufnahme ersichtlich. Auch bei Calcaneusfrakturen kann die Computertomographie in ausgewählten Fällen zusätzliche Informationen vermitteln.

Literatur

Gumppenberg S, Karpf PM (1982) Richtlinien zur Frakturenbehandlung. Fortschr Med 100:898
Hipp E (1981) Röntgendiagnostik. Orthopädie in Praxis und Klinik. Thieme, Stuttgart
Meuli HCh, Hafner E (1975) Röntgenuntersuchung in der Orthopädie. Huber, Bern
Watson-Jones R (1982) Fractures and Joint Injuries. 6th Ed. Livingstone, Edinbourgh London

Dr. S. v. Gumppenberg, Universitätsklinik für Orthopädische Chirurgie, Inselspital, CH-3010 Bern

Differenzierte Diagnostik des Hämarthros durch die arthroskopische Untersuchung des Kniegelenkes

K.P. Benedetto und W. Glötzer

Univ. Klinik für Unfallchirurgie Innsbruck (Vorstand: Prof. Dr. O. Russe)

Der hämorrhagische Erguß im Kniegelenk führt durch die Dehnung der Gelenkskapsel zu einer Kompression der Capillaren. Diese Minderdurchblutung verringert den durch Diffusion stattfindenden Stoffaustausch zwischen Knorpel und intravasalem Raum. Leukocytäre Enzyme bedingen zusätzlich einen Oberflächendefekt des Knorpels (Puhl). Die verminderte Zugfestigkeit der Kreuzbänder für mehrere Wochen als Folge des hämorrhagischen Ergußes konnte von Pföringer experimentell nachgewiesen werden. Als Konsequenz dieses pathophysiologischen Vorganges ergibt sich daher die dringende Forderung, einerseits jeden Hämarthros möglichst bald zu entleeren, andererseits dessen Ursache aufzufinden, um somit eine kausale Therapie durchführen zu können.

Zu jeder Abklärung des hämorrhagischen Kniegelenksergußes gehört neben einer ausführlichen Anamnese über das akute Unfallgeschehen und früher stattgehabte Knieverletzungen eine genaue klinische Untersuchung der Bandstabilität, der Menisci und des femuropatellaren Gleitlagers. Durch radiologische Untersuchung (wenn notwendig Tomographie) können knöcherne Verletzungen als Ursache des intraarticulären hämorrhagischen Ergußes ausgeschlossen werden. Osteochondrale Frakturen können zwar bei ausreichender Größe des knöchernen Anteiles im Röntgen meist richtig interpretiert werden, die Lokalisation des Wirtsbettes ist bei frei abgescherten Fragmenten jedoch schwierig. Ist die Ursache des posttraumatischen hämorrhagischen Ergußes nach eingehender Anamnese, radiologischer und klinischer Untersuchung nicht klar, so führen wir in all diesen Fällen eine arthroskopische Untersuchung möglichst bald durch (innerhalb einer Woche).

Ist aus terminorganisatorischen Gründen eine Akutarthroskopie nicht möglich, so schließen wir an die sofortige Punktion eine Spülung des Gelenkes mit Ringerlösung an, bis die Spülflüssigkeit klar zurückrinnt. Das Punktat wird nach dem Vorhandensein von Fettaugen oder Fibrinflocken untersucht (Tabelle 1).

Bei bisher 430 durchgeführten Arthroskopien erfolgte die Indikation zur Arthroskopie wegen Hämarthros unklarer Genese in 74 Fällen.

Wie aus Tabelle 1 hervorgeht, handelt es sich in unserem Krankengut in nahezu 2/3 um isolierte, vorwiegend vordere, Kreuzbandrupturen, welche als Ursache des hämorrhagischen

Tabelle 1. Ursachen des Hämarthros unklarer Genese

Isolierte Kreuzbandruptur	40
Spontan reponierte Patellaluxation	4
Osteochondrale Fraktur mit Abscherung	5
Osteochondrale Impression	8
Basisnahe Meniscusläsion	14
Kapselriß	3

Hefte zur Unfallheilkunde, Heft 165
Hrsg.: C. Burri/U. Heim/J. Poigenfürst
© Springer-Verlag Berlin Heidelberg 1983

Ergußes anzusehen sind. In nahezu 80% der Fälle stimmte die präoperative Verdachtsdiagnose, welche nach genauer Anamnese (Überstreckungs-, Rotationstrauma) und exakter klinischer Untersuchung durch den arthroskopierenden Arzt gestellt, arthroskopisch verifiziert wurde. Der restliche Anteil war als inkarcerierter Meniscus fehlgedeutet worden, wobei der abgerissene Kreuzbandstumpf die Einklemmungserscheinungen verursacht hatte.

Die spontan reponierte Patellaluxation, welche in 3 Fällen mit einer Knorpelfraktur einherging, war 1 mal als mediale Meniscusläsion fehlinterpretiert worden.

Die 5 osteochondralen Frakturen mit Abscherung waren präoperativ radiologisch diagnostiziert worden, das Wirtsbett konnte im Röntgen jedoch nicht sicher zugeordnet werden.

In 8 Fällen fanden sich arthroskopisch subchondrale Hämatome, wobei der Knorpel bei der Zusatzuntersuchung mit dem Häkchen eindrückbar war.

Bei der Meniscusläsion erfolgte die Arthroskopie, um Zusatzverletzungen im Kniebinnenraum auszuschließen bzw. um eine arthroskopische Meniscektomie durchzuführen. Bei den Kapselrissen konnte präoperativ keine Diagnose gestellt werden.

Da es sich beim Hämarthros des Kniegelenkes um ein variables Bild der Ursache für den hämorrhagischen Erguß handelt, erscheint uns die Arthroskopie beim Hämarthros unklarer Genese als besonders wertvolle Untersuchung, da wir nach Verifizierung der Ursachen eine differenzierte Therapie ableiten können.

Dr. K.P. Benedetto, Univ. Klinik für Unfallchirurgie, Anichstraße 35, A-6020 Innsbruck

Erfahrungen bei arthroskopischen Operationen am Kniegelenk

T. Klemann, M. Weigert und H.-J. Gronert

Abteilung für Orthopädie und Traumatologie des Krankenhauses Am Urban, Berlin

Während die Arthroskopie mittlerweile bei unklaren Kniegelenksbeschwerden zur Sicherung der Diagnose routinemäßig eingesetzt wird, sind arthroskopische Operationen an vielen Kliniken noch selten oder gar unbekannt. Der Vorteil einer arthroskopischen Operation liegt in der weitgehenden Erhaltung der Integrität des Gelenks durch Vermeidung einer größeren Eröffnung des Binnenraums wie es bei Arthrotomien sonst üblich ist. Alle Eingriffe, bei denen sich die erforderlichen intraarticulären Manipulationen auf relativ einfache Handlungen beschränken, sind hierfür geeignet, wobei das Mißverhältnis zwischen der Gelenkbelastung durch operative Eröffnung einerseits und intraarticuläre Maßnahmen andererseits besonders ins Gewicht fällt.

Wenn eine arthroskopische Operation zu einem guten therapeutischen Ergebnis führen soll, müssen Indikation und technische Durchführung stimmen. Daher empfiehlt es sich, alle arthroskopischen Eingriffe von einem hierauf spezialisierten Team durchführen zu lassen, das große Erfahrung in der Beurteilung und Behandlung von Kniegelenksschäden hat

Hefte zur Unfallheilkunde, Heft 165
Hrsg.: C. Burri/U. Heim/J. Poigenfürst
© Springer-Verlag Berlin Heidelberg 1983

Tabelle 1

Arthroskopische Operationen 1981 + 1982		Vorteile arthroskopischer Operationen
Eingriffe an der Synovialis:		
Narbendurchtrennung und -excision	20	
Plicadurchtrennung und -resektion	24	
Teilsynovektomie	6	+ Durchführung ambulant oder kurzfristig stationär
Eingriffe am Knorpel:		
Glättung von Läsionen und Randzacken	6	+ Lokalanästhesie oft möglich
Dissecatanheftung bei Osteochondrosis dissecans	2	+ rasche Schmerzfreiheit
Beck'-Bohrung bei Osteochondrose und Chondropathie	14	+ geringe Einschränkung der Beweglichkeit
Patellar Shaving und/oder Lateral Release	18	
Eingriffe am vorderen Kreuzband:		
Fixation eines Eminentiaausrisses ohne Dislokation	2	+ geringe Einschränkung der Kraft
Resektion einklemmender Bandanteile nach Teilruptur	3	+ sofortige oder frühzeitige Belastbarkeit
Eingriffe am Meniscus:		
Korbhenkelresektion	54	+ kurze Arbeitsunfähigkeit
Lappen- und Querrißexcision	20	+ kurze Sportunfähigkeit
Restmeniscusresektion	6	
Extraktionen:		
Knorpelfragment nach frischer Flake-Fracture	8	+ keine störenden Narben
Freier Körper	58	
Osteosynthesematerial	8	
Fremdkörper	3	
	252	

und die arthroskopische Operationstechnik beherrscht. Nach Möglichkeit sollte ein speziell für die Arthroskopie eingerichteter Op-Saal zur Verfügung stehen, der mit den erforderlichen Apparaten inclusive Farbfernsehmonitoring ausgerüstet ist.

Für alle Eingriffe kann das normale Beobachtungsarthroskop mit einer 30° bzw 70°-Winkeloptik benutzt werden. Ein Op-Arthroskop mit integriertem Instrumentenkanal braucht man u.E. nicht. Es ist wegen des geringen Betrachtungsabstands zur Operationsebene eher von Nachteil, da es die operativen Möglichkeiten einschränkt. Große Bedeutung kommt dagegen der Auswahl spezieller Instrumente zu, deren Entwicklung inzwischen so weit fortgeschritten ist, daß differenzierte operative Techniken möglich sind. Die Instrumente werden nach Stichincision direkt in das Gelenk eingeführt. Der arthroskopische Zugang richtet sich nach dem jeweiligen Eingriff, ebenso die Wahl des Mediums für die Gelenkauffüllung und die Anästhesieform.

Bei dem derzeitigen Entwicklungsstand arthroskopischer Operations-Techniken und -Instrumentarien gelangen folgende, in der Tabelle 1 aufgeführten Eingriffe heute bei uns zum Einsatz.

Die einzelnen Eingriffe unterscheiden sich erheblich in ihrem jeweils erforderlichen personellen, apparativen und zeitlichen Aufwand. Diesem Rechnung tragend, und unter Berücksichtigung der Tatsache, daß in etwa einem Drittel der Fälle eine Operation nicht notwendig ist, arthroskopieren wir primär ambulant in Lokalanästhesie und nur im Ausnahmefall in Op-Bereitschaft mit einem zusätzlichen Operateur.

Die kleineren arthroskopischen Eingriffe können unter diesen Bedingungen unmittelbar angeschlossen werden, was für ein Drittel der Fälle zutraf. So wird beispielsweise eine pathologische Plica mediopatellaris mit einer nach LA transcutan in das Gelenk eingeführten Schere durchtrennt. Ein freier Gelenkkörper wird in den oberen lateralen Recessus manipuliert, mit einer Kanüle fixiert und mit der Faßzange, gegebenenfalls nach Erweiterung der Stichincision, extrahiert.

Die technisch schwierigeren Eingriffe mit synchronem Einsatz eines Halte- und eines Arbeitsinstruments erfordern einen zusätzlichen Operateur, Allgemeinanästhesie, Oberschenkelblutsperre und, zumindest bei Einsatz von motorangetriebenen Instrumenten, kontinuierliche Gelenkspülung mit Ringer-Lösung.

Arthroskopische Randzacken oder Knorpelläsionen der Gelenkflächen werden abgetragen oder mit einem Motortrimmer geglättet. Die Dissecatfixierung bei Osteochondrosis mit Pins oder Navicularschraube ist in Einzelfällen möglich. Gute Ergebnisse bringt das arthroskopische Vorgehen bei Chondropathia patellae, wenn man lockeren und aufgefaserten Gelenkflächenknorpel mit dem Shaver entfernt. Zusätzlich wird eine Becksche Bohrung durchgeführt und bei gleichzeitiger Lateralisation der Patella das laterale Retinaculum gespalten. Unter den Meniscusverletzungen eignen sich die Korbhenkelläsionen am besten für eine arthroskopische Operation. Die Abtrennung des Korbhenkels am Vorder- und Hinterhorn mit anschließender Extraktion ist technisch problemlos und gelingt im allgemeinen in 20-40 min. Wenn keine zusätzlichen Gelenkschäden vorliegen, sind die Ergebnisse durchweg sehr gut.

Zum Abschluß jeder Operation wird das Gelenk so lange gespült, bis die Spülflüssigkeit klar und frei von Gewebspartikeln ist. Sind Nachblutungen zu erwarten, wird transarthroskopisch eine Redon-Drainage, und nach Verschluß der Stichincisionen ein elastischer Verband angelegt.

Zwei Drittel der Patienten konnten die Klinik am Op-Tag mit Vollbelastung verlassen, die übrigen wurden für durchschnittlich zwei Tage aufgenommen. Die krankengymnastische Nachbehandlung und Dauer der im Einzelfall erforderlichen Entlastung richteten sich nach der Natur des Eingriffs, eventuellen Begleitschäden und dem postoperativen Verlauf, ebenso die Dauer der Arbeits- und Sportunfähigkeit, die gegenüber der üblichen Arthrotomie auf circa ein Drittel verkürzt war.

Aufgrund unserer guten Erfahrungen sind wir zu dem Ergebnis gekommen, daß eine arthroskopische Operation *in ausgewählten Fällen* trotz des manchmal größeren Zeitaufwandes der entsprechenden „offenen Operation" überlegen ist, weil durch Vermeidung einer größeren Gelenkeröffnung die Integrität des Gelenks weitgehend erhalten bleibt, und damit die Bedingungen für eine frühzeitige Rekonvaleszenz entscheidend verbessert sind.

Um arthroskopische Operationen in das Programm schulmäßiger Gelenkschirurgie einzugliedern, — denn nur so finden sie eine allgemeine Verbreitung —, ist eine gewisse Standardisierung der Operations-Techniken und -Instrumentarien erforderlich. Einrichtungen, wie z.B. die im vorigen Jahr von der DGOT ins Leben gerufene „Arbeitsgruppe Arthroskopie" können hier sicher einen wesentlichen Beitrag leisten.

Dr. Thomas Klemann, Abt. für Orthopädie und Traumatologie, Krankenhaus Am Urban, Dieffenbachstraße 1, D-1000 Berlin 61

Indikation und Technik der Schulterarthroskopie

R.P. Jakob und R. Johner

Universitätsklinik für Orthopädische Chirurgie, Inselspital, Bern

Eine Reihe von entzündlichen, degenerativen und posttraumatischen Störungen des Schultergelenkes entzieht sich der klinischen Diagnostik, weil das Gelenk dem palpierenden Finger infolge des dicken Muskelmantels verschlossen bleibt. Gewisse Störungen sind weder durch gezielte Röntgenaufnahmen noch durch Arthrographie sicher feststellbar. Da das Schultergelenk ähnlich dem Kniegelenk über eine weit distendierbare Kapsel verfügt und die Gelenkteile durch Manipulation leicht voneinander entfernt werden können, ist es für die endoskopische Untersuchung geeignet. Andererseits ist das Gelenksinnere bei der operativen Exploration sehr schwer einzusehen, was die Arthroskopie noch wertvoller macht. Umso erstaunlicher ist es, daß die Methode bisher nur wenig praktiziert worden ist. Unsere bisher durchgeführten Schulterarthroskopien wurden als indiziert erachtet bei klinisch unklaren Zuständen mit Schmerzen, Einklemmungen, Schnappen, Blockaden, Krepitieren und Subluxationsphänomenen, bei klinischem Verdacht auf eine — arthrographisch negative — Rotatorenmanschettenruptur, bei Bicepstendinitis und bei Synoviitis.

Hefte zur Unfallheilkunde, Heft 165
Hrsg.: C. Burri/U. Heim/J. Poigenfürst
© Springer-Verlag Berlin Heidelberg 1983

Technik

In Interscalenus-Blockade wird der Patient auf die Seite gelagert. Operateur und Assistent stehen hinter dem Patienten, der Assistent ist bereit, durch Zug am frei beweglichen, abgedeckten Arm das Schultergelenk zu distrahieren. Durch Verwendung einer Klebefolie wird das Hinunterrutschen der sterilen Tücher am Arm verhindert.

Der dorsale Zugang ist dem ventralen vorzuziehen, da das Arthroskop infolge Fehlens des Musculus deltoideus eine kürzere Weichteilstrecke zu durchqueren hat. Nach Auffüllen des Gelenkes mit Ringerlösung wird als Eintrittsweg eine Stelle leicht distal und medial der hinteren Ecke des Acromions verwendet. An dieser Stelle palpiert man beim nicht allzu adipösen Patienten eine leichte Grube, durch die das Arthroskop beim Einschieben in genau sagittaler Richtung noch vorne in den cranialen Anteil des Schultergelenkes stößt (Johnson). Um die Verletzung des Gelenkknorpels zu verhindern, haben wir die scharfen Spitzen und Kanten des Trokars leicht abgerundet. Obwohl wir immer eine 5 mm-Optik verwenden, wäre ein kleineres Kaliber für den Anfänger leichter einzuführen. Nach Einschieben der 30-Grad-Optik Spülung des Gelenkes mit Ringerlösung. Da wir mit der Verwendung von CO_2 infolge der leichten Blutungen häufig ein schmieriges, unklares Bild erhalten, ziehen wir das flüssige Medium vor.

Die Gelenksinspektion erfolgt am besten in 3 Richtungen: a) supraglenoidal, b) mittleres Feld, c) infraglenoidaler Recessus.

Supraglenoidal erkennen wir die Bicepssehne von ihrem glenoidalen Ansatz bis zum Verlassen des Schultergelenkes in der bicipitalen Grube. Dorsal und cranial der Bicepssehne kann, vor allem beim Zug am Arm, die Rotatorenmanschette beurteilt werden. Durch Hebelwirkung über die Faust des Assistenten in der Axilla kann der Humeruskopf mehr vom Glenoid entfernt werden, was die Inspektion der gesamten Gelenkspfanne ermöglicht. Der Humeruskopf kann durch Innenrotation in seinem ventralen Abschnitt, durch Außenrotation im hinteren Teil inspiziert werden.

Im mittleren Feld gelingt es, unter Distraktion des Gelenkes das Arthroskop nach vorne zu stoßen und die vordere Gelenkslippe mit dem Limbus und noch weiter die subcapsuläre Bursa zu erkennen. Beim Wechsel von der 30-Grad- auf die 70-Grad-Optik gewinnen wir praktisch einen freien Einblick auf den unteren vorderen Pfannenrand. Beim Zurückziehen gelingt es, die Rückseite des Humeruskopfes zu beurteilen und hier insbesondere Veränderungen im Sinne einer Hill-Sachsschen Läsion auszumachen.

Infraglenoidal wird die Entfaltung des Recessus beurteilt. Häufig ist er obliteriert.

Nach ausgiebiger Spülung Rückzug des Arthroskopes (Abb. 1).

Erkennbare Läsionen

Degenerative Veränderungen der Bicepssehne sind leicht erkennbar. Die Feststellung eines kleinen Rotatorenmanschettenrisses, insbesondere älteren Datums, mag nur möglich sein, wenn die Randzone mit einer von ventral eingeführten Sonde abgetastet wird. Ebenso sind Veränderungen am vorderen Pfannenrand durch direkte Palpation zu überprüfen, womit Längsrisse des Limbus oder dessen Instabilität festgestellt werden. Läsionen und degenerative Zonen des Gelenkknorpels am glenoiden Humeruskopf werden mit der Sonde evaluiert. Freie Gelenkskörper, vor allem im infraglenoidalen Recessus, können mit der Faßzange

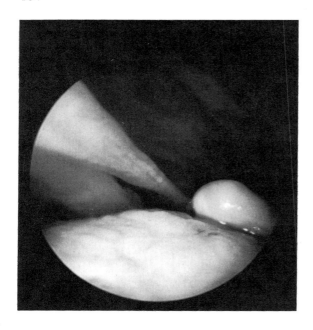

Abb. 1. 58jähriger Patient. Einsicht von dorsal auf rechten Humeruskopf mit schwerer Chondropathie, involutive Zotte nach Rotatorenmanschettenläsion, entzündlich degenerativ veränderte lange Bicepssehne

entfernt werden über einen vorderen oder über einen separaten hinteren Zugang. Ebenso kann es gelingen, einen intramural gerissenen und sich möglicherweise ins Gelenk einschlagenden Meniscus arthroskopisch zu sanieren.

Als Komplikationsmöglichkeit ist der Infekt zu erwähnen, durch reichliches Ausspülen des Gelenkes am Ende der Untersuchung wird das Risiko deutlich verringert. Plexusirritationen durch extraarticuläre Irrigation der Spülflüssigkeit werden in der Literatur beschrieben (Wiley).

Zusammenfassend glauben wir, daß die Schulterarthroskopie eine zusätzliche, wertvolle, mit geringer Morbidität behaftete Untersuchung darstellt, die das diagnostische Armamentarium am Schultergelenk erheblich erweitert.

Literatur

Johnson LL (1980) Arthroscopy of the Shoulder. Orthop Chir North Amer 197-204, Vol. II, No. 2, April
Johnson LL (1981) Diagnostic and Surgical Arthroscopy. Mosby, London
Wiley AM (1982) Arthroscopic Examination of the Shoulder. From: Bayley I, Kessel L (eds) Shoulder Surgery. Springer, Berlin Heidelberg New York, p 113-118

Priv.-Doz. Dr. R. Jakob, Klinik und Poliklinik für Orthopädische Chirurgie, Universität Bern, Inselspital, CH-3000 Bern

Arthroskopische Diagnostik von Schultergelenksverletzungen

W. Berner und H. Tscherne

Unfallchirurgische Klinik der Medizinischen Hochschule Hannover
(Direktor: Prof. Dr. H. Tscherne)

Die endoskopische Untersuchung hat sich in der Diagnostik des Kniegelenkes als unentbehrlich erwiesen [1]. Besonders bei uncharakteristischen Symptomen kann die Arthroskopie rasch eine genaue Klärung herbeiführen. Das Schultergelenk ist in der täglichen Praxis Ausgangspunkt vieler Beschwerden. Die direkte Untersuchung des Gelenkes durch Palpation ist aufgrund des starken Weichteilmantels schwierig. Eine intraarticuläre Befunderhebung durch die Arthroskopie stellt eine Bereicherung der Diagnostik der Schultergelenksverletzungen dar [3]. Außerdem ermöglicht sie, weitere Kenntnisse über die Pathophysiologie des Schultergelenkes zu erlangen.

Seit 1981 führten wir an der Unfallchirurgischen Klinik der Medizinischen Hochschule Hannover 24 Arthroskopien des Schultergelenkes durch (Tabelle 1). Es handelte sich in 6 Fällen um eine primäre, in 11 um eine habituelle Schulterluxation. Bei 5 Patienten bestand eine Subluxationsneigung nach vorn während sportlicher Betätigung. 2 Patienten hatten uncharakteristische Beschwerden mit einer Bewegungseinschränkung.

Arthroskopische Technik

Die Arthroskopie des Schultergelenkes führen wir in Allgemeinnarkose durch. Der Patient befindet sich in Seitenlage mit angehobenem Oberkörper, so daß eine Flankenbeugung entsteht. Der Arm wird so abgedeckt, daß er frei beweglich ist. Wir benutzen den dorsalen Zugang zum Schultergelenk. 1-1½ Querfinger caudal des dorsalen Randes des Acromions wird zuerst das Gelenk punktiert und mit Ringerlactatlösung aufgefüllt. Anschließend erfolgt nach Stichincision die Einführung des Trokars ins Schultergelenk. Von einem Assistenten kann zur Erleichterung der Punktion der Arm außenrotiert und extrahiert werden. Bei der frischen Luxation wird zuerst der Hämarthros abgelassen und gespült.

Die Orientierung erfolgt an der Bicepssehne, die quer durch den oberen Gelenkabschnitt zieht. Veränderungen der Sehne können direkt gesehen werden. Im Ansatzbereich läßt sich durch Drehung der Optik die Unterseite der Rotatorenmanschette beurteilen. Die Gelenkfläche der Scapula mit dem Limbus wird dann eingestellt. Vom dorsalen Zugang blickt man

Tabelle 1. Arthroskopien des Schultergelenkes (n = 24)

Frische Schulterluxation	6
Habituelle Schulterluxation	11
Subluxationen	5
Schultersteife	2
Zusammen	24

Hefte zur Unfallheilkunde, Heft 165
Hrsg.: C. Burri/U. Heim/J. Poigenfürst
© Springer-Verlag Berlin Heidelberg 1983

frei auf den vorderen Rand, der häufig verletzt ist. Dahinter spannt sich die vordere Gelenk-kapsel aus. Die Knorpeloberfläche des Humerus läßt sich durch Drehen des Armes beurteilen. Zum Abschluß folgt die Inspektion des unteren Recessus. Für die Beweglichkeit im Schul-tergelenk ist seine Entfaltbarkeit von besonderer Bedeutung. Bewegungen des Armes im Schultergelenk während der Untersuchung erlauben zusätzlich eine Beurteilung der dyna-mischen Komponente.

Ergebnisse

Die während der Arthroskopie erhobenen Befunde sind in Tabelle 2 dargestellt. Besonders häufig war eine Kombination von Limbusverletzungen mit einer Hill-Sachs-Delle. Bei den Subluxationen war ein Limbuslängsabriß vorhanden (Abb. 1). Die Schultersteifen zeichneten sich durch eine verminderte Gelenkfüllung aus. In einem Fall bestand eine Tendinitis bicipi-tis, im anderen Fall ein partieller Einriß der Rotatorenmanschette.

Diskussion

Bisher haben wir die Arthroskopie in Allgemeinnarkose durchgeführt, jedoch ist sie unter Verwendung eines schmalen Arthroskopes auch in Lokalanästhesie möglich [2]. Aus Trai-ningsgründen wurden anfangs die Schulterarthroskopien vor der geplanten Operation einer

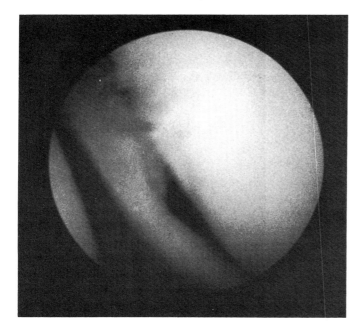

Abb. 1. Blick auf den vorderen Limbus, der mit seiner Basis längs völlig abgerissen ist

Tabelle 2. Intraarticuläre Befunde bei der Arthroskopie von 24 Schultergelenken

Limbusquereinrisse	8
Limbuslängsabrisse	6
Hill-Sachs-Läsionen	14
Vorderer Gelenkkapselriß	4
Tendinitis bicipitis	1
Einriß der Rotatorenmanschette	1
Zusammen	34

habituellen Schulterluxation durchgeführt. Dies erklärt den hohen Anteil dieser Verletzungsart und dadurch auch die gehäufte Kombination von Hill-Sachs-Läsionen mit Limbusrissen. Mit vermehrter Übung wurde die Indikation zur Arthroskopie ausgeweitet.

Bei den frischen Schultergelenksluxationen war die Aufrechterhaltung eines genügenden Gelenkinnendruckes schwierig, da wegen der traumatischen Kapselläsion viel Spülflüssigkeit periarticulär versickerte. Dies führte zu einer Anschwellung der Schulter ohne jedoch nachteilige Folgen.

Die exakte Befunderhebung durch direkte Beobachtung wird gerade bei unklaren Schultergelenksbeschwerden von großem Vorteil sein.

Literatur

1. Gillquist J, Oretorp N (1982) Arthroscopic partial meniscectomy — Technique and long-term results. Clin Orthop 167:29-33
2. Johnson LL (1980) Arthroscopy of the shoulder. Orthop Clin North Am 11:197-204
3. Wiley AM, Older MWJ (1980) Shoulder arthroscopy. Investigations with a fibrooptic instrument. Am J Sports Med 8:31-38

Dr. med. Winfried Berner, Unfallchirurgische Klinik, Medizinische Hochschule Hannover, Konstanty-Gutschow-Straße 8, D-3000 Hannover 61

Arthroskopische Befunde bei frischen traumatischen Schulterluxationen und Konsequenz für die Therapie

H. Hertz, W. Scharf, J. Poigenfürst und R. Schabus

I. Universitätsklinik für Unfallchirurgie Wien (Vorstand: Prof. Dr. E. Trojan)

Die frische traumatische Schulterluxation, vor allem ohne Knochenverletzung, führt in vielen Fällen zur rezidivierenden Verrenkung des Schultergelenkes. Intraarticuläre Läsionen können für deren Auftreten verantwortlich gemacht werden. Die Diagnose derartiger Läsionen

Hefte zur Unfallheilkunde, Heft 165
Hrsg.: C. Burri/U. Heim/J. Poigenfürst
© Springer-Verlag Berlin Heidelberg 1983

erscheint bereits zum Zeitpunkt der Luxation sinnvoll, da die einzuschlagende Therapie davon abhängig gemacht werden muß. Das Nativröntgen gibt oftmals keinen Hinweis auf eine bestehende intraarticuläre Läsion, da häufig nur der knorpelige Limbus betroffen ist. Die Arthrographie des Schultergelenkes kann zwar über eine Kapselzerreißung und Sehnenabrisse Aufschluß geben, vermag aber zur Diagnose Limbusabriß keinen Beitrag zu leisten. Aus diesen Gründen entschlossen wir uns, frische traumatische Schulterluxationen bei jungen Patienten im Sinne einer prospektiven Studie zu arthroskopieren.

Im Zeitraum Juni bis Dezember 1982 führten wir bei acht Patienten zwischen 20 und 45 Jahren eine Arthroskopie des Schultergelenkes durch. In Bauch- bzw. Halbseitenlage des Patienten erfolgte die Arthroskopie in Lokalanästhesie (100 ml 1%iges Scandicain) vom hinteren Zugang aus in flüssigem Medium. Sieben Patienten hatten eine vordere untere Luxation und einer eine reine Verrenkung nach vorne erlitten.

Bei der Arthroskopie im luxierten Zustand konnten wir folgende Befunde erheben: Zweimal fand sich ein Limbusabriß rein im knorpeligen Bereich und einmal ein auch röntgenologisch sichtbarer knöcherner Ausriß. In zwei Fällen lag eine vordere untere und in einem Fall eine rein vordere Verrenkung vor.

Im reponierten Zustand sahen wir bei zwei Patienten eindeutige Schleifspuren im Sinne einer Knorpelschädigung am Oberarmkopf, die durch das Abgleiten des Kopfes am unteren Pfannenrand entstanden sind.

Die gefundenen Ergebnisse bestätigen uns in der Ansicht, daß die frische traumatische Schulterluxation beim jungen Patienten eine sofortige arthroskopische Untersuchung rechtfertigt, um Spätschäden vermeiden zu können. Als Spätschäden sehen wir die Arthrose durch ständige Subluxationen sowie die rezidivierende Schulterluxation an.

Als therapeutische Konsequenz ergibt sich, daß Patienten mit einem knorpeligen Limbusabriß einer Operation unterzogen werden sollten. In unseren Händen hat sich für diese Fälle genauso wie für die rezidivierende Verrenkung die Bankartsche Operation bewährt.

Schultergelenke mit einem knöchernen Limbusausriß sollten drei bis vier Wochen ruhiggestellt werden, um eine Anheilung des Knochenfragmentes ohne Diastasenbildung zu ermöglichen.

Bei Patienten mit negativem arthroskopischen Befund erscheint lediglich eine Unterstützung des Armes in einer Mitella bis zur Schmerzfreiheit sinnvoll.

Dieses differenzierte therapeutische Vorgehen nach traumatischer Schulterluxation ist noch nicht zum Allgemeingut unfallchirurgischer Ärzte geworden. Wir hoffen, mit der Anregung, frische Schulterverrenkungen zu arthroskopieren, einen Beitrag zur Verhinderung von Spätschäden leisten zu können.

Literatur

1. Moseley HF (1969) Shoulder Lesiones. E & S Livingstone LTD, Edinburgh London
2. Neer ChS, Foster CR (1980) Inferior Capsular Shift for Involuntary Inferior and Multidirectional Instability of the Shoulder. J Bone Joint Surg 62 A:897
3. Rowe CR, Zarins B (1981) Recurrent Transient Subluxation of the Shoulder. J Bone Joint Surg 63 A:863

H. Hertz, I. Univ.-Klinik f. Unfallchirurgie, Alser Straße 4, A-1097 Wien

Der Aussagewert der Arthrographie bei der Diagnostik von Weichteilverletzungen der Schulter

H. Martinek und E. Egkher

II. Univ. Klinik für Unfallchirurgie, Wien

Die Indikation zur Schultergelenksarthrographie sehen wir bei posttraumatischen schmerzhaften Funktionsbehinderungen, die sich trotz optimaler heilgymnastischer Behandlung nicht zufriedenstellend bessern. Im wesentlichen dient sie zur Verifizierung der klinischen Vermutungsdiagnose einer Verletzung der Rotatorenmanschette, sie kann aber auch bei einer Capsulitis adhaesiva und – bes. bei dicken und muskelschwachen Patienten – bei einer Ruptur der proximalen langen Bicepssehne die Diagnose sehr erleichtern.

Von den drei möglichen Punktionswegen – von dorsal, lateral und ventral – ziehen wir den ventralen Zugangsweg vor und führen die Kontrastmittelfüllung grundsätzlich unter Bindwandlerkontrolle durch. Wir haben so die Möglichkeit, während der Manipulation mit der Schulter Momentaufnahmen zu machen, die Verteilung des Kontrastmittels zu beobachten und auch kleinste Kontrastmittelaustritte, die nur bei atypischen Einstellungen sichtbar werden, zu dokumentieren.

Am normalen unauffälligen Arthrogramm kommt es unmittelbar nach Instillation von Kontrastmittel zur Füllung des schmalen sichelförmigen Gelenkspaltes was ein sicherer Beweis für die richtige Nadellage ist. In rascher Folge kommt es dann zur Auffüllung des Recessus axillaris und der beiden mit dem Gelenk in Verbindung stehenden Schleimbeutel, der Bursa subscapularis und der Bursa subcoracoidea. Der bei Adduktion des Armes gut entfaltete Recessus axillaris ist schlaff und reicht weit nach unten, wird aber bei Abduktion des Armes komprimiert und verstreicht, das Kontrastmittel wird in die cranialen Gelenksabschnitte verdrängt.

Rotatorenmanschettenverletzung

Eine Verletzung der Rotatoren läßt Kontrastmittel in die beiden den Oberarmkopf bedeckenden und normalerweise nicht mit dem Gelenk in Verbindung stehenden Schleimbeutel, die Bursa subdeltoidea und die Bursa subacromialis übertreten, die dann am Arthrogramm zur Darstellung kommen. Bei genauer Inspektion des Kontrastmittelschattens kann man gelegentlich eine kleine, zipfelförmige, cranial gelegene Kontrastmittelausstülpung erkennen, die die Sehnenplatte der Rotatoren nicht vollständig durchdringt und daher auch zu keiner Füllung der Schleimbeutel führt. Es handelt sich dabei um partielle Rupturen auf traumatischer oder degenerativer Basis, die praktisch nur bei Betrachtung unter dem Bildwandler erkannt werden können, bei Standardaufnahmen sind sie durch den Kontrastmittelschatten des Gelenks verdeckt und können der Diagnose entgehen.

Capsulitis adhaesiva

Unter normalen Verhältnissen sind zur Füllung des Schultergelenks und der damit in Verbindung stehenden Nebenräume etwa 15-20 ml Kontrastmittel erforderlich. Durch Schrump-

Hefte zur Unfallheilkunde, Heft 165
Hrsg.: C. Burri/U. Heim/J. Poigenfürst
© Springer-Verlag Berlin Heidelberg 1983

fung der Gelenkskapsel, wie z.B. bei Capsulitis adhaesiva wird das Fassungsvermögen auf etwa 5 ml reduziert. Die Gelenkkapsel liegt dann dem Oberarmkopf eng an, die Bursa subacromialis, die Bursa subdeltoidea sowie die Vagina intertubercularis sind verklebt. Das charakteristische Zeichen der Capsulitis adhaesiva ist das Fehlen des Recessus axillaris, das Füllungsbild der Schulter ist monoton und starr und bei Bewegungen des Gelenks in seiner Form nicht veränderlich. Außerdem ist die Injektion von Kontrastmittel durch die Überdehnung der Kapsel oft sehr schmerzhaft.

Ruptur der proximalen langen Bicepssehne

Die Scheide der langen Bicepssehne kommt am Arthrogramm regelmäßig als kurzer Kontrastmittelsack zwischen dem Tuberculum majus und Tuberculum minus zur Darstellung. Bei einer Ruptur der Sehne mit Retraktion kann Kontrastmittel entlang der Muskelloge nach distal fließen, gelegentlich sogar bis in die Mitte des Oberarmes. Die Diagnose kann somit bei sehr adipösen und muskelschwachen Patienten durch diese Untersuchung sehr erleichtert werden.

In den letzten 4 Jahren wurde an der II. Univ.Klinik für Unfallchirurgie in Wien bei 117 Patienten eine Schultergelenksarthrographie durchgeführt, in allen Fällen handelte es sich entsprechend unserer Indikationsstellung um posttraumatische Bewegungseinschränkungen, die auf heilgymnastische Maßnahmen keine Besserung zeigten.

Unter diesen 117 Arthrographien fanden wir

59mal ein unauffälliges Arthrogramm,

43mal eine Verletzung der Rotatorenmanschette,

12mal eine Capsulitis adhaesiva,

 4mal eine Ruptur der Bicepssehne.

Von den 43 Patienten mit einer klinisch und arthrographisch diagnostizierten Rotatorenmanschettenruptur wurden 26 operiert, bei 24 Patienten fand sich intraoperativ eine Bestätigung des Befundes, 2mal konnte keine Rotatorenverletzung gefunden werden. Bei nochmaligem Studium dieser beiden Arthrogramme zeigte sich, daß der Röntgenbefund falsch interpretiert worden war, bzw. das Arthrogramm technisch nicht einwandfrei war.

Die Patienten mit einer Bicepssehnenverletzung wurden operiert, jene mit einer Capsulitis adhaesiva einer gezielten heilgymnastischen Behandlung zugeführt.

Die Schultergelenksarthrographie sollte daher nach einer exakten klinischen Untersuchung zur Sicherung der Vermutungsdiagnose herangezogen werden und ist infolge ihrer Einfachheit und Gefahrlosigkeit dem Patienten auch zumutbar.

Literatur

1. Martinek H, Egkher E (1978) Die Bedeutung der Schultergelenksarthrographie für die Diagnose posttraumatischer Funktionsstörungen. Unfallchir 4:215-220
2. Neviaser JS (1975) Arthrography of the Shoulder. Cg.C. Thomas, Springfield/Illinois

Dr. H. Martinek, II. Universitätsklinik für Unfallchirurgie, Spitalgasse 23, A-1097 Wien

Möglichkeiten und Fehlerquellen der Röntgendiagnostik bei der Schultereckgelenkssprengung

C.J. Wirth

Orthopädische Klinik des Klinikums Großhadern der Universität München

In der Literatur sind 4 verschiedene Röntgenanordnungen zur Differenzierung einer Subluxation bzw. Luxation im Schultereckgelenk angegeben:
1. Seitenvergleichende Röntgenaufnahmen im a.p.-Strahlengang unter Belastung (Usadel 1940, L. Böhler 1957 und andere)
2. Seitenvergleichende Röntgenaufnahmen im a.p.-Strahlengang unter Seithebung der Arme (Glorion und Delplace 1973)
3. Seitliche Aufnahmen des Schultereckgelenkes mit über den Thorax gelegter oberer Extremität (Schoen 1938)
4. Axiale Röntgenaufnahme des betroffenen Schultereckgelenkes (Usadel 1940).

Jede dieser 4 Aufnahmetechniken nimmt für sich in Anspruch, daß Subluxationen von Luxationen im Schultereckgelenk unterschieden werden können und pathologische Vor- oder Rückwärtsverlagerungen des äußeren Schlüsselbeinendes festzustellen sind.

Wir haben an einem ausgewählten Patientengut die einzelnen Röntgentechniken bezüglich ihrer Wertigkeit durchexerziert.

1. Schultereckgelenk im a.p.-Strahlengang unter Belastung

Beide Schultereckgelenke wurden im a.p.-Strahlengang aus 2 m Entfernung unter Belastung beider Schultereckgelenke durch Tragen von Gewichten mit 10 kg bei sitzendem Patienten auf einer Röntgenkassette abgebildet.

Bei zurückgenommenen Schultern und aufrecht sitzendem Patienten konnte eine exakte Unterscheidung getroffen werden zwischen Subluxation (Grad II nach Tossy) und Luxation (Grad III nach Tossy) im Schultereckgelenk.

Allein durch Vornehmen der Schultern bei sonst gleicher Untersuchungstechnik konnte eine annähernd gelenkgerechte Stellung des acromialen Endes der Clavicula der betroffenen Seite im Röntgenbild vorgetäuscht werden. Dadurch wurde ein falsch negatives Ergebnis erreicht.

2. Schultereckgelenk im a.p.-Strahlengang unter Seithebung des Armes

Röntgenaufnahmen des betroffenen Schultereckgelenkes wurden bei sitzendem Patienten im a.p.-Strahlengang aus 2 m Entfernung bei herabhängendem Arm und anschließend bei 90° abduziertem Arm angefertigt. Nach Glorion und Delplace soll die Seithebung des Armes bis zum rechten Winkel auf der betroffenen Seite bei Subluxation im Schultereckgelenk eine Reposition, bei kompletter Luxation eine fortbestehende Dislokation dieses Gelenkes bringen.

Hefte zur Unfallheilkunde, Heft 165
Hrsg.: C. Burri/U. Heim/J. Poigenfürst
© Springer-Verlag Berlin Heidelberg 1983

Unsere Ergebnisse waren indifferent. Im Vergleich zu den vorgängig durchgeführten Röntgenaufnahmen unter Gewichtsbelastung des Armes mit eindeutiger Luxation im Schultereckgelenk zeigten bei dieser Röntgentechnik 6 von 10 Patienten eine weitgehende Reposition im Schultereckgelenk bei Abduktion des Armes. Dabei konnte im a.p.-Strahlengang nicht festgestellt werden, ob diese Reposition durch eine Vor- oder Rückwärtsverlagerung der Clavicula vorgetäuscht wurde.

3. Schultereckgelenk im seitlichen Strahlengang

Der Patient wurde auf die Schulterblattkante der betroffenen Seite gelagert. Der Arm wurde über den Thorax gelegt. Der Strahlengang zielte auf das Schultereckgelenk und tangierte das Schulterblatt. Nach Schoen soll es bei kompletter Schultereckgelenkssprengung zu einer Überkreuzung des acromialen Claviculaendes mit dem Acromion kommen.

Wir haben diese Untersuchungstechnik lediglich bei den ersten 2 diesbezüglichen Patienten miteinbezogen. Die Lagerung war für die Patienten schmerzhaft und die Röntgenbilder waren bezüglich der Situation am Schultereckgelenk schwer zu beurteilen.

4. Schultereckgelenk im axialen Strahlengang

Die axiale Röntgenaufnahme des betroffenen Schultereckgelenkes ohne Belastung, wie von Usadel angegeben, erbrachte keine verwertbaren Lageveränderungen der Clavicula bei der kompletten Schultereckgelenkssprengung.

Nach entsprechenden Vorversuchen an der Leiche haben wir diese Röntgentechnik modifiziert. In Rücklage des Patienten bei axialem Strahlengang wurde der Arm durch den Untersucher einmal in Retroversion, dann in Anteversion gehalten. Dabei kam es regelmäßig zu einer Rückwärtsverlagerung des acromialen Claviculaendes, wenn bei Anteversion des Armes das luxierte Acromion mit angehoben wurde. Zum Teil erfolgte auch eine Überschneidung des acromialen Claviculaendes mit dem Acromion. Eine Unterscheidung zwischen einer inkompletten und einer kompletten Schultereckgelenkssprengung konnte jedoch durch diese Röntgentechnik nicht getroffen werden.

Literatur

Böhler L (1957) Die Technik der Knochenbruchbehandlung. Maudrich, Wien Bonn Bern

Glorion B, Delplace J (1973) Traitement chirurgical des luxations acromioclaviculaires par la technique de Dewar et Barrington. Rev Chir Prthop 59:667

Schoen H (1938) Zur Darstellung der vollständigen Luxation im seitlichen Schlüsselbeingelenk. Röntgenprax 10:190

Tossy JD, Sigmond HM (1963) Acromioclavicular Separations: Useful and Practical Classification for Treatment. Clin Orthop 28:111

Usadel G (1940) Die Behandlung der Schultereckgelenksverrenkung mit Kopfwärtsverlagerung des Schlüsselbeins (Luxatio claviculae supraacromialis). Erg Chir 33:387

Prof. Dr. C.J. Wirth, Orthopädische Klinik des Klinikums Großhadern, Marchioninistr. 15, D-8000 München 70

Die quantifizierende Knochenszintigraphie in der Beurteilung der Wirbelkörperfraktur

W. Keyl[1], K.A. Milachowski[1] und Th. Zwingers[2]

1 Orthopädische Klinik und Poliklinik der Ludwig-Maximilians-Universität München (Direktor: Prof. Dr. M. Jäger)
2 Institut für Medizinische Informations-Verarbeitung, Statistik und Biomathematik der Ludwig-Maximilians-Universität München (Vorstand: Prof. Dr. K. Überla)

Die Diagnose einer Wirbelkörperfraktur erfolgt durch das Röntgenbild, gegebenenfalls durch die Tomographie. Die Beurteilung des Heilungsverlaufes anhand eines Röntgenbildes kann jedoch schwierig, bei älteren Patienten oft unmöglich sein. Hier kann das quantifizierende Knochenszintigramm mit der „Region of interest"-Technik (ROI-Quotient) wertvolle Hilfe leisten. Die Methode erlaubt auch Rückschlüsse auf das Alter einer Wirbelfraktur.

Wir haben bei 51 ambulanten und stationären Patienten mit Wirbelkörperfrakturen szintigraphische Untersuchungen durchgeführt. Bei 10 Patienten erfolgten Verlaufskontrollen (2-3 Messungen), bei 41 Patienten wurde nur 1 Messung vorgenommen. Das Durchschnittsalter der Patienten betrug 45 Jahre; die jüngste Patientin war 15 Jahre, der älteste Patient 80 Jahre alt. 12 Patienten waren unter 35 Jahre, 39 Patienten über 35 Jahre alt. Im letzteren Patientenkollektiv wurden 58 Szintigramme angefertigt.

Die szintigraphischen Untersuchungen wurden zwischen 3 Tagen und 6 Jahren nach Wirbelkörperfrakturen vorgenommen, schwerpunktmäßig 1-12 Wochen nach dem Trauma. Zwei Drittel der Frakturen betrafen den dorso-lumbalen Übergang; stets lagen die Frakturen zwischen D 10 und L 5.

Pro Patient wurde 20 mCi ^{99m}Tc-MDP injiziert. Die Szintigraphie erfolgte 2 1/2 h nach der Injektion, bei älteren Patienten nach einem Intervall von 3 h. Die Pulsratendichte des betroffenen Wirbels wurde mit der Impulsratendichte des übernächsten, unveränderten Nachbarwirbels als Referenzzone dividiert und daraus der Speicherquotient gebildet. (Die statistische Auswertung erfolgte mittels des Programms BMPD 6 D.)

Die Untersuchungsergebnisse zeigen, daß die quantifizierende Skelettszintigraphie sich als exakter Parameter zur Beurteilung des Heilverlaufes von Wirbelkörperfrakturen der unteren Brust- und Lendenwirbelsäule erweist. Die Speicherquotienten in unserem Patientengut schwanken je nach Stadium des Reparationsvorganges zwischen 1,0 und 1,95. Der Heilverlauf zeigt in den ersten Wochen einen stetigen Anstieg des Speicherquotienten bis zu einem Maximalwert und dann einen exponentiellen Abfall der Werte (Abb. 1). Die statistische Berechnung der ROI-Quotienten in Abhängigkeit von der Zeit nach der Fraktur gestattet retrospektiv die Bestimmung des Frakturzeitpunktes. So kann festgestellt werden, daß unter Berücksichtigung der von uns ermittelten Werte bei einer Wirbelkörperfraktur bei Patienten unter 35 Jahren der Quotient von 1,1 frühestens nach 9 Wochen erreicht wird, bei Patienten über 35 Jahren entsprechend der verzögerten Knochenbruchheilung frühestens nach 12 Wochen.

Bei der Begutachtung von Wirbelkörperfrakturen kann der quantifizierenden Szintigraphie somit in Zukunft besondere Bedeutung zukommen.

Hefte zur Unfallheilkunde, Heft 165
Hrsg.: C. Burri/U. Heim/J. Poigenfürst
© Springer-Verlag Berlin Heidelberg 1983

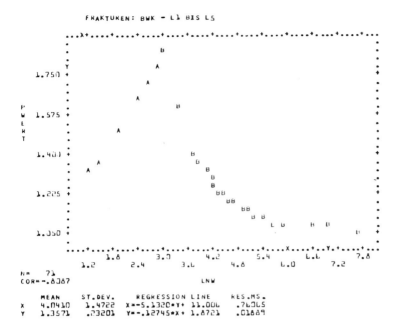

Abb. 1. Verlaufskurve der Speicherquotienten bei Wirbelkörperfraktur. Ordinate: ROI-Quotient, Abszisse: natürlicher Logarithmus der Zeit, A = Anstiegsgerade, B = exponentielle Kurve der absteigenden Werte. Das Maximum der Aktivität wird 3-4 Wochen posttraumatisch erreicht

Literatur

1. Bessler W (1969) Skelettszintigraphie mit Radiostrontium. In: Glauner R, Rüttimann A, Viamonte M, Vogler E (eds) Ergebnisse der medizinischen Radiologie, Bd II, 8. Thieme, Stuttagrt
2. Bessler W (1968) Sceletal Szintigraphy as an aid in practical X-ray diagnosis. Am J Röntgenol 102:899
3. Keyl W (1982) Szintigraphie der Knochen und Gelenke. In: Witt AN, Rettig H, Schlegel KF, Hackenbroch M, Hupfauer W (eds) Orthopädie in Praxis und Klinik, Bd II, S 463
4. Lotz W, Cen M (1978) Die Szintigraphie bei röntgenologisch unklaren Wirbelkörperverletzungen. Fortschr Röntgenstr 129:228

Prof. Dr. W. Keyl, Ltd. Oberarzt, Staatl. Orthopädische Klinik, Harlachinger Str, 51, D-8000 München

Diagnostik der unteren Sprunggelenksinstabilität mittels Streß-Tomographie

H. Zollinger, Ch. Meier und M. Waldis

Orthopädische Universitätsklinik Balgrist, Zürich

Definierte Krafteinwirkungen auf das obere Sprungelenk können über fibulare Bandschädigungen zu röntgenologisch eindeutig erkennbaren und biomechanisch recht genau erfaßten Veränderungen führen. Ausgehend vom Schubladenphänomen des Talus und der fibularen Aufklappbarkeit im oberen Sprunggelenk haben verschiedene Autoren [1, 2, 3, 5] versucht, den Nachweis einer Instabilität auch im unteren Sprungelenk mittels spezieller Röntgentechniken zu erbringen.

Ursache für die Schwierigkeit der radiologischen Dokumentation ist das Bauprinzip des unteren Sprunggelenkes und die schräg zu den Körperebenen liegende Bewegungsachse. Diese bildet einen Winkel von 15° zur Sagittal- und einen solchen von 40° zur Horizontalebene des Fußes und erlaubt einem Schraubgewinde oder dem Schlingern eines Schiffes vergleichbare Bewegungen. Diese werden limitiert durch verschiedene gelenkperiphere Bandverbindungen, das Gelenk selbst hauptsächlich stabilisiert durch das starke drehpunktnahe Ligamentum interosseum.

Zum Nachweis einer unteren Sprunggelenksinstabilität und zur Überprüfung der von Brantigan [1] und Rubin [2] erhobenen Befunde haben wir selbst bei 30 Patienten mit klinischem Verdacht auf eine untere Sprunggelenksinstabilität Streßtomogramme durchgeführt. Die Untersuchung indizierten wir beim Vorliegen eines Sinus tarsi-Syndromes [4] bzw. bei Existenz der Trias von Instabilitätsbeschwerden und verstärkter passiver Supination des Rückfußes und röntgenologisch nicht aufklappbarem oberen Sprunggelenk. Die Tomogramme wurden vergleichend beidseits durchgeführt, den Varusstreß im Rückfuß erzeugten wir durch ein im Handel befindliches Haltegerät mit elektronischer Digitalanzeige[1]. Dadurch wurde es möglich, an beiden Füßen sowie bei verschiedenen Untersuchungen identische und reproduzierbare Supinationskräfte anzuwenden.

Als Parameter der unteren Sprunggelenksstabilität diente uns die Abweichung des Calcaneus — von der Tibialängsachse ohne und nach Einwirkung des Supinationsstresses. Die Ausmessung erfolgte an möglichst identischen Tomographieschnitten, welche eine eindeutige Achsenbestimmung im ovalär oder rechteckig projizierten Corticalisschatten des Calcaneus erlaubte. Die Torsion im unteren Sprunggelenk bringt es mit sich, daß die Projektion des Calcaneus nicht immer der reellen Achsenabweichung in der Frontalebene entspricht. Diese Fehlermöglichkeit wird ausgeschaltet durch die vergleichende Aufnahme beider USG unter identischem Supinationsstreß.

Den Nachweis einer reinen unteren Sprunggelenksinstabilität konnten wir nur bei 3 von 30 mittels Streßtomogrammen untersuchten Patienten erbringen. Die Ausmessung der übrigen Aufnahmen ergab überwiegend eine Instabilität im oberen Sprunggelenk, bei etwa einem Drittel ließ sich eine kombinierte obere und untere Sprunggelenksinstabilität nachweisen.

---

1 Telos-Halteapparat nach Prof. Leuba

Hefte zur Unfallheilkunde, Heft 165
Hrsg.: C. Burri/U. Heim/J. Poigenfürst
© Springer-Verlag Berlin Heidelberg 1983

A. P. 1965

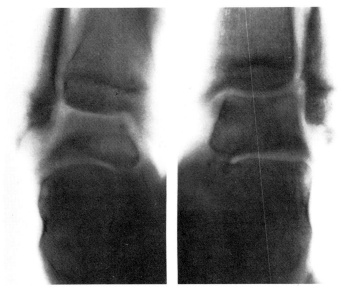

1980

Balgrist Zürich

Abb. 1. S. Text

Fallbeispiel (Abb. 1): Eine 15jährige Patientin erlitt eine rechtsseitige Fußdistorsion. Nach konservativer funktioneller Therapie persistierten Instabilitätsbeschwerden im rechten Rückfuß. Gehaltene Aufnahmen des oberen Sprunggelenkes ein Jahr nach Unfall ließen eine fibulare Bandinsuffizienz ausschließen. Die passive Supination im rechten Rückfuß war verstärkt. Über dem Sinus tarsi bestand eine Druckschmerzhaftigkeit. Die klinische Verdachtsdiagnose einer unteren Sprunggelenksinstabilität wurde durch die Streßtomogramme mit dem rechts deutlich vergrößerten tibio-calcanealen Achsenwinkel bestätigt. Die operative Revision ergab das subtotale Fehlen des Ligamentum interosseum rechts.

Literatur

1. Brantigan JW, Pedegana LR, Lippert FG (1977) Instability of the Subtalar Joint, Diagnosis by Stress Tomography in Three Cases. J Bone Joint Surg 59A:No 3, 321-324
2. Rubin G, Witten M (1962) The Subtalar Joint and the Symptom of Turning Over on the Ankle. A New Method of Evaluation Utilizing Tomography. Amer J Orthop 4:16-19
3. Seyss R (1974) Die Funktionsprüfung des unteren Sprunggelenkes. Z Orthop 112:1324-1326
4. Taillard W, Meyer JM, Garcia J, Blanc Y (1981) The Sinus Tarsi Syndrome. Int Orthop 5:117-130

5. Vidal J, Fassio B et al (1974) Instabilité externe de la cheville. Rev Chir Orthop 60:635-642

Dr. med. H. Zollinger, Spezialarzt für Orthopädische Chirurgie FMH, Orthopädische Universitätsklinik, Balgrist, Forchstraße 340, CH-8008 Zürich

Technik und Ergebnisse der funktionellen Knochenmarksuntersuchung bei der Hüftkopfnekrose traumatischer und idiopathischer Genese

C. Werhahn, H. Mellerowicz und G. Rothe

Krankenhaus Am Urban, Abteilung für Orthopädie und Traumatologie, Berlin

Als Hüftkopfnekrose wird ein Zustand bezeichnet, bei dem im coxalen Femur Knochenmarks- und Knochengewebe abgestorben sind. Von den posttraumatischen ist die große offenbar in Zunahme begriffene Gruppe der idiopathischen Hüftkopfnekrosen abzugrenzen. Unabhängig von dem auslösenden Faktor tritt die Osteonekrose infolge einer unzureichenden Durchblutung im Hüftkopf auf. Das geschädigte Gewebe kann infolge des Zelltotes zunächst weder in seiner Struktur noch in seinem Kalksalzgehalt geschwächt werden. Die Tragfähigkeit der Kopfspongiosa bleibt unter Umständen noch über Monate erhalten. Die Patienten suchen den Arzt in der Regel erst dann auf, wenn infolge sekundärer Veränderungen im Hüftgelenksbereich Beschwerden aufgetreten sind, die dann den Verdacht auf eine Hüftgelenksaffektion lenken. Bei manifester Hüftkopfnekrose wird in der Klinik aufgrund der kritischen Analyse der radiologischen und szintigraphischen Befunde unter Berücksichtigung anderer Faktoren wie Alter und Kooperationsfähigkeit des Patienten entschieden, ob das Krankheitsbild durch einen hüftgelenkerhaltenden Eingriff richtungsweisend beeinflußt werden kann bzw. ob aufgrund der schon sichtbaren Deformierung des Hüftkopfes der prothetischen Versorgung der Vorrang zu geben ist. Die Umstellungsosteotomien im intertrochantären und Schenkelhalsbereich scheinen nur dann erfolgversprechend zu sein, wenn es gelingt, das erkrankte Kopfsegment aus der Belastungszone herauszudrehen. Die Chancen dieser Maßnahme werden von der osteogenetischen Potenz in der nach Nekroseausräumung verbleibenden Spongiosa bestimmt. Der radiologisch auf ein Segment begrenzte Befall — meist ist das antero-laterale betroffen — beweist nicht mit Sicherheit, daß ausschließlich dieser Hüftkopfbereich an einer Durchblutungsstörung erkrankt ist. Vielmehr ist davon auszugehen, daß sich die Knochenläsionen zunächst in dem am stärksten mechanisch beanspruchten antero-lateralen Kopfsegment manifestieren [1 und 2]. Die gezielte funktionelle Untersuchung des coxalen Femurs mit der intraossären Druckmessung (Ossovenographie) und Markraumbiopsie ermöglicht eine Aussage über die Ausdehnung der Durchblutungsstörung bei der Hüftkopfnekrose [2].

Hefte zur Unfallheilkunde, Heft 165
Hrsg.: C. Burri/U. Heim/J. Poigenfürst
© Springer-Verlag Berlin Heidelberg 1983

Methode

In Allgemein- oder Spinalanästhesie wird von einer Stichincision in der Trochanterregion eine Hohlfräse Ø 3,2 mm unter Bildwandlerkontrolle in den Hüftkopf vorgetrieben. Nach Entnahme des Biopsiezylinders wird der intraossäre Druck über einen an den Trokar angeschlossenen Druckwandler mit Hilfe einer Meßbrücke und eines Papierschreibers in den verschiedenen Regionen des coxalen Femurs gemessen. Der Basisdruck erreicht bei hüftgesunden Patienten nach wenigen Minuten einen konstanten Wert von ca 30 mmHg. Im Belastungstest wird untersucht, ob die Injektion von 5 ml Ringerlösung infolge einer intraossären Abflußbehinderung zu einem andauerndem Druckanstieg führt. Im Normalfall fällt der Druck nach Beenden der Injektion steil auf den Basiswert zurück. Anschließend wird zur Darstellung der venösen Drainage des coxalen Femurs ein wässriges Kontrastmittel intraossär injiziert. Normalerweise färben sich die periarticulären Venen sofort an (Abb. 1a). Pathologische Venogramme zeigen keine bzw. nur eine sehr geringe Anfärbung der periarticulären Venen. Bei verlängertem intraossären Verbleib kommt es zu einem überwiegend diaphysären Abfluß des injizierten Kontrastmittels (Abb. 1b).

Ergebnisse

Der beschriebene Untersuchungsgang wurde bei 10 Patienten (2 ♀, 8 ♂, 19-56 Jahre alt, Durchschnittsalter 35 Jahre) insgesamt 11 mal durchgeführt. Komplikationen wurden in keinem Fall beobachtet. Ein Patient klagte über Belastungsschmerzen nach traumatischer Hüftgelenksverrenkung. Die funktionelle Knochenmarksuntersuchung erbrachte normale Befunde, später zeigten sich periarticuläre Verkalkungen jedoch keine Hüftkopfnekrose.

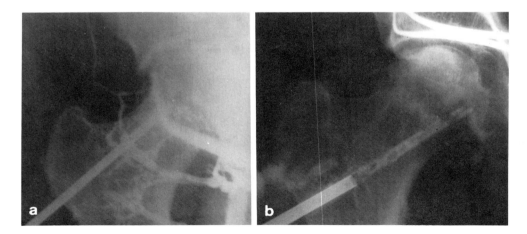

Abb. 1. a Ausreichende Darstellung der paraarticulären Venen bei einem hüftgesunden Probanden, eine Minute nach intraossärer Injektion eines wässrigen Kontrastmittels. b Bei antero-lateraler idiopathischer Hüftkopfnekrose wurde das radiologisch nicht erkrankte caudal gelegene Kopfsegment punktiert. Infolge massiver Abflußbehinderung keine nennenswerte Anfärbung der paraarticulären Venen bei verzögertem Verbleib (Fünfminutenbild)

Drei Patienten klagten über Hüftbeschwerden, die weder anamnestisch noch auf Grund der radiologischen und szintigraphischen Befunde abgeklärt werden konnten. Hier lagen in zwei Fällen die intraossären Druckwerte noch im Normbereich. Bei einer Patientin wurde im Kopf- und Halsbereich eine signifikante Erhöhung des intraossären Druckes gemessen. Nach beidseitiger Trepanation des Hüftkopfes ist die Patientin seit $1\frac{1}{2}$ Jahren beschwerdefrei. Bei den sechs Patienten mit radiologisch segmentaler Hüftkopfnekrose wurde in vier Fällen eine globale Insuffizienz der Durchblutung des coxalen Femurs bis hin zur Trochanterregion nachgewiesen.

Aufgrund der schlechten Durchblutungsverhältnisse haben wir in diesen Fällen von einem geplanten hüftgelenkserhaltenden Eingriff Abstand genommen. Bei zwei Patienten war der intraossäre Druck im Kopfbereich auf Werte um 80 mmHg erhöht. Die venöse Drainage war jedoch, wie der Belastungstest ergab, eingeschränkt, jedoch im Vergleich zu den übrigen vier Fällen noch gewährleistet. Die Nekrose war in einem Fall auf das antero-laterale Kopfsegment begrenzt, daher wurde eine Flexionsosteotomie in Verbindung mit Herdausräumung und Spongiosaplastik durchgeführt. Im anderen Fall erstreckte sich die $1\frac{1}{2}$ cm breite Nekrose halbmondförmig über den ganzen Kopfbereich aus, hier wurde die Nekrose über einen ventralen Zugang nach Eröffnung der Hüftkapsel im Bereich der Zona avascularis ausgeräumt und mit cortico-spongiösen Spänen ausgefüllt.

Schlußfolgerungen

Mit der funktionellen Knochenmarksuntersuchung kann die der Hüftkopfnekrose zugrunde liegende Insuffizienz der Hüftkopfdurchblutung früh erkannt und in ihrer Ausdehnung beschrieben werden. Liegt eine globale Insuffizienz der Hüftkopfdurchblutung vor, sind die Erfolgsaussichten eines operativen Eingriffs zur Erhaltung des Hüftgelenkes vermindert. Es ist zu erwarten, daß durch eine Umlagerungsosteotomie das neu eingestellte Kopfsegment unter der mechanischen Beanspruchung bald kollabiert. Ehe wir uns bei der Behandlung der Hüftkopfnekrose zu einem für den Patienten sehr aufwendigen doch im Endergebnis unter Umständen nutzlosen operativen Eingriff entschließen, führen wir daher eine funktionelle Untersuchung des Hüftkopfes durch.

Literatur

1. Hungerford DC (1975) Early diagnosis of ischemie necrosis of the femoral head. Johns Hopkins J 137-270
2. Werhahn C, Weigert M (1982) Zum Stellenwert der funktionellen Knochenmarksuntersuchung bei der Therapie der idiopathischen Hüftkopfnekrose des Erwachsenen. Orthop Prax 11:878-882

Dr. C. Werhahn, Abt. für Orthopädie und Traumatologie, Krankenhaus Am Urban, Dieffenbachstr. 1, D-1000 Berlin 61

B. Operationstechnik

Die operativen Behandlungsmöglichkeiten beim Fersenbeinbruch

Th. Rüedi, A. Huggler und A. Leutenegger

Chirurgische Klinik des Kantonsspitals Chur (Chefarzt: PD Dr. med. Th. Rüedi)

Der Calcaneus als hinterer Tragpfeiler des Fersenbeines ist erheblichen statischen Beanspruchungen ausgesetzt. Jede Veränderung der Form und vor allem aber Inkongruenzen im Talocalcaneal-Gelenk führen sehr häufig zu Fußdeformitäten, schmerzhaften Funktionseinschränkungen und posttraumatischen Arthosen.

Fersenbeinbrüche ganz allgemein, aber auch die intraarticulären Frakturtypen im speziellen werden noch heute in über 90% der Fälle unblutig behandelt — sei es durch Ruhigstellung im Gips, sei es rein funktionell. Die guten wie die schlechten, oft invalidisierenden Ergebnisse werden dabei fast schicksalhaft hingenommen. Nachdem sich die operative Frakturbehandlung für praktisch alle Gelenkbrüche als vorteilhaft erwiesen hat, erstaunt es, daß — mit wenigen Ausnahmen (Bèzes 1978/80; Judet 1972; Letournelle 1982; Huggler 1979) — nicht mehr Autoren die Prinzipien der modernen Osteosynthese — anatomische Rekonstruktion, stabile Fixation und funktionelle Nachbehandlung — auch für die Calcaneusfrakturen empfehlen. Ein Grund dafür dürfte die recht komplizierte Anatomie des Fersenbeines sein, ein weiterer die oft prekären Durchblutungs- und Weichteilverhältnisse, sowie eine gewisse Infektanfälligkeit dieses Knochens. In Anlehnung an die sehr guten Ergebnisse der Grenobler-Gruppe um Bèzes, haben auch wir begonnen, gewisse Fersenbeinbrüche mittelst Platten- und Schraubenosteosynthesen zu behandeln.

Die strukturelle Beschaffenheit des Calcaneus weist einige Besonderheiten auf, die zum Verständnis der verschiedenen Frakturformen und deren Therapie von Bedeutung erscheinen. Mit Ausnahme des posterioren Tuberculums und des Sustentaculums tali ist die Corticalisschale des Fersenbeines sehr dünn. Der innere Spongiosakern zeigt einen typischen lamellären Verlauf der Trabekel, welche den Druck- und Zuglinien des hinteren Fußtragpfeilers entsprechen. Beim Sturz auf die Ferse wird beim Aufprall die kinetische Energie des Körpers über den Talus nach plantar fortgeleitet. Bei gleichzeitiger Eversion im unteren Sprunggelenk wird die Spitze des Processus tali lateralis wie ein Keil in das Fersenbein hineingetrieben. Dadurch entsteht nach Essex-Lopresti (1952) primär eine Fissur in der Frontalebene des Fersenbeines, während die laterale Corticalis nach außen aufbricht. Falls die Wucht des Aufpralls genügend groß ist, kommt es sekundär zu einer Abscherfraktur des balkonartig ausladenden und ligamentär nach cranial gehaltenen Sustentaculum tali einerseits und andererseits zu einer stempelartigen Im- oder Depression der subtalaren Gelenksfläche (Joint-Depressionstype-Fraktur). Dem gegenüber kippt bei der Tonguetype-Fraktur die craniale Hälfte des Fersenbeinkörpers mitsamt der subtalaren Gelenksfläche um eine frontale Achse. Die Mehrzahl der intraartikulären Calcaneusfrakturen kann in diese zwei Grundtypen, die besonders im seitlichen Röntgenbild erkennbar sind, eingestuft werden. Die Abscherfraktur des Sustentaculum tali kann dabei meist nur im axialen Bild bzw. Tomogramm infolge Stufenbildung diagnostiziert werden.

Operative Therapie

Entschließt man sich für die offene Frakturbehandlung mit Osteosynthese, so muß diese eine möglichst genaue Rekonstruktion der Gelenkflächen herbeiführen und eine zuverlässige Verankerung der Implantate — Zugschrauben oder Kleinfragmentplatten — gewährleisten.

Als Incision wählen wir den lateralen Zugang (nach Kocher) wobei der Winkel möglichst groß (über 100°) gewählt werden sollte. Während die oft ausgedehnten Venengeflechte geopfert werden dürfen, muß den größeren Ästen des N. suralis Sorge getragen werden. Nach Abheben der Peronaeussehnen durch Durchtrennen der kleinen Retinacula am Fersenbein kann die ganze Seitenfläche des Calcaneus freigelegt werden. Die meist aufgeborstene, dünne Corticalis gestattet einen Einblick ins Innere des Knochens. Beim Depressionstyp werden wir die subtalare Gelenkfacette tief eingedrückt und vorne gekippt vorfinden, woraus ein großer Hohlraum resultiert. Mit dem Elevatorium läßt sich dieses recht große gelenktragende Schlüsselfragment anheben und gegen den Talus einpaßen. Nach provisorischer Fixation mit Spickdrähten füllen wir den resultierenden Spongiosadefekt auf, während z.B. Bèzes dies in der Regel nicht für notwendig erachtet. Eine Röntgenkontrolle des Repositionsresultates ist unerläßlich. Zur Fixation der primären Frakturlinien, zwischen Corpus und Kopfbereich und zur Querkompression des Knochens wird eine Drittelrohrplatte oder eine längere H-Platte der Calcaneusaußenfläche anmodelliert. Sofern die Zertrümmerung distal sehr ausgeprägt ist und die Schrauben deshalb keinen Halt finden, kann das Implantat bis auf das Cuboid verlängert werden. Die Verankerung der kleinen Corticalis- oder Spongiosaschrauben im Corpus calcanei stößt dagegen selten auf Schwierigkeiten. Um ein sekundäres Einsinken des Schlüsselfragmentes zu verhindern, ist es wichtig, daß zumindest eine Schraube weit nach medial ins Sustentaculum tali reicht. Die korrekte Richtung dieser Zugschraube muß aber am Knochenmodell und im Röntgenbild überprüft werden. Bei der Tongue-type-Fraktur genügen zur Fixation oft ein bis zwei Zugschrauben, die z.B., nach der offenen Reposition des Schlüsselfragmentes von der Planta pedis her eingeführt werden können.

Die Nachbehandlung erfolgt funktionell, wobei wegen der trotz allem langen Entlastungszeit von 8-10 Wochen das Tragen eines Gehapparates empfohlen wird.

Resultate

Unsere Fallzahlen sind noch zu klein und noch zu wenig weit zurückliegend, um statistische Aussagen machen zu können. Hingegen hat Bèzes bis heute rund 200 Calcaneusbrüche operativ rekonstruiert und nachkontrolliert. Wie bei den meisten Gelenksbrüchen hängt das Ergebnis weitgehend von der Qualität des Osteosynthese ab und dürfte in rund 3/4 der technisch gut operierten Fälle auch als funktionell gut bezeichnet werden. Sollte trotz Osteosynthese eine sekundäre Arthrodese notwendig werden, so sind die Voraussetzungen dazu weit günstiger als bei konservativer Behandlung.

Indikation

Die Indikation zur offenen bzw. blutigen Behandlung der Fersenbeinbrüche scheint gegeben beim jüngeren Patienten mit qualitativ guten Knochen und deutlich disloziertem gelenkbildenden Schlüsselfragment. Eine derartige Einstauchung der dorsalen Gelenksfacette mit Abflachung des Böhlerschen Winkels, kann sowohl beim Depressiontyp wie bei der Tonguetype-Fraktur vorhanden sein. Da Wundheilungsstörungen am lateralen Fußrand leicht auftreten können, muß bei der Indikationsstellung dem Zustand der Weichteile große Beachtung geschenkt werden.

Schlußfolgerungen

Der Fersenbeinbruch wird noch allzu oft als für eine operative Rekonstruktion ungeeignet angesehen und schlechte Ergebnisse nach konservativer Behandlung werden dementsprechend schicksalhaft hingenommen. Daß dem nicht unbedingt so sein muß, wird anhand der Literatur und an einigen Fallbeispielen, die durch Gelenksrekonstruktion und stabile Osteosynthese versorgt werden dargelegt. Bei richtiger Indikationsstellung, technisch korrekter Osteosynthese und sorgfältiger Weichteilbehandlung können schwere Fersenbeintrümmerbrüche zu einem guten Ergebnis gebracht werden.

Technik und Ergebnisse der transpediculären Spongiosaplastik bei Brüchen im thoracolumbalen Übergangs- und Lendenwirbelsäulenbereich

H. Daniaux

Univ.-Klinik für Unfallchirurgie Innsbruck (Vorstand: Univ.-Prof. Dr. Otto Russe)

Bei Kompressionsbrüchen der letzten beiden Brust- und Lendenwirbelkörper mit erheblicher keilförmiger Deformierung finden wir trotz strenger Einhaltung der von Lorenz Böhler aufgestellten Behandlungsrichtlinien in rund der Hälfte dieser Fälle ein sekundäres Zusammensintern des verletzten Wirbelkörpers in den Zustand vor der Einrichtung, wobei sich die Tendenz zum Zusammensintern annähernd proportional zum Ausmaß der primären Keilverformung verhält. Dies erklärt sich durch die hochgradige Spongiosaimpaktion, die auch bei primär günstigem, gedecktem Repositionsergebnis sicherlich nur teilweise wieder entfaltet wird. Die entstandenen Höhlen werden offensichtlich nicht ausreichend tragfähig durchgebaut. Um dies zu vermeiden, führen wir nun bei Verletzten mit Kompressionsbrüchen mit einer Verminderung der Wirbelkörpervorderwandhöhe von 40% (entsprechend einem sagittalen Index nach Beck von 0,60) und mehr eine Spongiosaplastik über die Bogenwurzeln durch. Üblicherweise wird am Unfalltag zunächst eine typische gedeckte Reposition und Gipsmiederanlage vorgenommen. Der Eingriff selbst erfolgt dann wenige Tage später.

Hefte zur Unfallheilkunde, Heft 165
Hrsg.: C. Burri/U. Heim/J. Poigenfürst
© Springer-Verlag Berlin Heidelberg 1983

Nach typischem, eher klein gehaltenen dorsalen Zugang wird der entsprechende Wirbel-
bogen mit den zugehörigen kleinen Gelenken dargestellt, dann unter Bildwandlerkontrolle
die Bogenwurzeln markiert und diese axial mit einer aufsteigenden Reihe von Steinmann-
nägeln in das Corpus hinein auf 5 mm händisch aufgebohrt. Über diese Kanäle wird nun die
im Wirbelkörper vorhandene Spongiosa gegen die Grund- und Deckplatte sowie die vordere
Wirbelkörperwand hin gepreßt, wobei die Deckplatteneinbrüche und obere Vorderkanten-
abbrüche meist noch reponiert werden können. Die so zentral im Wirbelkörper entstandene
Höhle wird dann mit kleinen, komprimierten autologen Spongiosastückchen schrittweise
kompakt aufgefüllt. Es folgt eine dorsale Spondylodese im verletzten Bewegungssegment.
In den meisten Fällen ist eine annähernd anatomische Reposition des frakturierten Wirbelkörpers möglich. Die eingebrachte Spongiosa läßt sich radiologisch meist gut als Verdichtung
im vorderen und oberen Teil des Wirbels erkennen (vgl. Abb. 1). Postoperativ wird der Patient in einer dorsalen Gipsschale gelagert, die Vollmobilisation erfolgt nach Anlage eines
Dreipunktstützmieders, welches 3-4 Monate getragen wird, eine Woche nach der Operation.
    Wir überblicken bisher bei 9 nach dieser Methode behandelten Patienten einen Zeitraum
von 6 bis 15 Monaten, im Durchschnitt sind es 11 Monate. 7 dieser Fälle sind frische, 2 jeweils 4 Wochen alte Kompressionsbrüche mit Keilform. Dabei konnte mit einer Ausnahme
das jeweils günstige primäre Repositions- und Operationsergebnis praktisch immer bezüglich
der Wirbelkörperhöhe weitgehend gehalten werden. Erwartungsgemäß kommt es allerdings
zu einer Erniedrigung im verletzten Bandscheibenraum. In den beschriebenen Fällen fanden
wir in den Unfallbildern einen durchschnittlichen sagittalen Index von 0,44 (0,23-0,62),
einen unmittelbar postoperativen Index von durchschnittlich 0,86 (0,73-1,00), und nach
durchschnittlich 11 Monaten einen Index von 0,80 (0,68-0,94). Mit Ausnahme eines Patien-

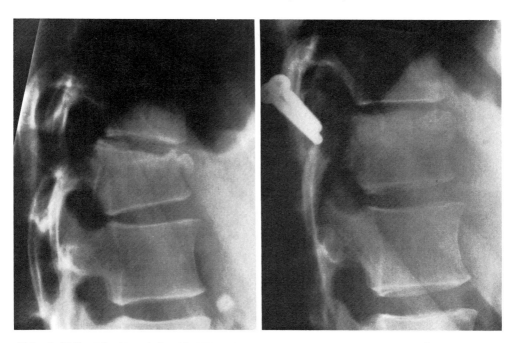

Abb. 1. M.R., 37 a. Bruch des 12. BWK mit einem sagittalen Index von 0,61. 8 Monate postop. mit 0,94 annähernd anatomische Wirbelkörperhöhe

ten mit einer inkompletten Querschnittslähmung konnten alle anderen nach durchschnittlich 4 Monaten ihre größtenteils handwerkliche Arbeit wieder aufnehmen.

Bei den bisher nach dieser Technik behandelten Patienten mußten wir mit Ausnahme
eines Falles keine wesentlichen sekundären Deformierungen des verletzten Wirbels hinneh-
men. Auch erscheint diese Methode gegenüber ventralen Fusionen technisch wesentlich
einfacher und für den Patienten weniger belastend.

Literatur

1. Beck E (1971) Röntgenologische Meßmethoden bei Wirbelbrüchen. Hefte Unfallheilkd
   108:36
2. Böhler L (1951) Die Technik der Knochenbruchbehandlung, 12/13 Aufl. Maudrich, Wien
3. Magerl F (1981) Persönliche Mitteilung
4. Zifko B, Matuschka H (1977) Unfallchirurgie 3:39

Dr. H. Daniaux, Univ.-Klinik für Unfallchirurgie, Anichstraße 35, A-6020 Innsbruck

Kontinuitätsresektion mit Interpositionsplastik bei Humerusmetastasen

K.H. Müller und J. Müller-Färber

Chirurgische Klinik und Poliklinik „Bergmannsheil" Bochum

Für die chirurgische Behandlung metastatischer Prozesse im Bereich des Humerus und deren
pathologischen Frakturen stehen drei verschiedenartige Methoden zur Verfügung: die Ge-
lenkprothese unter Resektion von befallenen Schaftanteilen und die Kontinuitätsresektion
mit nachfolgender Verbundosteosynthese oder durch Interpositionsplastik. Je nach anatomischer Lokalisation und Ausdehnung des malignen Prozesses werden diese drei Verfahren
differenziert angewendet. Bei Metastasen des Oberarmkopfes und kopfnaher Skelettanteile
ist der Ersatz durch eine Endoprothese unumstritten [2]. Bei Metastasen des Oberarmschaftes haben wir bislang die Verbundosteosynthese vorgenommen. Um mit diesem Verfahren
eine angemessene funktionsstabile Osteosynthese zu erzielen, erfordert die adäquate Dimen-
sionierung der Implantate eine ausgiebige Freilegung des Operationsgebietes. Dabei wird
nicht nur die Gefahr einer Schädigung des N. radialis erhöht und die Operationszeit verlängert, sondern auch die Frühmobilisierung erschwert. Die Nachteile der Verbundosteosynthese
und die dringende Forderung, den Patienten wegen seiner kurzen Lebenserwartung [1] mit
einer möglichst optimalen Funktion so schnell wie möglich in die häusliche Umgebung zu
entlassen, haben dazu geführt, daß wir zuletzt in den dafür geeigneten Fällen eine Interpositionsplastik mit einer Schaftprothese zur Behandlung pathologischer Frakturen nach Ober-
armschaftmetastasen durchgeführt haben (Abb. 1). Es wurde hierfür die von R. Mathys ent-

Hefte zur Unfallheilkunde, Heft 165
Hrsg.: C. Burri/U. Heim/J. Poigenfürst
© Springer-Verlag Berlin Heidelberg 1983

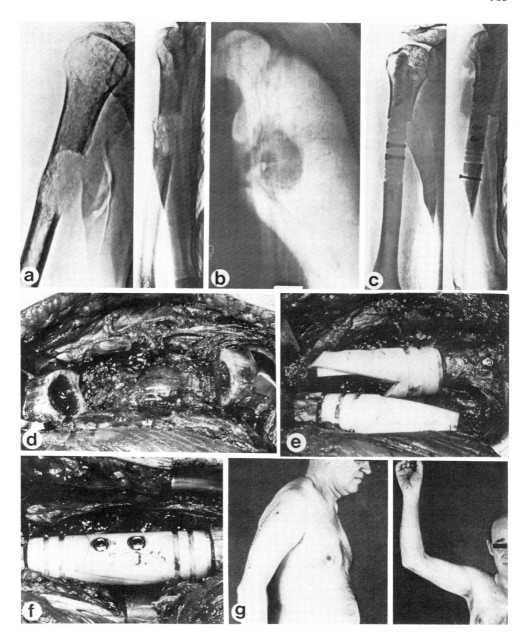

Abb. 1a–g. S., W.: m, 53 J., metastasierendes Bronchialcarcinom, Kontinuitätsresektion mit Interposition einer Diaphysenprothese. **a** Aufnahmebefund; pathologische Fraktur des rechten Humerus durch Tumormetastase, **b** Tomogramm, zentrales Carcinom des linken Oberlappenbronchus, **c** postoperatives Röntgenbild mit Interposition der Diaphysenprothese, **d** Operationsbefund nach 10 cm Resektion des mittleren Humerusdrittels, **e** noch unverschraubte, implantierte proximale und distale Prothesenanteile, **f** Operationsbefund des verschraubten Schaftinterponates, **g** Funktion des rechten Armes 14 Tage postoperativ

wickelte isoelastische Diaphysen-Prothese verwendet [3] (Abb. 1e, f). Das Diaphyseninterponat ist eine aus Polyazetalharz bestehende Schaftprothese. Das Ersatzstück besteht aus zwei Teilen, die an ihrer Verbindungsstelle über eine schräg verlaufende, korrespondierend zugerichtete Nute verzapft sind und mit zwei Schrauben stabil verbunden werden (Abb. 1f). Der jeweilige intramedulläre Stiel der Prothese erfordert nach Angaben des Herstellers außer der Schraubenfixierung keine Zementverankerung. Im Handel sind Prothesenmodelle unterschiedlicher Schaftlänge und unterschiedlicher Stieldicke erhältlich. Soweit röntgenologisch zu beurteilen, werden die Prothesenausmaße präoperativ annähernd bestimmt.

Operationstechnik

Nach dorsalem Oberarmlängsschnitt wird auf den Humerus durch das laterale Muskelseptum zwischen Beuge- und Streckmuskulatur eingegangen. Nach Darstellen des N. radialis ist die Präparation je nach Tumorausdehnung nur bis zum makroskopisch gesunden Knochengewebe erforderlich (Abb. 1d). Vor der Resektion mit der oscillierenden Säge wird an den verbleibenden Hauptfragmenten eine Meißelkerbe zur Markierung der exakten Rotationsstelle gesetzt. Der Schaftanteil des Humerus weist physiologisch eine nach ventral konkave Biegung auf, die ein Biegemoment nach beugewärts erzeugt. Deshalb sollen die Prothesentrennflächen in der Ebene des Septum intermusculare zwischen der Beuge- und Streckmuskulatur liegen. Deswegen werden die beiden Verbindungsschrauben der Prothesenstücke von streckwärts nach beugewärts eingebracht (Abb. 1c). Ein Aufbohren der Markhöhle wird in der Operationsanweisung des Herstellers empfohlen, hat sich jedoch bei uns erübrigt. Lediglich der knöcherne Aufsitz der Prothesenanteile muß mit einer konischen Reibahle bearbeitet werden. Anschließend werden die beiden Prothesenanteile einzeln so eingesetzt, daß die Prothesentrennfläche in der oben beschriebenen Weise senkrecht zur Hauptbeanspruchungsrichtung liegt und gleichzeitig die Rotationsstellung der Humerusfragmente gewahrt bleibt. Im Markraum haben wir die Prothesenelemente — bis auf eine Ausnahme — zusätzlich mit Knochenzement verankert. Eine Einbettung mit Knochenzement widerspricht den grundsätzlichen Erwägungen für isoelastische Prothesenmodelle [3]. Bei den bislang zu behandelnden Patienten war die sichere Verankerung in der meist spongiosafreien, weitlumigen Markhöhle dringend angezeigt, um die sofortige funktionelle Beanspruchung zu gewährleisten. Jeweils 3 cm von der Resektionsstelle entfernt wird durch den verbleibenden Humerusschaft eine Corticalisschraube quer durch den Knochen, den Zement und den Prothesenstiel eingeschraubt (Abb. 1c, e). Alle Patienten begannen bereits am ersten postoperativen Tag mit Bewegungsübungen, die fortlaufend gesteigert wurden.

Zwischen Juli 1981 und Januar 1982 haben wir im „Bergmannsheil" Bochum drei Patienten mit einer Interpositionsplastik durch eine isoelastische Diaphysenprothese versorgt. Jeweils lagen pathologische Frakturen des Humerusschaftes vor; in zwei Fällen aufgrund eines metastasierenden Bronchialcarcinoms (Abb. 1), in einem dritten Fall bei einem multizentrischen Plasmocytom.

Die kleine Zahl der operierten Patienten und die kurze Beobachtungszeit (— zwei der Patienten verstarben an ihrer Grunderkrankung 6 bzw. 10 Monate nach der Operation —) erlauben es nicht, verallgemeinernde Rückschlüsse zu ziehen. Dennoch sehen wir in der Verwendung der isoelastischen Diaphysenprothese bei Knochenmetastasen des Humerusschaftes folgende Vorteile: schonendes, operationstechnisch einfaches und atraumatisches Verfahren mit vergleichsweise kurzer Operationszeit, biomechanisch sicherer Verbund des Humerus, kurze stationäre Behandlungszeit, ausreichend gute Funktion des Schultergelenkes und der distalen Armgelenke einschließlich der Finger sowie gute Kraftentfaltung und Gebrauchsfähigkeit der Extremität. Dadurch wird dem Patienten unter Reduzierung seiner subjektiven Beschwerden die verbliebene Lebensspanne erleichtert.

Literatur

1. Burri C, Rüter A (1977) Die chirurgische Behandlung von Knochenmetastasen. In: Burri C, Betzler M (Hrsg) Knochentumoren. (Aktuelle Probleme in Chirurgie und Orthopädie, Bd 5). Huber, Bern Stuttgart Wien
2. Burri C, Rüter A (1980) Isoelastische Prothesen an der Schulter. Orthopädie 9:169
3. Mathys R, Mathys R, Jr (1977) Isoelastische Prothesen des Schultergelenkes — Werkstoffe, Instrumentarium. Prothesenmodelle. In: Burri C, Rüter A (Hrsg) Prothesen und Alternativen am Arm, Teil 1: Schultergelenk. (Aktuelle Probleme in Chirurgie und Orthopädie, Bd 1, S 9). Huber, Bern Stuttgart Wien

Priv.-Doz. Dr. K.H. Müller, Chirurgische Klinik und Poliklinik „Bergmannsheil", Universitätsklinik, Hunscheidtstr. 1, D-4630 Bochum

Erfahrungen über eine neue extraarticuläre Operationsmethode zur Behandlung der veralteten anteromedialen Kniegelenksinstabilität Grad II

C.J. Wirth und M. Jäger

Orthopädische Klinik des Klinikums Großhadern der Universität München

Die veraltete anteromediale Kniegelenksinstabilität wird heute in Abhängigkeit vom Instabilitätsausmaß in 3 Schweregrade eingeteilt, wobei Grad II und Grad III häufig einer operativen Stabilisierung bedürfen.

Grad II ist gekennzeichnet durch ein fehlendes vorderes Kreuzband und die Lockerung der dorsomedialen Kapselschale. Das Innenband ist stabil. Klinisch ist das vordere Schubladenzeichen besonders in leichter Kniebeugestellung deutlich positiv (Lachmann-Zeichen) ebenso wie der Pivot-Shift-Test. Ziel einer operativen Intervention ist demzufolge die Beseitigung des Pivot-Shift-Zeichens und die Reduzierung bzw. Beseitigung der Subluxationstendenz des Tibiakopfes nach ventral vor allem in den für den Gehakt wichtigen leichten Kniebeugestellungen. Dazu kann in Abhängigkeit von den sportlichen Ambitionen ein extraartikulärer stabilisierender Eingriff ausreichend sein.

Hefte zur Unfallheilkunde, Heft 165
Hrsg.: C. Burri/U. Heim/J. Poigenfürst
© Springer-Verlag Berlin Heidelberg 1983

1. Operationstechnik

Das Prinzip unserer Operationstechnik ist die Umlenkung des Innenbandes und des Tractus iliotibialis. Diese Umlenkung wird beim Übergang zur Kniestreckung immer stärker mit dem Effekt, daß das vordere Schubladenzeichen proportional zur zunehmenden Kniestrekkung abgeschwächt bzw. aufgehoben, das Lachmann-Zeichen also negativ wird. Als Hypomochlion für die Umlenkung auf der Knieinnenseite dient die über das Innenband geführte Semimembranosus-Sehne, auf der Knieaußenseite das über den Tractus geführte Außenband.

Wenn der Innenmeniscus nicht schon auswärts entfernt worden ist, muß vorgängig zur Operation durch Arthrographie bzw. Arthroskopie die Situation am Innenmeniscushinterhorn abgeklärt werden. Wenn möglich, wird der typische Korbhenkelriß am Innenmeniscushinterhorn nach Anfrischung der Randleiste genäht.

Ist der Innenmeniscus unversehrt, so erfolgt ein kurzer Längsschnitt über dem Innenband von Gelenkspalthöhe bis zur Überkreuzungsstelle des Pes anserinus. Das Retaculum wird längsgespalten, Vorder- und Hinterrand des Innenbandes werden dargestellt. Die tibiale Insertion des M. semimembranosus an der Hinterkante des Innenbandes wird dargestellt. Mit dem 9 mm-Meißel wird die Semimembranosus-Sehne knöchern desinseriert. Bei spitzwinkeliger Kniebeugestellung wird nun hart am Vorderrand des Innenbandes ein neues Knochenbett für die Semimembranosus-Sehne geschaffen und der entnommene Knochenblock in die frühere Insertionsstelle eingebolzt. Die Semimembranosus-Sehne wird über das Innenband geführt und im neuen Knochenbett mit einer 40 mm-Kleinfragmentcorticalisschraube und Kunststoffunterlegscheibe fixiert. Beim Übergang zur Kniestreckung ist nun das Lachmann-Zeichen meist deutlich reduziert, wenn nicht aufgehoben (Abb. 1a).

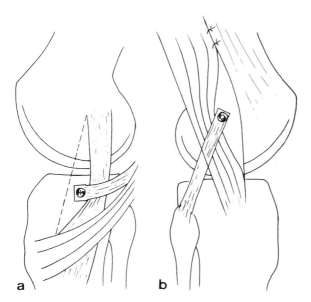

Abb. 1. a Umlenkung des Innenbandes durch Überführen des tibialen Sehnenanteiles des M. semimembranosus. **b** Umlenkung des Tractus iliotibialis durch Überführung des Außenbandes

Lateralseitig wird über einen leicht bogenförmigen, 3 cm langen Schnitt der Tractus ilio-tibialis über dem Epicondylus lateralis femoris dargestellt und längsgespalten. Das Außenband wird an seiner Ansatzstelle freigelegt und mit dem 9 mm-Meißel knöchern desinseriert. Das Außenband wird auf einer Strecke von 2 cm in Richtung auf seine fibulare Insertion freigelegt. Das Band wird durch einen 2 cm weiter dorsal gelegten Tractusschlitz über den Tractus gezogen und im alten Knochenbett mit einer 40 mm-Kleinfragmentcorticalisschraube und Kunststoffunterlegscheibe refixiert. Beim Übergang zur Kniestreckung ist nun das Lachmann-Zeichen definitiv aufgehoben. Es resultiert in der Regel intraoperativ eine Streckhemmung von etwa 20°. Nach Einlegen einer medialen und lateralen epifascialen Redondrainage erfolgt der schichtweise Wundschluß. Es wird ein zirkulärer Oberschenkelgips in 20° Kniebeugestellung angelegt (Abb. 1b).

Am 4. postoperativen Tag wird der Gips zur dorsalen Schale geschnitten und eine aktive Übungsbehandlung zwischen 20 und 60° Kniebeugung angeschlossen. Diese Übungsbehandlung wird ambulant fortgesetzt. Der Patient trägt die dorsale Gipsschiene zum Schutz vor vollständiger Streckung bis zur 6. postoperativen Woche. Anschließend kann auch die Kniestreckung geübt werden.

Die Arbeitsunfähigkeit beträgt abhängig vom Beruf 12-16 Wochen, die Sportunfähigkeit beläuft sich auf 1/2 Jahr.

2. Ergebnisse

Wir haben diese Operation erstmals am 15.12.1980 durchgeführt und seither in 79 Fällen nachvollzogen. Bei 32 Patienten liegt die Operation länger als 1 Jahr, im Durchschnitt 18 Monate zurück. Die laufende Überprüfung dieser Patienten in unserer Kniebandsprechstunde erlaubt uns die folgende vorläufige Wertung dieses Operationsverfahrens:

Komplikationen wurden nicht beobachtet. Insbesondere kam es in keinem Fall zu einem Ausriß der fixierenden Knochenschrauben. Das Pivot-Shift-Zeichen war in allen Fällen negativ. Der Lachmann-Test war in 2/3 der Fälle bei Kniestreckung negativ, bei 20° Kniebeugestellung jedoch in allen Fällen positiv, wenngleich gegenüber dem Vorzustand in 3/4 der Fälle reduziert.

Die Ursache für Fehlergebnisse in 1/4 der Fälle lag stets in der zu weit gestellten Indikation. Es muß betont werden, daß sich diese Operationsmethode nur für veraltete mediale Kniegelenksinstabilitäten mit stabilem Innenband, also nur für Grad II eignet.

Gegenüber der früher geübten Alternativmethode, nämlich des alleinigen Ersatzes des vorderen Kreuzbandes, bietet die vorgestellte extraarticuläre Stabilisierung die Vorteile des extraarticulären Eingriffs, der deutlich verkürzten Nachbehandlungszeit und der immer resultierenden freien Kniegelenksbeweglichkeit.

Osteotomie bei Arthrose im Tibio-Femoralgelenk

B.G. Weber

Klinik für Orthopädische Chirurgie, Kantonsspital, St. Gallen

1. Einleitung

In der Großzahl von Gonarthrose besteht eine durch Fehlwachstum oder anderswie erworbene Fehlstellung, die ihrerseits zu Fehl-, bzw. Überbeanspruchung des einen oder anderen Kniekompartimentes führt. Mit Hilfe einer die Fehlstellung korrigierenden, knienahen Osteotomie wird die falsche Beanspruchung normalisiert und dadurch die Arthrose günstig beeinflußt [1, 2, 3, 4, 5].

Bei der häufigeren Varus-Gonarthrose besteht die Fehlstellung in der Regel im Tibiakopf, bei der selteneren Valgus-Gonarthrose im distalen Femur. Beim O-Bein ist deshalb die valgisierende Osteotomie im Tibiakopf, beim X-Bein die varisierende Osteotomie supracondylär im Femur anzulegen, damit das Femorotibialgelenk senkrecht zur Traglinie des Beines orientiert sein wird.

Für die Osteotomie sind solche Operationstechniken vorteilhaft, welche dank stabiler Osteosynthese nicht nur die exakte Korrektur, sondern auch eine funktionelle Nachbehandlung zulassen [1, 4, 5]. Unter allen nur erdenklichen, aus der Literatur bekannten und versuchten eigenen Techniken, sind wir jener Technik bis heute treu geblieben, die wir seit 1974-1981 331mal durchgeführt haben [5]. Sie erfüllt die genannten Anforderungen und erfordert einen nur kleinen operativen und schonenden Zugang. Fallweise kann die Verlagerung der Tuberositas tibiae [3] mit der Tibiakopfosteotomie kombiniert werden, und – last but not least – bedeutet die Metallentfernung für den Patienten nur eine Minioperation, denn sie kann von einem 2 cm langen Schnitt mühelos vorgenommen werden.

2. Technik der Tibiakopfosteotomie bei Varusgonarthrose [5] (Abb. 1)

Operation in Blutleere, das ganze Bein steril abgedeckt von Fuß bis Beckenkamm, gelegentlich auch das gesunde Bein analog vorbereitet zwecks peroperativem Vergleich der Beinachsen.

Vorerst Schrägosteotomie der Fibulamitte.

Gebogener Hautschnitt von knapp distal der Tuberositas tibiae Richtung Fibulaköpfchen und subperiostale Darstellung des lateralen Tibiakopfes, der knapp proximal der Tuberositas tibiae mit 2 Hohmannhaken von lateral her umfahren wird.

Ins Tuberculum tractus iliotibialis 1,5 cm distal und parallel zum Gelenkspalt, wird quer eine 4-Loch-Halbrohrplatte (AO) eingeschlagen, soweit, daß das letzte Loch gerade noch herausragt.

Das Plattenende wird mit der Flachzange um 40° nach unten gebogen.

Die Osteotomie soll entweder parallel zur Platte, oder um 10° ansteigend knapp oberhalb der Tuberositas angelegt werden. Es ist darauf zu achten, daß die Corticalisbrücke zwischen Platte und Osteotomie mindestens 1,5 cm beträgt, besonders bei Osteoporose. Die Osteo-

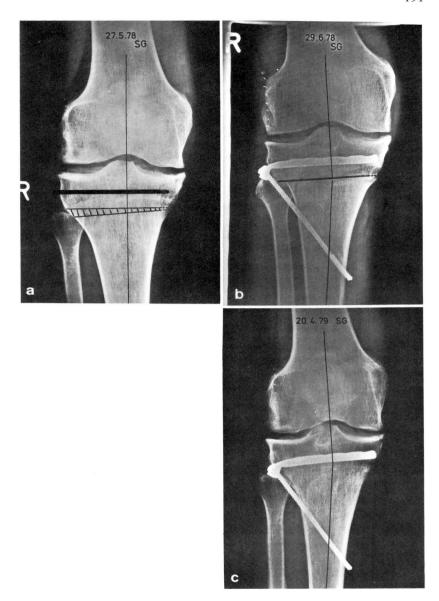

Abb. 1a-c. Tibiakopfosteotomie bei Varusgonarthrose. Pat. Nr. 218 604, 24j., Ballettänzer. **a** Präoperative Planung: Das Röntgenbild des unbelasteten Beines zeigt den fehlenden physiologischen Valgus des Kniegelenkes mit Achsenfehler im Tibiakopf. Eingezeichnet sind die Plattenlage und die inkomplette Keilosteotomie. **b** Postoperatives Bild: Wiederhergestellter physiologischer Valgus. Zuggurtungsosteosynthese mit Halbrohrplatte und Schraube. Knickung der Corticalis medial. **c** 10 Monate später: Ungestörte Konsolidation der Osteotomie. Unveränderte Achsenkorrektur

tomie hat eine angemessene Keilform und soll unter Schonung der Corticalis medialseitig inkomplett sein.

Manuell erreicht der Operateur die Korrektur, wobei die Corticalis medialseits entweder durch Verbiegung oder Einknicken nachgibt, ohne daß hier die Fragmente klaffen. Es bleibt also die knöcherne Kontinuität medialseits erhalten, sodaß eine Zuggurtungsosteosynthese lateralseits möglich ist.

Durch das Plattenloch wird die Bohrbüchse für den 3,2 mm-Bohrer eingeführt, der die Tibia schräg perforiert und schließlich auch medial subcutan zu palpieren ist. Schneiden eines Gewindes und Eindrehen einer langen 4,5 mm Corticalisschraube. Die Osteotomie ist auf ganzer Fläche adaptiert, ist druckfest vorgepreßt und übungs- und teilweise belastungs-stabil.

Saugdrainage, Wundverschluß.

3. Ergebnisse

Die beschriebene Operationstechnik hat erlaubt, von den 331 Tibiakopfosteotomien 248-mal rein funktionell nachzubehandeln: Sofortmobilisation, progressive Belastung bis Stockfreiheit 6-8 Wochen nach Operation. In den übrigen 83 Fällen war die Stabilität nicht zuverlässig genug, sodaß 2 Wochen nach Operation, nach der initialen Übungsbehandlung, eine Gipshülse für 6 Wochen angelegt werden mußte. Die Gründe ungenügender Stabilität sind starke Osteoporose, Aufbrechen der Corticalis medialseits, eingebrochene Corticalisbrücke zwischen Platte und Osteotomie, Lockerung der Stabilität zufolge Nachkorrektur in Narkose bei Unter- oder Überkorrektur. 3mal mußte eine Pseudarthrose operiert werden.

Der Prozentsatz ungenügender Stabilität nimmt bei jedem Operateur in dem Maße ab, wie die Operationstechnik immer besser wird. In der Hand des Geübten ist funktionelle Nachbehandlung nach der Tibiakopfosteotomie die Regel, die Gipshülse seltene Ausnahme.

4. Zusammenfassung

Unter zahlreichen Operationstechniken zur valgisierenden Tibiakopfosteotomie bei Gonarthrose hat sich in 20 Jahren schlußendlich die Zuggurtungsosteosynthese mit Hilfe einer Halbrohrplatte und einer einzigen Zugschraube herauskristallisiert. Bei einwandfreier Technik, selbst bei erheblicher Osteoporose, ist funktionelle Nachbehandlung möglich. Die Gipshülse ist mit zunehmender Erfahrung nurmehr selten im Falle hochgradiger Osteoporose erforderlich, bei welcher überhaupt kein Osteosynthesematerial Halt findet.

5. Literatur

1. Coventry MB (1965) Osteotomy of the upper part of the tibia for degenerative arthritis of the knee. J Bone Joint Surg 47-A:984-990
2. Jackson JP, Waugh W (1961) Tibial osteotomy for osteoarthritis of the knee. J Bone Joint Surg 43-B:746-751
3. Maquet PGJ (1976) Biomechanics of the knee. Springer, Berlin Heidelberg New York

4. Sprenger TR, Weber BG, Howard FM (1979) Compression osteotomy of the tibia. Clin Orthop 140:103-108
5. Weber BG, Wörsdörfer O (1980) Zuggurtungsosteosynthese bei Tibiakopfosteotomie. Z Orthop 118:637

Prof. Dr. B.G. Weber, Klinik für Orthopädische Chirurgie, Kantonsspital, CH-9007 St. Gallen

Aufbau einer sine-sine-Arthroplastik des Ellbogens bei traumatisch bedingtem vollständigen Gelenkverlust

R. Ganz

Universitätsklinik für Orthopädische Chirurgie, Bern

Ist eine Ellbogenzertrümmerung mit einem größeren Knochenverlust verbunden, so resultiert ein funktionell sehr unbefriedigender, weil vollkommen instabiler Ellbogen, der die primär oft ebenfalls eingeschränkte Handfunktion schlecht zu nutzen erlaubt. Behandlungsversuche mit Orthesen werden von den meisten Trägern als wenig tauglich angesehen. Bei Arthrodesen wirkt sich, abgesehen von den technischen Schwierigkeiten, die fixierte Stellung sehr nachteilig aus. Fehlen die Epicondylen zur knöchernen Führung und musculären Stabilisierung, lockern Prothesen sehr rasch [1, 3, 4].

In Anlehnung an einen Vorschlag von Gschwend für Fälle mit großen Substanzverlusten nach gelockerten Prothesen [2] wurde deshalb in bisher zwei Fällen eine Rekonstruktion zur sine-sine-Arthroplastik durchgeführt. In beiden Fällen war bei Verlust von distalem Humerus, Olecranon und Radiusköpfchen die Ellbogenstabilität unbefriedigend und die Handfunktion durch partielle Nervenschädigungen zusätzlich behindert. Die Verletzungen lagen 30 bzw. knapp 1 Jahr zurück.

Die Rekonstruktion bestand in der Schaffung einer Knochengabel durch solide autologe Beckenspäne, die am Humerusstumpf stabil fixiert wurden. Zur Neubildung des in der Gabel geführten Olecranons wurde ebenfalls ein Beckenspan mittels Plattenosteosynthese am Ulnastumpf verankert. Die Weichteil-Interposition gelang mittels ortsständigem Narbengewebe. Der abgelöste Streckapparat wurde über der Olecranonplatte refixiert. Die Nachbehandlung erfolgte in einer elektrischen Bewegungsschiene, gefolgt von aktiven Bewegungsübungen.

Beide Patienten haben heute einen schmerzfreien, aktiven Bewegungsumfang von 50 bzw. 60 Grad bei einem Streckausfall von 40 Grad. Die passive Beugung gelingt bis 110 Grad, wobei die Ulna durch Muskel- bzw. Weichteilzug nach dorsal in die Gabel gezogen wird und der Radiusstumpf eine weitere Beugung verhindert. Die präoperativ eingeschränkte Pro-/Supination blieb bei funktionell befriedigender Handstellung unverändert. Subjektiv und objektiv besteht gute Seitenstabilität, die Hand kann entsprechend besser eingesetzt werden.

Hefte zur Unfallheilkunde, Heft 165
Hrsg.: C. Burri/U. Heim/J. Poigenfürst
© Springer-Verlag Berlin Heidelberg 1983

Für weitere Fälle ist eine Verbesserung der Beweglichkeit durch folgende Modifikationen der Technik denkbar: Mit Aufbau eines Processus coronoideus kann die Retropulsion des Unterarmes bei Beugung gesperrt werden. Mit einem Gelenkfixateur ähnlich dem Volkov-Oganesian-Apparat [5] ist die Ellbogenstellung ohne Behinderung der Bewegung besser zu sichern, bis die Weichteilinterposition stabil vernarbt ist.

Literatur

1. Dee R (1982) Reconstructive surgery following total elbow endoprosthesis. Clin Orthop 170:196
2. Gschwend N (1982) Persönliche Mitteilung
3. Inglis AE (1982) Revision surgery following a failed total elbow arthroplasty. Clin Orthop 170:213
4. Movrey BF, Bryan RS (1982) Complications of total elbow arthroplasty. Clin Orthop 170:204
5. Volkov MV, Oganesian OV (1975) Restoration of function in the knee and elbow with a hinge-distractor apparatus. J Bone Joint Surg 57A:591

Prof. Dr. R. Ganz, Klinik und Poliklinik für Orthopädische Chirurgie, Universität Bern, Inselspital, CH-3010 Bern

Elektronisches Implantat- und Fremdkörpersuchgerät

H. Gerngroß, L. Claes und C. Burri

Abteilung für Unfallchirurgie, Hand-, Plastische und Wiederherstellungschirurgie
(Ärztl. Direktor: Prof. Dr. C. Burri) der Universität Ulm

Der zunehmenden Anzahl der operativen Versorgungen von Frakturen, Pseudarthrosen und Korrektureingriffen steht die wachsende Anzahl der wieder zu entfernenden Implantate gegenüber. Alle Implantatstähle bestehen wegen der erforderlichen Gewebeverträglichkeit aus nichtmagnetischen Legierungen, in neuerer Zeit auch aus Titan [1].

Nicht selten kommt es im Heilungsverlauf zu einer Bedeckung des Implantates mit knöchernem Callus oder Bindegewebe. Insbesondere kleine Implantate, wie z.B. Spickdrähte, werden häufig in das Knochenlager einbezogen. Die Entfernung kleinerer Implantate, sowie einzeln liegender Schrauben stößt manchmal auf Schwierigkeiten, da selbst bei breitem Freilegen des Knochens eine visuelle Lokalisation häufig nicht möglich ist. In solchen Fällen kommt es dann zu unerwünschten Verzögerungen im Operationsablauf bzw. dem Einsatz des Röntgenbildverstärkers, was aus Gründen der Strahlenbelastung unerwünscht ist. Ähnliches gilt auch für metallische Fremdkörper in den Weichteilen, die häufig nur mit einem erheblichen Aufwand an Zeit und Gewebetraumatisierung entfernt werden können.

Hefte zur Unfallheilkunde, Heft 165
Hrsg.: C. Burri/U. Heim/J. Poigenfürst
© Springer-Verlag Berlin Heidelberg 1983

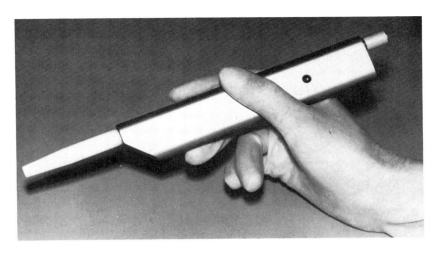

Abb. 1. Elektronisches Implantat- und Fremdkörpersuchgerät

Aus diesem Grund entwickelten wir ein Metallsuchgerät, an welches wir folgende Anforderungen stellten:

1. Sichere Lokalisation auch nicht ferromagnetischer Metalle.
2. Ausreichende Suchgenauigkeit durch hohe Empfindlichkeit.
3. Handlichkeit, Sterilisierbarkeit, Netzunabhängigkeit.

Nach der Entwicklung und 2jährigen Erprobung eines Prototypes [2] liegt jetzt ein neues Serienmodell vor. Der neue Metall-Implantatsucher kann problemlos in einer Hand gehalten werden. Sein Gewicht ist gering. Er ist gassterilisierbar oder kann in sterile Hüllen eingesetzt werden. Die Batterien sind wieder aufladbar. Etwa eine Minute nach Einschalten ist das Gerät betriebsbereit.

Dem neu entwickelten Implantatsucher liegt eine Elektronik zugrunde, die in der Lage ist, Änderungen eines erzeugten elektromagnetischen Feldes zu registrieren und akustisch in Tonänderungen umzusetzen. Dabei erzeugt ein Oscillator ein elektromagnetisches Wechselfeld von ca. 42 hKz. Bei Annäherung an einen metallischen Gegenstand nimmt die Amplitude des Wechselfeldes ab. Mit der Empfindlichkeitsregelung wird ein Wert eingestellt, bei dessen Unterschreitung die Differenz zwischen dem eingestellten Wert und der Oscillatoramplitude von einem Komparator verstärkt wird. Ein nachgeschaltetes Integrierglied formt die verstärkten Impulse in eine entsprechende Gleichspannung um, die anschließend von einem spannungsgesteuerten Oscillator in eine der Spannung entsprechende Frequenz umgesetzt wird. Von einem nachgeschalteten Verstärker wird das Signal an einen niederohmigen Lautsprecher angepaßt und von diesem akustisch umgesetzt. Die Tonhöhe nimmt um so mehr zu, je näher die Suchspitze an das gesuchte Metall herangeführt wird.

Die Genauigkeit der Lokalisation ist abhängig von der einstellbaren Empfindlichkeit des Geräts. Bei maximaler Empfindlichkeit ist eine grobe Lokalisation eines gesuchten Implantats über eine größere Distanz möglich. So ist z.B. eine 3,5 mm-Osteosyntheseschraube über eine Entfernung von 20 mm zu orten. Danach erfolgt die genaue Lokalisation nach dem Zurückdrehen der Geräteempfindlichkeit auf eine Genauigkeit von ca. 1 mm. Mit dem Gerät wird es möglich, in problematischen Fällen schnell und ohne Röntgenbildverstärker eine genaue Lokalisation von Implantaten vorzunehmen. Der Aufbau des Geräts erlaubt einen Einsatz unter sterilen und unsterilen Bedingungen. Gassterilisiert oder in einer sterilen Hülle kann das Gerät nach Hauteröffnung auch in tieferen Weichteilstrukturen direkt am Knochen eingesetzt werden. Bei geringen Weichteildicken über dem Implantat ist das Gerät auch präoperativ zur Lokalisation des Incisionsstelle auf der Haut verwendbar. Bei sehr dünnen Weichteildicken, wie sie in der Knöchelregion, der Hand und der Tibiavorderkante bestehen, lassen sich Implantate über kleine Stichincisionen entfernen. Im Knochen liegende Implantate lassen sich exakt lokalisieren und das Eröffnen des Knochens zur Darstellung des Implantats auf ein Minimum reduzieren. Beim Einsatz des Suchgeräts müssen metallische Operationsinstrumente ca. 10 cm von der Suchspitze entfernt sein.

Wir verwenden seit 2 1/2 Jahren diese Geräte mit guten Ergebnissen in unserer Klinik. Seit dieser Zeit ist die Operationsdauer und der Einsatz des Röntgenbildverstärkers bei der Suche kleiner überwachsener Implantate zurückgegangen.

Literatur

1. Frank E, Zitter H (1971) Metallische Implantate in der Knochenchirurgie. Springer, Wien New York
2. Gerngroß H, Claes L, Burri C, Keller E (1980) Implantat- und Fremdkörpersuchgerät für die Chirurgie. Der Chirurg 51:733

Dr. med. H. Gerngroß, Abteilung für Unfallchirurgie, Hand-, Plastische- und Wiederherstellungschirurgie der Universität Ulm, D-7900 Ulm

Der Ersatz des vorderen Kreuzbandes durch die Plantarissehne

R. Passl und G. Sauer

Unfallchirurgische Abteilung des Krankenhauses der Barmherzigen Brüder, Eisenstadt

Einleitung

Das vordere Kreuzband zieht von tibial vorne innen nach femoral hinten außen. Es stellt einen in sich verwundenen Strang dar, der aus drei Bündeln besteht. Bei gebeugtem Knie ziehen — aus der Sicht des Operateurs — die vordersten, medial gelegenen Bandanteile am weitesten nach dorsal lateral, während die weiter dorsal an der Tibia entspringenden Anteile am Femur vor dem vordersten Bündel ansetzen. Die intermediär entspringenden Strukturen decken von vorne gesehen die Verwindung des Bandes. Der Querschnitt des vorderen Kreuzbandes zeigt an seinem tibialen Ursprung eine dreieckige Form, während am femoralen Ansatz alle drei Bündel auf einer Geraden liegen, die je nach Stellung des Kniegelenkes senkrecht (Streckung) oder waagrecht (Beugung) steht. Aus dieser Anordnung ergeben sich die Funktionen der einzelnen Bandanteile: Die vorderen medialen und intermediären Bündel stabilisieren das Kniegelenk durch ihre Anspannung in Streckstellung, das posterolaterale Bündel bei Beugung. Um diesen besonderen anatomischen Gegebenheiten Rechnung zu tragen, wird seit November 1981 an der Unfallchirurgischen Abteilung des Krankenhauses der Barmherzigen Brüder in Eisenstadt der Ersatz des vorderen Kreuzbandes durch Implantation der Plantarissehne durchgeführt.

Zur Operationstechnik

Die Plantarissehne des gleichen Beines wird durch zwei kleine Incisionen aufgesucht und entnommen. Nach Eröffnung des Kniegelenkes von medial werden mit einem 3,2 mm Bohrer drei Kanäle durch das Tibiaplateau in der dreieckigen Anordnung gebohrt, die dem Ursprung des vorderen Kreuzbandes entspricht. Von einem separaten Hautschnitt an der Außenseite des Kniegelenkes wird der laterale Femurcondylus dargestellt. Etwas oberhalb der Kaplanschen Fasern werden drei Bohrkanäle in einer Linie zum ehemaligen proximalen Kreuzbandansatz in der Fossa intercondylica gebohrt. Danach wird die Plantarissehne in einem so durch die Bohrkanäle gezogen, daß zuerst das anteromediale und danach das posterolaterale Bündel ersetzt werden. Diese durch die Plantarissehne gebildete Achterschleife wird am medialen Tibiakopf in sich vernäht. Nun kann die exakte Lage des Bandersatzes durch vorsichtige Beugung und Streckung im Kniegelenk geprüft werden. Bei Streckung erschlafft das zuvor gespannte posterolaterale Bündel, bei Beugung das anteromediale. Zum Abschluß wird die restliche Plantarissehne in der Verlaufsrichtung des intermediären Bündels durch die zwei verbliebenen Bohrkanäle gezogen und in etwa 30 Grad Beugestellung des Kniegelenkes unter mäßiger Spannung an der Außenseite des lateralen Femurcondylus mit der vorher gebildeten Sehnenschleife vernäht.

Vorläufige Ergebnisse

In 8 Monaten seit November 1981 haben wir 11 Plantarissehnenplastiken durchgeführt. Zehn davon konnten wir 6 Monate postoperativ klinisch und teilweise auch arthroskopisch nachuntersuchen. Die Frühergebnisse sind bis jetzt sehr zufriedenstellend. 8 Patienten sind bei Beugung und Streckung im Kniegelenk stabil (3 davon waren es auch präoperativ). Ein Patient konnte postoperativ nicht genügend überwacht werden. Er spielte unmittelbar nach Gipsabnahme wieder Fußball. Obwohl subjektiv zufrieden, weist er eine ++ positive Schublade auf, sodaß ein Riß des Transplantates angenommen werden muß. Eine ihm empfohlene Kontrollarthroskopie lehnte er ab. Ein anderer Patient, bei dem gleichzeitig zur Bandplastik wegen Varusgonarthrose nach Meniscektomie eine valgisierende Tibiakopfosteotomie durchgeführt wurde, litt monatelang unter Gelenkergüssen nach stärkerer Beanspruchung. Eine bei ihm durchgeführte Arthroskopie ergab ein gut eingeheiltes Transplantat. Insgesamt wurden 3 Patienten 6 Monate postoperativ arthroskopisch nachuntersucht. Alle Transplantate waren gut eingeheilt, wobei die Bündelstruktur noch deutlich erkennbar war. Die einzelnen Sehnenbündel waren durch ein zartes, wahrscheinlich sehniges Gewebe eingescheidet und miteinander verbunden (Abb. 1).

Diskussion

Alle bisher bekannten interarticulären Ersatzplastiken des vorderen Kreuzbandes können die besondere Struktur dieses Bandes nicht nachvollziehen [1, 2]. Meist wird nur das antero-mediale Bündel ersetzt, wenn überhaupt die Zugrichtung stimmt [3]. Auch die Dicke des Transplantates garantiert nicht immer den Erfolg, da die spätere Bandfestigkeit nicht nur vom Faserverlauf, sondern auch vom Ausmaß der Revitalisierung [5] abhängt. Ein mangelhafter Umbau erklärt oft sekundäre Lockerungen. Mit alloplastischen Ersatzoperationen liegen nur teilweise gute Erfahrungen vor [4].

Für uns ergeben sich folgende Vor- und Nachteile der angegebenen Plantarissehnenplastik:

Vorteile

1. Autologes Material von genügender Länge.
2. Keine Schwächung anderer Bandstrukturen bzw. anderer Stabilisatoren am Kniegelenk.
3. Regelrechte, durchgehende Faserverläufe und leichtere Revitalisierung durch geringere Querschnitte der einzelnen Bandstrukturen bei jedoch annähernd normalem Gesamtquerschnitt des vorderen Kreuzbandersatzes.
4. Exakte anatomische Rekonstruktion bei funktioneller Beanspruchung des Bandersatzes.

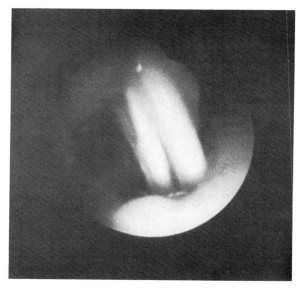

Abb. 1. Arthroskopischer Befund 6 Monate nach Plantaris-Plastik

Nachteile

Ein Fünftel der von uns zur Operation vorgesehenen Patienten hatte keine Plantarissehne und mußte mit einem Bandersatz nach Jones oder Lindemann versehen werden.

Literatur

1. Groves EWH (1920) The crucial ligaments of the knee joint: Their function, rupture and the operative treatment of the same. Br J Surg 7:505-515
2. Jones KG (1963) Reconstruction of the anteriorcruciate ligament. A technic using the central one-third of the patellar ligament. J Bone Joint Surg 45-A:925
3. Lindemann K (1950) Über den plastischen Ersatz der Kreuzbänder durch gestielte Sehnenverpflanzung. Z Orthop 79:316
4. Neugebauer R, Burri C (1981) Ergebnisse nach alloplastischem Bandersatz mit Kohlenstoffasern. Unfallchirurgie 7:298-304
5. Salamon A, Hámori J, Deák G, Mayer F (1970) Submicroscopic Investigation of Autogenous Tendon Grafts. Act Morphol Acad Sci Hung 18:(1), 23-42

Univ.-Doz. Prim. Dr. Rainer Passl, Unfallchirurgische Abteilung, Krankenhaus der Barmherzigen Brüder, Esterhazystraße 26, A-7000 Eisenstadt

Die biologisch-biomechanisch wirksame Kniegelenksarthroplastik nach Schlegel

D. Strauch, K.F. Schlegel und E. Puhlvers

Orthopädische Universitätsklinik und Poliklinik der Gesamthochschule Essen
(Direktor: Prof. Dr. med. K.F. Schlegel)

Nach Mohing (1976) und Engelbrecht (1972) leiden bei gestiegenem Durchschnittsalter 0,5% der mitteleuropäischen Bevölkerung an einer schweren oder mittelschweren Kniegelenksarthrose, die nach Wartermann (1955) und Huke (1975) den ersten Platz unter den Arthrosen einnimmt. Hieraus erwächst der orthopädischen Chirurgie eine zahlenmäßig große Aufgabe, zu deren Bewältigung sie zuverlässige und relativ einfach zu handhabende Operationsverfahren benötigt.

Ein Beitrag hierzu ist die von Schlegel aus mehreren schon bekannten und zum Teil unberechtigterweise in Vergessenheit geratenen Verfahren entwickelte „biologisch-biomechanisch wirksame Kniegelenksarthroplastik".

Ein erster Versuch der gelenkerhaltenden operativen Arthrosetherapie stellt sicher die Gelenktoilette nach Magnuson (1941) und Haggart (1940) dar. Weitere solche Methoden stellen die Voglsche Exkochleation und die Pridie-Bohrung dar.

Hefte zur Unfallheilkunde, Heft 165
Hrsg.: C. Burri/U. Heim/J. Poigenfürst
© Springer-Verlag Berlin Heidelberg 1983

Obwohl Mc Murray und Malkin schon 1935 die Femurosteotomie zur Schmerzbekämpfung der Hüftarthrose einsetzten, dauerte es bis 1958, daß Jackson die kniegelenksnahe, stellungskorrigierende Tibiaosteotomie zur operativen Behandlung der Gonarthose benutzte. Viele Autoren des englischen, französischen und deutschen Sprachraums folgten. Alle verwendeten zur Fixation metallische Implantate, äußere Spanner oder Gipsverbände. Alle Autoren führen dabei eine Subtraktionsosteotomie durch. Zur Korrektur der Varus-Gonarthrose subtrahieren sie also lateral einen Knochenkeil, zur Korrektur der Valgusgonarthrose einen solchen medial. Über die ersten Additionsosteotomien, d.h. Einfügung eines medialen Knochenkeiles zur Korrektur der Varusgonarthrose, berichten Duparc und Herbert (1967).

Die ersten Additionsosteotomien ohne jede innere metallische oder äußere Fixation veröffentlicht Dolanc (1973) in Form der „intraligamentären Anhebeosteotomie".

Schließlich berichtet Maquet (1976) über eine Art Pendelosteotomie mit äußerer metallischer Fixation durch Spanner.

Alle Autoren scheuen dabei – soweit als vermeidbar – die gleichzeitige Arthrotomie zur Entfernung defekter Menisci, zur Patellektomie, zur Chondrektomie, zur Entfernung freier Körper etc. Diese Eingriffe werden in den meisten Fällen separat in vorangehender oder sekundärer Operation durchgeführt.

Ausgehend von der Überlegung, daß „eine kausale Therapie der Arthrose hypothetisch dann möglich sein müßte, wenn es gelänge, die pathogenetischen, biomechanischen und formalen präarthrotischen Faktoren der Arthrose ebenso auszuschalten wie die biologischen und biomechanischen Einflüsse" erschien Schlegel „jeder Eingriff der paraarticulär liegt und *nur* biomechanisch wirkt, die degenerativen Veränderungen aber nicht berücksichtigt", unlogisch.

Deshalb wurde in Essen über Jahre eine kombinierte Operationsmethode entwickelt, die sowohl biologische, wie auch biomechanische Prinzipien umfaßt und – wie in der Abb. 1 gezeigt – die Gelenktoilette mit Cheilotomie, Meniscektomie, Chondrektomie ebenso um-

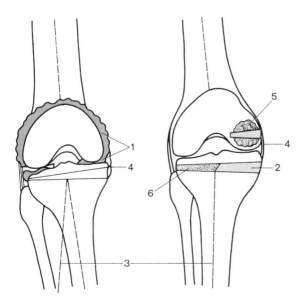

Abb. 1. Biologisch-biomechanische Arthroplastik nach Schlegel. *1* Gelenktoilette, *2* Additionsosteotomie, *3* Achskorrektur, *4* Bandstraffung, *5* Excochleation, *6* Spongiosaunterfütterung

faßt wie eine nicht metallisch fixierte Additionsosteotomie zur Achskorrektur und Excochleation aus der korrespondierenden Femurcondyle.

Zu diesem Zwecke wird das Gelenk immer eröffnet, nach Durchführung der Gelenktoilette der zuvor an Beinganzaufnahmen errechnete Korrekturkeil aus der gleichseitigen Femurcondyle geschnitten, dieser Zugang zur gleichzeitigen Excochleation und Gewinnung von Spongiosamaterial ausgenutzt, das nach hoher, intraligamentärer Schienbeinkopfosteotomie zur Unterfütterung auf der nicht betroffenen Gelenkseite benutzt wird, ehe der Korrekturkeil additiv in die Osteotomie zur Achsenkorrektur eingebracht wird.

Die Vorteile dieser Operation sah Schlegel (1978) so: Es entsteht keine Beinverkürzung; die Fibulaosteotomie entfällt; das gelockerte Seitenband der Konkavseite der Achsverbiegung wird gestrafft; dies führt mit dem M. quadriceps und dem Zug des Tractus ilio tibialis zu einer Zuggurtung, die ausreicht, die Osteotomie ohne Metall ausreichend zu stabilisieren; die spätere Metallentfernung entfällt ebenso wie die sekundäre Gelenktoilette, eine äußere Ruhigstellung entfällt ebenso.

Von in acht Jahren (1970-1978) in Essen durchgeführten 146 Umstellungsosteotomien waren 51 solcher vorgeschilderter Form ohne metallische Fixation. Von diesen konnten 34 (oder 67%) nachuntersucht werden. Diese Patienten waren am Operationstag durchschnittlich 60 Jahre alt und durchschnittlich sieben Jahre lang präoperativ konservativ behandelt worden. Vom Zeitpunkt der Operation waren durchschnittlich 24 Monate vergangen. An ernsten Komplikationen sahen wir eine Peronaeusteilparese, eine Osteomyelitis und eine Embolie.

Von den 34 Patienten waren 23 (oder 67%) mit dem Operationsergebnis zufrieden, während elf ein nicht zufriedenstellendes Operationsergebnis aufwiesen. Die nicht zufriedenen Patienten lasteten ihre Unzufriedenheit insbesondere der bei ihnen auch postoperativ behinderten Gesamtbelastbarkeit an. Immerhin hatten auch einige von ihnen die präoperativ besonders als quälend empfundenen Ruheschmerzen verloren, so daß das Ergebnis bezüglich der Ruheschmerzfreiheit in 85% der nachuntersuchten Fälle wesentlich günstiger aussah.

Dr. med. D. Strauch, Orthopädische Universitätsklinik Essen im Evangelischen Krankenhaus, D-4300 Essen 16

Spätrekonstruktionen nach Frakturen des oberen Sprunggelenkes

R. Marti und E. Raaymakers

Orthopädische Universitätsklinik Amsterdam (Direktor: Prof. Dr. R. Marti)

Der Begriff der Spätrekonstruktion ist bereits schwierig zu definieren. Ist eine 3 Monate alte, total dislocierte Fraktur noch eine Fraktur, eine delayed union, eine Pseudarthrose oder bereits eine Praearthrose? Es ist deutlich, daß wir davon ausgehen, daß der laterale

Malleolus der Schlüsselpunkt der Mechanik des oberen Sprunggelenkes ist. Jede Verkürzung, Verdrehung, Lateralisation, Varisation, Valgisation bedeutet eine schwere Störung der Mechanik und führt unweigerlich zur Arthrose. Korrigiert wird in praktisch allen Fällen der Außenknöchel. Hinzu kommen je nach Situation Korrekturen von Pseudarthrosen oder mal union des medialen Malleolus, des Malleolus tertius und des tubercule de Chaput. Es sind also je nach Situation multiple Korrekturosteotomien notwendig um die Anatomie der Gelenkgabel zu rekonstruieren. Es besteht eine große Diskrepanz zwischen Röntgenbild und vom Patienten angegebenen Beschwerden. Wir dürfen selbst annehmen, daß durch adaptive Vorgänge im Sinne von Osteophyten das Gelenk sich anpaßt und vermutlich unbehandelt im Verlaufe der Jahre eher weniger Beschwerden verursacht. Dies führt uns gleich zur Indikation der Spätrekonstruktion. Eine solche hat nur dann Sinn, wenn der Patient durch Schmerzen schwer behindert ist, jedoch eine mehr oder weniger normale Sprunggelenksfunktion aufweist. Eine wesentliche Funktionsverbesserung kann bei Spätrekonstruktionen nicht erwartet werden. Bei praktisch ankylotischem Gelenk ist die Arthrodese die Behandlungsmethode der Wahl. Es handelt sich also um aktive junge Patienten die für diesen Eingriff in Frage kommen. Wir und der Patient müssen uns bewußt sein, daß die Korrekturosteotomien zur Rekonstruktion der Anatomie ein Zwischenschritt zur Arthrodese sein können, ein Zwischenschritt der dem jungen, im aktiven Arbeitsprozeß stehenden Patienten zugemutet werden kann.

Bei bereits anwesender Arthrose, deutlicher Fehlstellung und damit Überbelastung des Fußes kann die supramalleoläre Korrekturosteotomie der sinnvollere Eingriff sein.

Wir haben nun rund 20 solcher Eingriffe durchgeführt und dokumentiert. Statistische Auswertung einer solchen Serie ist unmöglich. Es handelt sich um Mitteilungen, um therapeutische Richtlinien. Das Resultat ist nach unserer Erfahrung nur selten voraussehbar. Trotzdem haben wir den Eindruck, daß sich der Eingriff lohnt. Die Morbidität ist klein, Komplikationen ernsterer Natur haben wir keine gesehen. Der Patient kann sein oberes Sprunggelenk nach 2 Monaten wieder gipsfrei voll belasten. Unsere Serie von ± 20 Patienten wird analysiert, das operative Vorgehen und die Resultate besprochen.

Prof. Dr. R. Marti, Orthopedie, Academisch Med. Centrum, NL-1105 AZ Amsterdam

Trochanterbandfesselung bei Sprengung des AC-Gelenkes (Tossy III)

K. Westermann und I. Wietoska

Klinik für Unfall- und Wiederherstellungschirurgie, Krankenhaus Nordstadt, Hannover

So viele Operationsverfahren wie bei der Schultereckgelenkssprengung sind für wenige Verletzungen aufgezeichnet worden. Dies liegt daran, daß sämtliche Verfahren, teils geringe, teils offensichtliche und schwerwiegende Mängel aufweisen. Die Rate der Komplikationen

Hefte zur Unfallheilkunde, Heft 165
Hrsg.: C. Burri/U. Heim/J. Poigenfürst
© Springer-Verlag Berlin Heidelberg 1983

nach diesen Eingriffen steht in keinem Verhältnis zur Relativität der Indikation zur Operation. Wir möchten ein neues Verfahren angeben, daß vom Zugang her durch geringe Narbenbildung der Haut, geringe Weichteilschädigung ausgezeichnet ist und bei funktioneller Nachbehandlung Stabilität im Schultergelenk gewährleistet. Ein zweiter operativer Eingriff (Implantatentfernung) ist nicht notwendig.

Methodik

Der Hautschnitt beginnt 3 cm medial vom AC-Gelenk über dem Schlüsselbein in Richtung auf die Spitze des Proc. coracoideus. Die ventralen Portionen des Deltoideus werden vom Schlüsselbein bis zum Acromio-claviculargelenk abgeschoben. Das Acromio-claviculargelenk wird dargestellt in seinen Bandportionen. Sollte des Discus zerstört sein, wird er reseziert. Sodann Anschlingen der Bandportionen, die in der Regel subperiostal vom Schlüsselbein abgerissen sind, mit 3-4 Dexon-Fäden. Diese werden transossär an das Schlüsselbein fixiert. Nach Umschlingen des Coracoids mit 2 Trochanterbändern werden über dem Coracoid die Bandansätze adaptiert. Durch das Schlüsselbein werden 2 Löcher gebohrt im Abstand von 2 cm mit einem Bohrer 2,7 mm. Durch diese Löcher werden die Trochanterbänder gezogen, die Bandstümpfe zwischen Schlüsselbein und Acromion werden nach Reposition des Schlüsselbeins im Acromio-clavicular-Gelenk adaptiert. Über dem Schlüsselbein werden die Trochanterbänder geknotet. Der Zug der Bänder stabilisiert die Reposition und adaptiert die Bandstümpfe. Die Patienten erhalten postoperativ einen Gilchrist-Verband oder einen Bindendesault bis zur Wundheilung. Eine Entlastung des betroffenen Armes wird für 6 Wochen empfohlen.

Wir überschauen 12 Fälle, die in der angegebenen Weise operiert worden sind. Als intraoperative Komplikation war es einmal zu einem Mantelpneumothorax gekommen. Postoperativ waren keine Komplikationen aufgetreten.

Bei der Kontrolluntersuchung nach 3 Monaten wurden Funktion und Beschwerden überprüft und Röntgenbilder unter 15 kg Belastung beider Arme im Vergleich durchgeführt. Die Beweglichkeit der Schultergelenke aller Patienten waren frei. Keiner der Patienten gab Beschwerden an. Bei der Röntgenkontrolle war bei einem Patienten eine Subluxation im Acromio-claviculargelenk nachweisbar. Bei diesem Patienten war die Operation erst 10 Tage nach dem Unfall durchgeführt worden.

Diskussion

Die angegebene Methode scheint für die frischen Bandverletzungen im Bereich des Acromio-claviculargelenkes sehr vorteilhaft. Die Nachuntersuchung hat gezeigt, daß keine wesentlichen Komplikationen oder Behinderungen im Bereich der Schulter zurückbleiben. Es muß jedoch darauf hingewiesen werden, daß das Ergebnis schlechter ist, wenn es sich um Bandverletzungen handelt, die später als 6 Tage nach dem Unfall versorgt werden.

Literatur

Bergfeld John A (1978) „Evaluation of the acromioclavicular joint following first- and second-degree sprains". Am J Sports Med, Vol. 6, 4:153-159

204

Cox Jay S (1981) „The fate of the acromioclavicular joint in athletic injuries". Am J Sports Med, Vol. 9, 1:50-53

Kleinefeld F (1980) „Primärer Bandersatz mit autologem Korium in der operativen Behandlung der Schultergelenkszerreißung". Akut Traumatol 10:15-21

Kuner EH (1978) „Die acromio-claviculare Luxation". Akut Traumatol 8:205-209

Smith MJ (1979) „Acute acromio-claviculare separations". Am J Sports Med, Vol. 7, 1:62-71

Dr. K. Westermann, Oberarzt der Klinik für Unfall- und Wiederherstellungschirurgie, Krankenhaus Nordstadt, Haltenhoffstr. 41, D-3000 Hannover 1

Die operative Behandlung der Chondropathia patellae — Ein Vergleich zweier Operationstechniken

R. Kleining

Berufsgenossenschaftliche Unfallklinik, Duisburg-Buchholz
(Ärztlicher Direktor: Prof. Dr. G. Hierholzer)

Die operative Behandlungsmethode der Wahl bei einer Chondropathia patellae stellt die Ventralkippung des Kniescheibenbandersatzes nach Bandi dar. Sinn der Operation ist die mechanische Druckentlastung des geschädigten Kniescheibenknorpels. Operationsversager werden von einigen Autoren damit erklärt, daß eine mechanische Druckentlastung nach der Ventralkippung des Kniescheibenbandansatzes nicht herbeigeführt werden kann. Dagegen kann das gute operative Behandlungsergebnis nach Retinaculumspaltung nicht schlüssig erklärt werden. Da durch die Retinaculumspaltung ebenfalls eine Druckentlastung des Knorpels nicht erfolgt, wird ein Denervationseffekt zur Erklärung der guten Behandlungsergebnisse angeführt. Es sollen die Ergebnisse von zwei Patientenkollektiven mit Ventralkippung des Kniescheibenbandansatzes und mit Retinaculumspaltung gegenüber gestellt werden. Anschließend wird versucht, die unterschiedlichen Behandlungserfolge oder Mißerfolge aus biomechanischer Sicht zu erklären.

Priv.-Doz. Dr. R. Kleining, Berufsgenossenschaftliche Unfallklinik, D-4100 Duisburg 28

Hefte zur Unfallheilkunde, Heft 165
Hrsg.: C. Burri/U. Heim/J. Poigenfürst
© Springer-Verlag Berlin Heidelberg 1983

Spezielle Indikationen, Technik und Resultate von Tibiakopfosteotomien

R. Marti und J. Wagener

Orthopädische Universitätsklinik Amsterdam (Direktor: Prof. Dr. R. Marti)

Aus einer Serie von gegen 200 Tibiakopfosteotomien, ausgeführt in der Periode 1974-82, präsentieren wir Technik und Resultate bei den „fragwürdigen" Indikationen. Das sind die Subluxationen, die Instabilitäten, die Valgusgonarthrosen und posttraumatischen Tibiakopfimpressionen. Es geht dabei um eine Gruppe von ± 40 Patienten.

Die Indikation zur Tibiakopfosteotomie bei der Valgusgonarthrose muß nach Ansicht vieler Autoren fallengelassen werden. In unserer Serie sind die Resultate durchaus vergleichbar mit Osteotomien bei Varusgonarthrosen sofern die Condylenachse horizontal verläuft. Da Instabilitäten häufiger sind, ist die Indikation zur aufrichtenden Tibiakopfosteotomie oft gegeben.

Von einer echten interligamentären Osteotomie kann allerdings nicht gesprochen werden. So hoch die Osteotomie auch sein mag, interligamentär wird sie nicht sein. Hingegen werden durch die Aufrichtung die aktiven Stabilisatoren des Kniegelenkes angespannt, es kommt bei Subluxationen zur Reposition, zum Schrumpfungsprozeß und damit zu einer Verbesserung der Stabilität. Die Achsenkorrektur allein hat einen günstigen Einfluß.

Bei posttraumatischen Impressionen des Tibiaplateaus kann die Inkongruenz durch Aufrichtung des zentralen Anteils des Plateaus und Unterfütterung mit Knochenspänen mit oder ohne Metallabstützung korrigiert werden. Bei Status nach monocondylärer Fraktur ist die isolierte Condylosteotomie indiziert.

Bei all diesen Korrektureingriffen muß die gesamte Pathologie korrigiert werden. Korrekturosteotomien wobei das Tibiaplateau angehoben, gleichzeitig die Achse korrigiert und die Tuberositas vorverlagert werden gehören zu den technischen Möglichkeiten.

Die Resultate des gesamten Kollektivs bestärken uns in der eingeschlagenen Politik, das Verhältnis Tibiakopfosteotomie, Kniegelenksprothese beträgt bei uns zur Zeit 80% zu 20%.

Konklusionen

Tibiakopfosteotomie bewährt sich unserer Ansicht nach auch bei Valgusgonarthrosen, bei Subluxation, bei Instabilität und bei Arthrosen beider Kompartimente, solange die Kniegelenksfunktion minimal 80° Flexion beträgt und die Flexionskontraktur 20° nicht überschreitet. Die idiopathische Varusgonarthrose wird nicht besprochen. Hier wird die Indikation zur Osteotomie auch nicht angezweifelt.

Prof. Dr. med. R. Marti, Orthopedie Academisch Med. Centrum, NL-1105 AZ Amsterdam

Hefte zur Unfallheilkunde, Heft 165
Hrsg.: C. Burri/U. Heim/J. Poigenfürst
© Springer-Verlag Berlin Heidelberg 1983

Grenzen der Indikation der Fibulaosteotomie bei Pseudarthrosen

A. Papandreou und P.E. Ochsner

Orthopädische Universitätsklinik Balgrist, Zürich

Die Fibulaosteotomie ist geeignet zur Behandlung hypertropher Tibiapseudarthrosen mit breiter Abstützfläche ("Elefantenfuß") ohne Infektanamnese, die klinisch höchstens den Eindruck eines leichten Federns machen und die nicht mit einer störenden Fehlstellung einhergehen. Die Fibulaosteotomie wird in der Regel gegenüber der Pseudarthrose etwas versetzt angebracht. Ein Stückchen der Fibula sollte reseziert werden, um einen zu schnellen Durchbau zu verhindern. $\frac{1}{2}$ bis 1 Woche postoperativ wird ein Gehgips angelegt. Zunehmende Teilbelastung wird vorgeschrieben. Bei geeigneter Selektion kann ein voll belastbarer Durchbau innerhalb von 2-5 Monaten erwartet werden. Nach dieser Zeit ist wegen Durchbaus der Fibula der Effekt meist verbraucht. Um sekundäre Achsabweichungen zu vermeiden, sind eine sorgfältige Gipstechnik und regelmäßige radiologische Kontrollen notwendig.

De Lee et al. (1981) berichten nach 51 Fibulaosteotomien über 77% Pseudarthroseheilungen. Mit Ausnahme der Arbeiten von Sørensen (1969) und Vidal et al. (1976) ist im übrigen wenig über diese Methode geschrieben.

Da sich die Methode so einfach anhört, ist es primär verführerisch, sie auch in ungeeigneten Fällen anzuwenden. Im Folgenden sei deshalb auf einige gefährliche Indikationen hingewiesen. Trügerisch sind hypertrophe Infektpseudarthrosen. Sie täuschen eine große Kontaktfläche vor. Die Pseudarthrosenspalte ist aber nicht mit straffem Bindegewebe, sondern mit brüchigem, teils mit Eiter getränktem Granulationsgewebe gefüllt. Die Beweglichkeit ist meist klinisch nachweisbar und wird durch den Patienten als Instabilität verspürt. Nach Fibulaosteotomie bei 2 solchen Pseudarthrosen mußten wir einmal ein Abgleiten im Pseudarthrosespalt durch einen Wagner-Apparat auffangen. Beim 2. Fall waren nach 7 Monaten keine Zeichen eines Durchbaus sichtbar, sodaß ein Neubeginn mit Fixateur externe und Spongiosa notwendig wurde. Die hypotrophen Pseudarthrosen ohne Infektzeichen haben mit den Infektpseudarthrosen das fehlende straffe Bindegewebe im Pseudarthrosespalt gemeinsam. Sie eignen sich ebenfalls schlecht zur reinen Fibulaosteotomie. Bei einem 21jährigen Patienten mit hypotropher Pseudarthrose ließ sich zwar durch gleichzeitiges Einstauchen der Tibiafragmente nach 9 Monaten eine knöcherne Brücke erreichen (Abb. 1a-c). Anläßlich eines erneuten Unfalles trat aber im Pseudarthrosebereich wieder eine Fraktur auf. Eine zweite Fibulaosteotomie ohne gleichzeitige Resektion eines Knochenstückchens führte anschließend nicht mehr zur gewünschten Konsolidation der Tibia (Abb. 1d), weswegen ergänzend ein Phemister-Span angelegt wurde. Eine Volumenzunahme einer hypotrophen Pseudarthrose allein nach Fibulaosteotomie ist beim Erwachsenen ein sehr zeitraubender Prozeß, der langen Apparateschutzes bedarf. Durch lokale Revision mit Decortikation und autologer Spongiosaplastik läßt sich das nötige Knochenvolumen viel rascher gewinnen. In den letzten Jahren haben wir bei diesen Fällen die zusätzliche Verwendung des Fixateur externe der Fibulaosteotomie mit alleiniger Gipsnachbehandlung vorgezogen.

Ob dieser einschränkenden Prämissen darf nicht vergessen werden, daß die reine Fibulaosteotomie bei hypertrophen Pseudarthrosen nach Marknagelung eine der elegantesten orthopädischen Operationen darstellt.

Hefte zur Unfallheilkunde, Heft 165
Hrsg.: C. Burri/U. Heim/J. Poigenfürst
© Springer-Verlag Berlin Heidelberg 1983

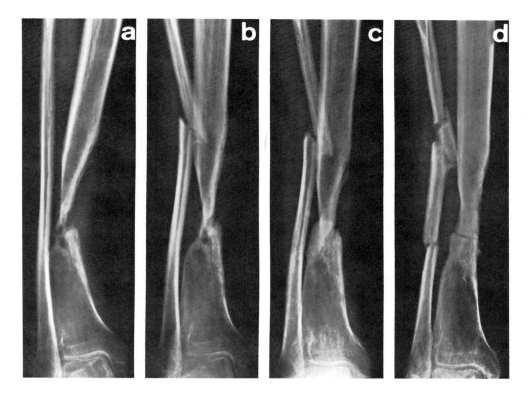

Abb. 1. a Tibiapseudarthrose bei 21jährigem Mann, **b** 1½ Monate nach Fibulaosteotomie, **c** 5 Monate nach Fibulaosteotomie, **d** 2 Monate nach Refraktur und erneuter Fibulaosteotomie

Literatur

De Lee JC, Heckman JD, Lewis AG (1981) Partial Fibulectomy for Ununited Fractures of the Tibia. J Bone Joint Surg 63 A:1390-1395

Sørensen KH (1969) Treatment of Delayed Union and Non-Union of the Tibia by Fibular Resection. Acta Orthop Scand 40:92-104

Vidal J, Buscayret Ch, Fassio B, Connes H, Excares Ph, Dimeglio A (1976) Le péroné: Cet oublié des fractures de jambe. Ann Chir (France) 30:769-772

Dr. P.E. Ochsner, Orthopädische Universitätsklinik Balgrist, Forchstraße 340, CH-8008 Zürich

Die habituelle Schulterluxation –
Prognostische Beurteilung anhand von 46 operierten Patienten

B. Bader und H. Martinek

II. Univ. Klinik für Unfallchirurgie Wien

In den Jahren 1975-1981 wurden an der II. Univ. Klinik für Unfallchirurgie in Wien 46 Patienten wegen einer habituellen Schulterluxation operiert. 41 mal wurde dabei die Spananlagerung nach Eden-Hybinette, modifiziert nach Max Lange, durchgeführt, 4 mal wurde die Bankartsche Methode und 1 mal lediglich eine Raffung des M. subscapularis angewandt. Der Vorteil der Spananlagerung liegt unserer Meinung nach, wie in der Literatur angegeben (W. Wehner 1972), bei einer minimalen Reluxationstendenz, sowie einer geringen, dem Patienten subjektiv nicht bewußt werdenden Bewegungseinschränkung. Der Grund dieser Nachuntersuchung war, unsere Ergebnisse mit den in der Literatur angegebenen zu vergleichen.

Von 41 Patienten erschienen 29 zur Nachuntersuchung, wobei es sich um 19 Männer und 10 Frauen im Alter zwischen 15 und 57 Jahren handelte. In 21 Fällen war die rechte Seite und in 8 Fällen die linke Seite betroffen. 27 Patienten erlitten eine vordere, und 2 Patienten eine hintere Luxation. Als auslösende Ursache wurde in 22 Fällen ein Unfall eruiert, davon 11 Sportunfälle, 8 mal ein Sturz des Patienten und in 3 Fällen ein Motorradunfall. In 4 Fällen war eine dysplastische Gelenkspfanne, in 2 Fällen eine generalisierte Bindegewebsschwäche mit multiplen Luxationen auch anderer Gelenke und 1 mal eine Spontanluxation ohne faßbare Ursache zu finden.

Die Operationstechnik

Hautschnitt in der Mohrheimschen Grube, darstellen des Proc. coracoideus. 1 cm distal davon Durchtrennung des gemeinsamen Ursprunges vom M. coracobrachialis und Caput breve des Biceps. Dabei muß auf den N. musculocutaneus geachtet werden, danach wird der angeschlungene Muskel nach distal verlagert. Jetzt wird unter Außenrotation des Oberarmes der M. subscapularis dargestellt, mit der Schmiedensonde unterfahren und 1 cm medial seines Ansatzes durchtrennt. Darunter stellt sich die Gelenkskapsel dar. Diese wird eröffnet, einerseits um eine eventuelle Bankartläsion versorgen zu können, andererseits um die Stelle zu finden, an der der Oberarmkopf bei einer provozierten Luxation über den Pfannenrand tritt. An dieser Stelle wird nun 1 cm vom Pfannenrand der vorher entnommene Beckenspan in einen, mit dem Meißel geschlagenen Schlitz eingepflanzt, wobei wir darauf achten, daß neben dem Verriegelungseffekt auch eine Aufwerfung des Pfannenrandes erreicht wird. Wir verwenden nicht wie von einigen Autoren angegeben Bankspäne, sondern ausschließlich autologes Knochenmaterial. Danach wird der M. subscapularis bei innenrotiertem Oberarm lateral seiner ursprünglichen Insertion reinseriert. Naht des M. coracobrachialis, schichtweiser Wundverschluß. Bei der hinteren Luxation wurde ein Hautschnitt vom Acromion über die Spina bis zu deren Mitte ziehend, dann nach senkrecht abwärts bis ca. 3 cm an die Achselfalte heran gelegt. Ablösen des Ursprunges des M. deltoideus von der Spina. Darunter

Hefte zur Unfallheilkunde, Heft 165
Hrsg.: C. Burri/U. Heim/J. Poigenfürst
© Springer-Verlag Berlin Heidelberg 1983

stellt sich der M. infraspinatus und der M. teres minor dar, die auseinandergedrängt werden und darunter der dorsale Gelenksanteil sichtbar wird. Die Einfalzung des Spanes erfolgt wie beim vorderen Zugang.

Postoperativ legen wir einen Gilchrist-Verband bis zur Nahtentfernung, danach einen Desault-Verband für weitere 3 Wochen an. Ab der 5. Woche beginnen wir mit aktiven Bewegungsübungen. Die durchschnittliche Hospitalisierungsdauer wurde auf 6 Tage reduziert. Infektionen konnten wir in keinem Fall beobachten.

Bei der Nachuntersuchung werteten wir entsprechend unserer eingangs erwähnten Fragestellung vor allem die Reluxationshäufigkeit, sowie die Bewegungseinschränkung. Von den 29 Patienten gaben 3 eine Reluxation an, wobei es sich aber nur in einem Fall um ein echtes Rezidiv bei einer allgemeinen Bindegewebsschwäche im Sinne eines Ehlers-Danlos-Syndroms gehandelt hat, 2 mal hat ein neuerliches Trauma (Motorrad- bzw. Schisturz) wieder zu einer Luxation geführt. Die objektive Prüfung der postoperativen Beweglichkeit nach der Neutral-Null-Methode ergab folgendes Resultat: In 4 Fällen war eine Einschränkung der Außenrotation im Ausmaß von 10 bis 30 Grad, im Mittel von 20 Grad feststellbar, durch die die Patienten aber nicht beeinträchtigt waren und die erst bei der Nachuntersuchung bewußt wurde. Abduktion, Anteversion und Retroversion waren bei allen Patienten in vollem Umfang durchführbar, ausgenommen die Patientin mit dem Ehlers-Danlos-Syndrom, die aus Angst vor neuerlichen Luxationen die Bewegung der Schulter stark einschränkte.

24 Patienten übten wie vor der Operation Sport aus, 2 gaben sogar eine gesteigerte sportliche Aktivität an. 3 Patienten klagten über gelegentliche Wetterfühligkeit. Bei weiteren 3 Patienten fand sich an der Außen- bzw. Vorderseite des Oberschenkels im Ausbreitungsgebiet des N. cutaneus femoris lateralis nach der Spanentnahme ein Sensibilitätsverlust.

Zusammenfassend können wir feststellen, daß aufgrund unserer Nachuntersuchungsergebnisse mit der von uns geübten Spananlagerung eine sichere Fixation des Kopfes in der Pfanne, bei einer sehr geringen und vor allem den Patienten subjektiv nicht störenden Bewegungseinschränkung, erreicht werden kann.

Literatur

1. Apel J (1969) Ergebnisse der operativen Behandlung der habituellen Schulterluxation nach der Methode nach Eden-Hybinette. Beitr Orthop 16:662-668
2. Lange M (1962) Orthopädisch-chirurgische Operationslehre, II. Auflage. J.F. Bergmann, München, S 280-292
3. May E (1975) Zur Behandlung habitueller Schulterluxationen (Spätergebnisse nach Eden-Hybinett'scher Operation). Unfallheilkunde 126:118
4. Wehner W (1972) Die Operation der habituellen Schulterluxation nach Eden-Hybinette-Lange. Zbl Chir 94:837-842
5. Zenker H (1975) Ergebnisse nach operativer Behandlung der habituellen Schulterluxation. Unfallheilkunde 126:123

Dr. B. Bader, II. Univ.-Klinik für Unfallchirurgie, Spitalgasse 23, A-1090 Wien

Klinische Erfahrungen und Behandlungsergebnisse beim Patienten mit einer Verletzung der Rotatorenmanschette

U. Kroitzsch und H. Martinek

II. Univ. Klinik für Unfallchirurgie, Wien

Seit 1976 wurden an der II. Univ. Klinik für Unfallchirurgie 26 Patienten mit einer Rotatorenmanschettenruptur operiert. Das durchschnittliche Alter der Patienten war 60 a, das Verhältnis rechts zu links betrug etwa 2:1. Es handelte sich um 14 Männer und 12 Frauen. 21 Patienten konnten nachuntersucht werden und sind im folgenden berücksichtigt. Bei klinischem Verdacht auf eine Verletzung der Rotatorenmanschette (drop arm, subacromialer Schmerz und Nachtschmerz) erfolgte die Sicherung der Diagnose durch die Arthrographie. Bei kompletter Ruptur wurde dem Patienten die Operation vorgeschlagen.

Zwischen dem Unfall und der Operation lagen im Durchschnitt 3,7 Monate (14 Tage bis 13 Monate).

Technik

Seit einigen Monaten bevorzugen wir den transacromialen Zugang nach Kessel, der im Gegensatz zu dem früher verwendeten Säbelhiebschnitt nach Codman u.E. einen besseren Überblick über die Rotatoren gestattet und außerdem eine sofortige Freigabe zur postoperativen Mobilisation ermöglicht, da sich eine Abtragung des M. deltoideus vom Acromion erübrigt. Falls eine Adaptation der gerissenen Sehne möglich ist, führen wir eine primäre Naht mit resorbierbarem Material durch, bei starker Retraktion des zentralen Sehnenanteiles muß gelegentlich der Muskelbauch des M. supraspinatus nach Debeyre mobilisiert werden.

In allen unseren Fällen war die Sehne des M. supraspinatus rupturiert, einmal in Kombination mit dem M. infraspinatus. Die direkte Naht war bei unseren 21 Patienten in 16 Fällen möglich, wobei dreimal eine Mobilisation nach Debeyre durchgeführt werden mußte. Viermal wurde die Supraspinatussehne am Tub. majus reinseriert und einmal an die Sehne des M. infraspinatus befestigt.

Zur Entlastung der Nahtstelle führen wir seit den Untersuchungen von Laumann prinzipiell eine subacromiale Dekompression im vorderen Gelenksabschnitt mit Durchtrennung des Lig. coracoacromiale und Acromioplastik durch. Auf eine Anfrischung der Rupturstelle wurde bei uns im Hinblick auf eine möglichst spannungsfreie Naht verzichtet.

Zur Entlastung der Nahtstelle gestatten wir in den ersten 3 Wochen nach der Operation nur passive Bewegungsübungen, falls die Naht der Sehne nur bei abduziertem Arm gelingt, stellen wir die Extremität in einem Thoraxabduktionsgips für 3 Wochen ruhig. Dies war in 2 Fällen notwendig. 3 Wochen nach der Operation wird vorsichtig mit aktiven Übungen begonnen.

Nachuntersuchungsergebnisse: Als Parameter für das Ergebnis haben wir die aktive Beweglichkeit und das Verschwinden des oft sehr quälenden Nachtschmerzes gewertet. Präoperativ bestanden bei allen Patienten nächtliche Schmerzen, postoperativ wurden sie nur mehr bei 3 Patienten in erträglicher Form angegeben. 7 Patienten klagten über subacromiale

Hefte zur Unfallheilkunde, Heft 165
Hrsg.: C. Burri/U. Heim/J. Poigenfürst

Schmerzen in der Endphase der Abduktion. Bei 8 Patienten war eine Einschränkung der Beweglichkeit gegenüber der Gegenseite nachweisbar. Eine Aufschlüsselung dieser Bewegungseinschränkungen zeigte 7 mal eine Verringerung der Abduktion von durchschnittlich 60° (20°-90°), 7 mal der Anteversion von durchschnittlich 45° (30°-80°) und 8 mal der Außenrotation von durchschnittlich 25° (10°-50°).

Zu bemerken wäre noch, daß wir vom Aussehen der Narbe überrascht waren, bei nur 3 Patienten war die Narbe geringfügig verbreitert, bei allen anderen fast unsichtbar und kosmetisch nicht störend.

Von diesen 21 Patienten waren 18 mit dem Ergebnis voll zufrieden, obwohl 5 von ihnen eine geringe, auch objektiv nachweisbare Bewegungseinschränkung hatten. Nur 3 Patienten fühlten sich durch diese Bewegungseinschränkung in ihrer Beweglichkeit beeinträchtigt, und waren deshalb mit dem Ergebnis nur bedingt zufrieden. Keiner der Patienten war mit dem Operationsergebnis unzufrieden.

In einer Untersuchung der ersten operierten Fälle haben wir die Behauptung aufgestellt, daß ein Zusammenhang zwischen dem Operationsergebnis und der Zeitspanne zwischen dem Unfall und der Operation bestünde. Aufgrund des nun größeren Zahlenmaterials konnten wir nur eine geringe Verbesserung des Operationsergebnisses bei rascher Operation feststellen. Die Behauptung kann daher nicht mehr voll aufrechterhalten werden.

Zusammenfassend glauben wir, daß bei einer klinisch und arthrographisch nachgewiesenen kompletten Ruptur der Rotatorenmanschette durch die Operation eine wesentliche Verringerung der Schmerzen und Besserung der aktiven Beweglichkeit erzielt werden kann und damit der Patient einer erfolgversprechenden Behandlung zugeführt wird.

Literatur

1. Bayley I, Kessel L (1982) Shoulder Surgery. Springer, Berlin Heidelberg New York
2. Laumann U, Hertel E (1978) Biomechanische Probleme bei der Acromionplastik am Schultergelenk. Arch Orthop Traumat Surg 93:49
3. Martinek H, Egkher E, Kroitzsch U (1981) Verletzungen der Rotatorenmanschette der Schulter – diagnostische und therapeutische Erfahrungen. Unfallchirurgie 7:156-161

Dr. U. Kroitzsch, II. Univ. Klinik für Unfallchirurgie, Spitalgasse 23, A-1097 Wien

Der Latissimus dorsi Lappen bei der Behandlung von ausgedehnten Weichteil- und Knochendefekten am Ober- und Unterschenkel

H.R. Siebert, U. Steinau, H. Soeder und A. Pannike

Unfallchirurgische Universitätsklinik Frankfurt am Main (Leiter: Prof. Dr. A. Pannike)

Die Vorteile einer freien myocutanen Gewebeübertragung mit Gefäßanastomosierung bei ausgedehnten Weichteil- und Knochendefekten an der unteren Extremität gegenüber mehr-

Hefte zur Unfallheilkunde, Heft 165
Hrsg.: C. Burri/U. Heim/J. Poigenfürst
© Springer-Verlag Berlin Heidelberg 1983

zeitigen herkömmlichen Hautübertragungen oder gestielten Plastiken sowie Muskelschwenk-lappenplastiken sind bereits mehrfach beschrieben worden [1, 2]. In der vorliegenden Arbeit sollen deshalb eigene Erfahrungen und Ergebnisse sowie ergänzende Angaben zur Indikation und Technik vorgestellt werden. Seit 1979 wurden an der unfallchirurgischen Universitätsklinik Frankfurt am Main 21 Latissimus dorsi Lappen zur Deckung von Weichteildefekten übertragen. (14 posttraumatisch, 7 nach Weichteiltumorexcision und Bestrahlung) In Tabelle 1 sind Angaben zur Vorbehandlung und zum Verlauf dieser 14 Patienten summarisch dargestellt.

Indikation

Eine primäre Lappenübertragung halten wir in keinem Fall für angezeigt, da das Ausmaß der Weichteilschädigung erst mehrere Tage nach dem Unfall in voller Ausbreitung absehbar ist und der operative Eingriff eine erhebliche Belastung für den Unfallverletzten darstellt. Ausgedehnte arteriosklerotische Gefäßschäden stellen neben einem hohen Lebensalter und Folgeschäden eines Diabetes mellitus u.E. eine Gegenindikation zur Lappenübertragung dar. Lokale, nicht fortgeleitete Entzündungen im Defektbereich an der unteren Extremität sind nach unseren Erfahrungen keine Gegenindikation zur Anwendung dieses Verfahrens.

Technik

Eine präoperativ durchgeführte Angiographie mit Darstellung der Arterien der unteren Extremität ist unbedingt erforderlich. Ebenso sollte vor dem Eingriff bereits eine Nekrektomie und eine ausreichende Stabilisierung der Fraktur durchgeführt worden sein. Die Lagerung zur Lappenübertragung sollte so gewählt werden, daß zwei Operationsteams gleichzeitig arbeiten können. In den meisten Fällen führen wir zuerst eine Spongiosaentnahme durch. Danach wird in zwei Teams die Hebung des Latissimus dorsi Lappens und die Vorbereitung der Gefäße an der unteren Extremität zur Anastomosierung mit den Lappengefäßen vorgenommen. Die Gefäßnahtstelle soll dabei mindestens 10 bis 15 cm entfernt vom Weichteildefekt sein. Die Lappengröße soll so gewählt werden, daß die funktionell am meisten beanspruchten Stellen mit einem myocutanen Transplantat, die weniger beanspruchten Areale nur mit einem musculären Lappenanteil gedeckt werden. Somit kann der Hebedefekt am Rücken nach ausgiebiger Mobilisierung immer primär verschlossen werden. Der musculäre Lappenanteil wird am Ende des Eingriffs mit einem Mesh-Graft gedeckt. Die Gefäßanastomosen sollten prinzipiell unter mikroskopischer Vergrößerung vorgenommen werden, um Gefäßwandschäden erkennen zu können. Bis auf einen Fall führten wir immer End-zu-End-anastomosen durch. Durch entsprechende Gefäßinterponate kann die Gefäßnahtstelle epizentrisch — entfernt vom oft infizierten Defekt — erfolgen. Die Wiederherstellung der knöchernen Kontinuität durch primäre oder sekundäre Spongiosaplastik war bei ausgedehnten segmentalen Defekten häufig durch verzögerte Einheilung der Transplantate und/oder Infektrezidiv erschwert. Auffallend dabei war, daß eine weiter bestehende Entzündung sich lokal dem übertragenen Lappen nicht mitteilte, so fanden wir in vier Fällen Eiteransammlungen unter dem Lappen bei reizlosen Hautverhältnissen zum Zeitpunkt der vorgesehenen Spongiosaplastik. Zur Vermeidung derartiger Komplikationen führen wir in letzter Zeit eine

Tabelle 1

Pat.	Lebensalter	Verletzung	Lokalisation	Vorbehandlung	Zeitpunkt der Transplantation nach Unfall	Kompl. der Lappenübertragung	Spongiosaplastik nach Lappenübertragung	Knöch. Heilung
V.R.	22 J.	3° offen	prox. US Segm. Defekt	Spongiosa u. Hautplastiken	8 Mo.	8 p. op. Venenthrombose	2 x	+
S.V.	24 J.	MFV	US Mitte	Ø	8 Wo.	Ø	2 x	Infekt
M.R.	24 J.	MFV	prox. US	Ø	2 Wo.	Ø	2 x	Verzög. Heilung, Fistel
K.H.	22 J.	MFV	dist. US Segm. Defekt	Ø	6 Wo.	Ø	2 x	Verzög. Heilung
O.M.	43 J.	MFV	prox. US Segm. Defekt	Spongiosa u. Hautplastiken	4 Mo.	Ø	1 x	Fistel, +
G.E.	21 J.	MFV	US Mitte Segm. Defekt	Ø	3 Wo.	Ø	1 x	Refraktur n. Ausheilung
P.M.	23 J.	MFV	dist. US	Spongiosa u. Hautplastiken	4 Mo.	Ø	1 x	+
S.A.	9 J.	Überrolltrauma	Fuß u. dist. US	Ø	3 Wo.	Ø	Ø	+
L.J.	43 J.	2° offen	dist. US + OSG	Spongiosapl. + Arthrodese	10 Mo.	Ø	1 x	+
H.D.	35 J.	3° offen	dist. OS	Spongiosaplastik, Infekt	40 J.	Ø	Ø	Fistel, Infekt
V.M.	58 J.	Kriegsverl. chron. Osteitis	dist. US	Spongiosa u. Hautplastiken (8 x)	2 Wo.	Ø	Ø	+
M.J.	17 J.	Contusionstrauma	dist. US	Ø	3 Wo.	Ø	2 x	+
R.S.	28 J.	2° Lux. Fraktur	OSG + dist. US	Ø	3 Wo.	Ø	1 x	+
F.J.	25 J.	Comp. Syndrom inf. Fußgangrän	1° dist. US Fraktur	OP n. Spitzy	2 Wo.	Ø	1 x	+

ausgedehnte Nekrektomie an den Frakturenden durch und füllen den Defekt möglichst primär, zumindest teilweise mit autologer Spongiosa auf. Weitere erforderliche Spongiosaplastiken werden möglichst frühzeitig (2-3 Wochen nach dem ersten Eingriff) durchgeführt, wobei zu diesem Zeitpunkt die schon atrophierten und degenerierten Muskelanteile des Transplantats reseziert werden müssen, um das Spongiosatransplantat mit möglichst gut durchbluteten Weichteilen bedecken zu können. Ein längeres Warten führt zu einer weiteren Durchblutungsminderung des denervierten und tenotomierten Muskeltransplantates und damit zu Einheilungsstörungen des Knochentransplantats.

Schlußfolgerungen

Aufgrund unserer Erfahrungen bei ausgedehnten Weichteil- und Knochendefektverletzungen an der unteren Extremität halten wir eine frühzeitige Defektdeckung durch einen musculo-cutanen oder partiell-myocutanen Latissimus dorsi Lappen kombiniert mit einer autologen Spongiosaplastik gegenüber anderen Verfahren für eine wesentliche Verbesserung bei der Wiederherstellung solcher Verletzungen. Damit kann in vielen Fällen ein Knocheninfekt vermieden werden. Ein Weichteildefekt ohne fortgeleitete Entzündungszeichen stellt unseres Erachtens keine Gegenindikation zur Durchführung dieses Verfahrens dar.

Literatur

1. Serafin D, Smith DH (1979) Microsurgical Composite Tissue Transplantations. Mosby Comp, St. Louis Toronto
2. Vasconez LO, Mc Crow JB (eds) (1980) Symposium on myocutaneous Flaps. Clin Plast Surg 7:1

Priv.-Doz. Dr. H.R. Siebert, Unfallchirurgische Universitätsklinik Frankfurt am Main, Theodor-Stern-Kai 7, D-6000 Frankfurt 70

Vorbereitung zur Knochentransplantation durch konventionelle und mikrovasculär gestielte Lappenplastiken

D. Wilker, A. Betz, P. Habermeyer und L. Schweiberer

Chirurgische Klinik und Poliklinik Innenstadt der Ludwig-Maximilians-Universität München (Direktor: Prof. Dr. L. Schweiberer)

Das Transplantatlager ist einer der limitierenden Faktoren bei der Einheilung von Knochentransplantaten. Nekrosen des freien Transplantates können nur durch einsprießende Gefäße verhindert werden. Schlaffes Granulationsgewebe oder gar Narbengewebe sind zur Revascu-

Hefte zur Unfallheilkunde, Heft 165
Hrsg.: C. Burri/U. Heim/J. Poigenfürst
© Springer-Verlag Berlin Heidelberg 1983

Tabelle 1. Muskeln der unteren Extremität geeignet als lokale Schwenklappen

Oberschenkel	Prinzipiell alle großen Muskeln
Knie	M. Sartorius M. Gracilis M. Gastrocgnemius
Unterschenkel	M. Gastrocgnemius M. Soleus M. Flexor digitorum longus M. Flexor hallucis longus

larisation wenig geeignet. So ist es sinnlos, in einen Haut-Weichteil-Knochendefekt oder an eine infizierte Pseudarthrose einfach Spongiosa zu legen. Sie wird sicher zugrunde gehen und die Induktion zur Knochenneubildung nicht ausüben können.

Nach ausgiebigem Wunddebridement muß also zunächst gut vascularisiertes Gewebe in das voraussichtliche Transplantatlager gebracht werden. Hierzu eignet sich am besten die stark durchblutete quergestreifte Skelett-Muskulatur. Sie kann als lokaler Muskelschwenklappen oder als mikrovasculär gestielter Latissimus-dorsi-Lappen an den Herd verpflanzt werden. Wir haben häufig gesehen, daß die Infektion zum Stillstand kam und dann auch wieder spontane Regenerationsvorgänge am Knochen eintraten, die eine geplante Spongiosaplastik überflüssig machten.

Die an der unteren Extremität möglichen Muskelschwenklappen sind in der Tabelle 1 angegeben. Der lokale Muskelschwenklappen ist für uns der Eingriff erster Ordnung zur Bildung eines gut vascularisierten Transplantatlagers. Ist er nicht möglich, z.B. im distalen Drittel des Unterschenkels, da kein Muskel bis in diese Region zu schwenken ist, so besteht die Indikation für einen mikrovasculär gestielten Latissimus-dorsi-Lappen. Erst wenn dieser nicht gelingt oder aus technischen Gründen nicht möglich ist, entscheiden wir uns zur Crossleg-Transplantation. Sie hat gegenüber den beiden vorgenannten Methoden erhebliche Nachteile. Das Transplantat muß vom Wundgrund her vascularisiert werden damit es nach 3 Wochen abgetrennt werden kann. Auch die Immobilisation in unkomfortabler Stellung ist für den Patienten belastend. Vor allem die so wichtige Vascularisation des Transplantatlagers ist mit Fernlappen nicht zu erreichen, da keine neuen Gefäße in diese sklerosierte Region gebracht werden.

Wir haben bisher bei 13 Patienten autologe Spongiosa unter dem Schutz von Muskellappen zur Einheilung gebracht. Bei 9 Fällen handelte es sich um mikrovasculär gestielte Latissimus-dorsi-Lappen.

Literatur

Hertel P, Hesoun L, Zwank L, Schweiberer L (1981) Traumatischer Weichteilschaden — Möglichkeiten der rekonstruktiven Mikrochirurgie. In: Hefte Unfallheilkd 158. Springer, Berlin Heidelberg New York, S 443-446

Schweiberer L, Eitel F, Betz A (1982) Spongiosatransplantation. Chirurg 53:195-200

Stangl Th, Vaubel E, Enes-Gaiao F (1981) Indikation und Technik des myocutanen Cross-leg-Lappens. In: Hefte Unfallheilkd 158. Springer Berlin Heidelberg New York, S 466-467

Dr. med. Dietmar Wilker, Chir. Klinik Innenstadt d. LMU München, Nußbaumstr. 20, D-8000 München 2

Die lokale antibakterielle Therapie mit Taurolin-Gel 4% bei akuter und chronischer Osteitis

G. Lob, C. Burri und W. Mutschler

Klinik für Unfallchirurgie, Hand-, Plastische und Wiederherstellungschirurgie der Universität Ulm (Direktor: Prof. Dr. C. Burri)

Die posttraumatische Osteitis ist auch heute noch die gefürchtetste Komplikation in der operativen Knochenchirurgie [2, 5].

Nach orthopädischen Eingriffen und der Osteosynthese geschlossener Frakturen sollte die akute posttraumatische Osteitis unter 2% liegen; nach der Versorgung offener Frakturen deutlich unter 10%. Die akute Verlaufsform kann in die chronische posttraumatische Osteitis übergehen, die jederzeit auch noch nach Jahren und Jahrzehnten rezidivieren kann [5].

Die lokale Behandlung der Osteitis beginnt mit der radikalen chirurgischen Herdsanierung [2, 3]. Nekrosen und Sequester werden entfernt, Frakturen und Pseudarthrosen sicher stabilisiert. Die Vascularisation des Infektgebietes wird wenn nötig durch Muskelplastiken oder freie Transplantate verbessert.

Seit langem wird versucht, bei posttraumatischer Osteitis eine lokale antibakterielle Therapie durchzuführen.

Um die Gefahren der lokalen Anwendung von Antibiotica (Resistenzentwicklung, Allergisierung...) zu umgehen, können lokal antibakterielle Chemotherapeutica, wie z.B. Taurolin-Gel 4% angewandt werden.

Taurolin-Gel 4% entspricht chemisch den BIS-1,1Dioxoper hydro-1,2,4 thiadiazinol-4-methan. Taurolidin entsteht in vitro aus der kleinsten Aminosäure Taurin über die Zwischenstufe Taurinamid, bereits 1%ige Taurolidin-Lösungen zeigen in vitro eine breite bactericide Wirksamkeit gegen aerobe und anaerobe Keime und Pilze, die MHK- und MBK-Werte liegen zwischen 0,3 und 0,5 mg/ml [1].

Bei der operativen Revision der Osteitis wird Taurolin-Gel 4% in die Osteitis-Höhle eingebracht. Wichtig ist die ausgiebige Drainage der Wundhöhle (mehrere Drains Größe Charriere 16). Aus der Drainageflüssigkeit wird regelmäßig Bakteriologie entnommen, die Drains können bei Bakterienfreiheit gezogen werden, andernfalls kann Taurolin nachinstilliert werden.

Hefte zur Unfallheilkunde, Heft 165
Hrsg.: C. Burri/U. Heim/J. Poigenfürst
© Springer-Verlag Berlin Heidelberg 1983

Tabelle 1. Ergebnisse der lokalen Behandlung mit Taurolin-Gel 4%
156 Osteitiden: 134 „abgeheilt", 22 Fistel

		Gesamt n = 156	„Abheilung" Nach 1. Eingriff n = 92	Nach Rezidiv n = 42	Fistel n = 22
Oberschenkel: Femur		46	30	10	6
Unterschenkel: Tibia, Fibula		37	17	11	9
Hüftgelenk:	TEP (Girdlestone)	29	16	11	2
	Fraktur, hämatogen	2	2		
Becken, Wirbelsäule, Schulter, Thoraxwand		13	9	2	2
Arm:	Humerus, Radius Ulna, Handwurzel	9	6	2	1
OSG, USG, Fuß		9	6	2	1
Kniegelenk:	Endoprothese Arthrodese	8	5	2	1
	Fraktur, hämatogen	3	1	2	

In den letzten 2 1/2 Jahren wurden 156 Patienten mit akuter oder chronischer posttraumatischer Osteitis mit Taurolin-Gel 4% behandelt. Die Nachkontrollzeit beträgt mindestens 6 Monate. Die Lokalisation der Infekte und das Ergebnis der Behandlung ist in Tabelle 1 dargestellt.

Eine „ruhende Osteitis" konnte bei 134 von 156 Patienten erreicht werden. Der Ersteingriff führt jedoch nicht in allen Fällen zu einer Sanierung, so daß bei 42 Patienten eine erneute Revision mit nochmaliger Instillation von Taurolin-Gel 4% notwendig war.

Bei 22 Patienten besteht nach wie vor eine Fistelung. Bei 6 dieser Patienten handelt es sich um eine Osteitis im Bereiche des Femur, wobei in jedem Falle noch Metallimplantate zur Stabilisierung belassen werden mußten. Auch bei den 9 noch bestehenden Fisteln im Bereich des Unterschenkels sind jeweils noch Metallimplantate inkorporiert.

Bei chronischer Infektion und massiver Fisteleiterung von 29 Totalendoprothesen der Hüfte haben wir diese samt Zement komplett entfernt und die ausgedehnte Wundhöhle mit ca. 100 g Taurolin-Gel 4% aufgefüllt. Bereits innerhalb der ersten Woche ist aus der Drainageflüssigkeit keine Keimbesiedelung mehr nachweisbar. Die Drains wurden im Durchschnitt nach weiteren 8 Tagen gezogen und die Patienten dann mobilisiert. Bei den 2 noch bestehenden Fisteleiterungen handelt es sich um den Versuch, die Prothese zu erhalten.

Nebenwirkungen allergischer oder cytotoxischer Art wurden bisher nicht beobachtet. Insgesamt scheint Taurolin-Gel 4% eine günstige Alternative zur Lokalbehandlung der akuten wie chronischen posttraumatischen Osteitis zu sein.

Literatur

1. Browne MK, Leslie GB, Pfirrmann RW (1976) Taurolin, a new chemotherapeutic agent. J Appl Bacteriol 41:363

2. Burri C, Rüter A (1979) Lokalbehandlung chirurgischer Infektionen. Huber, Bern Stuttgart Wien
3. Burri C, Lob G (1982) Taurolin-Gel in der Osteitisbehandlung. Akt Traumatol 12:159
4. Götz J, Wesch G (1981) Behandlung der chronischen Osteomyelitis mit Taurolin-Gel-Stäben. Z Orthop 119:433
5. Lob G (1980) Chronische posttraumatische Osteomyelitis. In: Hefte Unfallheilkd 145. Springer, Berlin Heidelberg New York

Priv.-Doz. Dr. Günter Lob, Klinik für Unfallchirurgie, Hand-, Plastische und Wiederherstellungschirurgie der Universität Ulm, Steinhövelstr. 9, D-7900 Ulm/Donau

Die Behandlung des Kniegelenkempyems beim frischen postoperativen Infekt

M. Hansis, P.J. Meeder und H. Hagemann

Berufsgenossenschaftliche Unfallklinik Tübingen (Ärztl. Direktor: Prof. Dr. med. S. Weller)

Die eitrige Infektion des Kniegelenkes — das Kniegelenksempyem — stellt nach aseptischen Eingriffen am Kniegelenk eine schwerwiegende Komplikation für Patient und behandelnden Arzt dar. Durch die Eitererreger kommt es zur fibrösen Exsudation, zur Schwellung der Synovialmembran mit nachfolgender Störung der Knorpelernährung und — unbehandelt — zur Zerstörung des Knorpels (Giebel u. Mitarb 1980). Die Einsteifung des Gelenkes oder eine schwere vorzeitige Arthrose sind die Konsequenzen einer irreversiblen Knochenschädigung. Das Behandlungsziel muß es daher sein, nicht nur den Infekt zu beherrschen — wozu notwendigerweise auch die Ruhigstellung des Gelenkes gehört — sondern möglichst rasch durch eine Mobilisierung des Gelenkes einer Versteifung entgegenzuwirken. Diese Behandlungsziele stellen in sich einen Widerspruch dar und somit muß der Chirurg in der Behandlung des postoperativen Kniegelenksempyems ständig zwischen diesen beiden Therapiezielen abwägen.

In der Berufsgenossenschaftlichen Unfallklinik Tübingen wurden vom 01.01.79 bis zum 30.07.1982 insgesamt 22 Patienten mit einem postoperativen Kniegelenksempyem behandelt. Die Infektion trat 8 mal nach operativer Versorgung geschlossener kniegelenksnaher Frakturen auf, 2 mal nach offenen perforierenden Weichteilverletzungen, 4 mal nach operativer Versorgung von Bandverletzungen, 2 mal nach Meniscektomien und 6 mal nach orthopädischen Eingriffen. Nicht berücksichtigt sind Infekte nach offenen kniegelenksnahen Frakturen und nach Implantation von Kniegelenksendoprothesen.

Die Infektion manifestierte sich klinisch in mehr als zwei Drittel der Fälle binnen zweier Wochen nach dem ursprünglichen Eingriff, nur zweimal kam es zu einem sogenannten Spätinfekt nach mehr als 4 Wochen postoperativ. Bei der Revisionsarthrotomie, die stets notfallmäßig an dem Tage statt fand, an dem die Verdachtsdiagnose eines Infektes gestellt wurde, fand man stets einen intraartikulären Erguß, der zweimal als ein infiziertes Hämatom ge-

Hefte zur Unfallheilkunde, Heft 165
Hrsg.: C. Burri/U. Heim/J. Poigenfürst
© Springer-Verlag Berlin Heidelberg 1983

deutet wurde, ansonsten aber als trüber Erguß oder Eiter imponierte. Nach ausgiebigem Debridement (zweimal als subtotale Synovektomie), wurde bei 20 Patienten eine Saug-Spül-Drainage eingebracht, jedesmal eine Gipsruhigstellung vorgenommen und mit einer Ausnahme eine antibiotische Therapie eingeleitet. In mehr als der Hälfte der Patienten fand sich Staphylococcus aureus.

Entscheidend ist die Nachbehandlung

Ihr Prinzip bestand darin, das erkrankte Kniegelenk frühzeitig zu remobilisieren ohne die Ausheilung des Infektes zu gefährden. So wurde die Saug-Spül-Drainage durchschnittlich bis zum 4. postoperativen Tag belassen, die intraarticulären Drainagen schrittweise entfernt, durchschnittlich bis zum 9. postoperativen Tag und nach zunächst isometrischen Übungen wurde die krankengymnastische Übungsbehandlung gesteigert.

Jeder Schritt der Remobilisierung wurde klinisch und labor-chemisch sorgfältig überwacht, um ein Wiederaufflackern des Infektes sofort erkennen und durch einen Wechsel des Behandlungsmodus begegnen zu können. So behandelt kam es bei keinem der 22 Patienten zu einem Aufflackern des Infektes. Eine Nachuntersuchung durchschnittlich 18 Monate nach Revisionsarthrotomie zeigte folgende Befunde:

9 der 22 Patienten hatten ein frei bewegliches Kniegelenk, bei 8 Patienten betrug die Beweglichkeit über 90 Grad, bei 5 Patienten bis 90 Grad, der Weichteilmantel des betroffenen Kniegelenkes zeigte keine Infektzeichen oder Fistelungen, mit einer Ausnahme waren alle Frakturen knöchern fest durchbaut.

Die Furcht vor einer postoperativen Kniegelenksversteifung infolge eines Infektes ist alt; daß dies nach rechtzeitiger und konsequenter Revisions-Arthrotomie nicht sein muß, konnten wir bei 22 Patienten feststellen. Bedeutsam sind die beiden Prinzipien, die nochmals hervorgehoben sein sollen:

1. Ein postoperatives Kniegelenksempyem muß frühzeitig erkannt, notfallmäßig und konsequent revidiert und durch Saug-Spül-Drainage, Debridement, Ruhigstellung und antibiotische Therapie behandelt werden.
2. Die Nachbehandlung nach einer solchen Revision ist entscheidend für den weiteren Verlauf. Infektsanierung und Remobilisation müssen durch einen verantwortlichen Arzt engmaschig klinisch kontrolliert und überwacht werden, um bei Wiederaufflackern des Infektes rechtzeitig das Behandlungsschema zu ändern.

Literatur

1. Giebel G, Muhr S, Tscherne H (1980) „Die Frühsynovektomie beim Kniegelenksempyem zur Vermeidung der Gelenksteife". In: Hefte Unfallheilkd, 153. Springer, Berlin Heidelberg New York, S 446
2. Weller S, Köhnlein E (1962) Die Traumatologie des Kniegelenks. Thieme, Stuttgart

Dr. med. M. Hansis, Berufsgenossenschaftliche Unfallklinik, D-7400 Tübingen

Die primäre Beugesehnennaht,
Behandlung nach Kleinert mit dynamischer Schiene

P. Reill

BG-Unfallklinik Tübingen (Ärztl. Direktor: Prof. Dr. S. Weller), Handchirurg. Abteilung
(Leiter: Dr. med. P. Reill)

Die Behandlung der frischen Beugesehnendurchtrennungen war lange Zeit eine Ursache für
Kontroversen, auch unter den Spezialisten in der Handchirurgie. Während ein Teil der Chirurgen für eine Sekundärversorgung nach Abheilung der Primärwunde war, wurde von anderen Operateuren vehement die sofortige Naht und frühzeitige Bewegung gefordert.

1967 berichtete Harold E. Kleinert erstmals über eine neue Art der Beugesehnennaht,
insbesondere der postoperativen Behandlung.

Diese sogenannte „Primäre Beugesehnennaht nach Kleinert" hat sich in den letzten Jahren hervorragend bewährt. Im Zusammenhang mit der sofort durchgeführten dynamischen
Schienenbehandlung konnten wesentlich bessere Erfolge erzielt werden.

Die neue Technik beruht auf der Anwendung der genauen Erkenntnisse der Vorgänge
bei der Sehnenheilung. Die Nahttechnik selbst ist durchaus nicht neuartig, sie wurde bereits
von Kirchmayr 1871 im Zentralblatt für Chirurgie veröffentlicht. In der Folge wurden von
Kessler, Kleinert, sowie von Lanz Modifikationen eingeführt, die sich für spezielle Fragestellungen ebenfalls bewährt haben. Von besonderer Wichtigkeit ist jedoch die sofortige Übungsbehandlung in speziell angefertigten Schienen.

Im Rahmen dieses Referates ist besonders auf diese Punkte einzugehen:

1. Naht-Technik

Die neu entwickelte Nahttechnik nimmt insbesondere auf die Blutversorgung der Sehnen
Rücksicht, da sich experimentell nachweisen ließ, daß eine intratendinöse Blutversorgung besteht, deren Existenz lange bestritten wurde. Die Naht wird deshalb innerhalb der Sehne
auf der Beugeseite angelegt, da dort die Blutversorgung besonders gering ist.

Genäht werden immer die oberflächliche und die tiefe Beugesehne, da bei der Naht nur
einer Sehne die durch die sogenannten vinculae gewährleistete Blutversorgung nicht erhalten wird.

Wird eine Sehne reseziert, so kommt es zur Störung auch der Blutversorgung der anderen
Sehne, so daß dadurch früher häufig Rupturen entstehen konnten. Die Naht wird so angelegt, daß keinerlei Ziehharmonikaeffekt auftritt, daß die Adaptation der Sehnenstümpfe
exakt erfolgt, und daß diese Adaptation noch durch eine zusätzliche zirkuläre Naht gestützt
wird. Diese zusätzliche zirkuläre Naht, die die intratendinöse, längsverlaufende Entlastungs-
naht noch unterstützen soll, ist umstritten. Wichtig ist beim Anlegen der Naht, daß absolut
atraumatisch gearbeitet wird, d.h., daß die Sehne nicht mit scharfen oder stumpfen Pinzet-
ten gequetscht wird. In der Regel wird der äußerste Abschnitt des Sehnenstumpfes scharf
scheibenförmig abgetrennt und gilt als Haltezügel beim Einführen der Naht. Mit der Naht
soll unbedingt versucht werden, jeweils von beiden Stümpfen mindestens 1,5 cm Länge zu
fassen.

Hefte zur Unfallheilkunde, Heft 165
Hrsg.: C. Burri/U. Heim/J. Poigenfürst
© Springer-Verlag Berlin Heidelberg 1983

Der Zugang soll ausreichend groß gewählt werden, Entlastungsschnitte werden natürlich zick-zack-förmig oder so angelegt, daß Z-Plastiken daraus geformt werden können. Keineswegs sollten Sehnen genäht werden bei schlechten Sichtverhältnissen oder ohne Lupenbrille.

Trotz des großzügig bemessenen Zuganges muß die eigentliche Öffnung im Bereich des Beugesehnenkanals klein sein. Die meisten Operateure sind der Ansicht, daß die Beugesehnenscheide nach Beendigung der Naht wieder verschlossen werden muß. Dies bereitet gelegentlich Schwierigkeiten. Die Schlußfolgerung daraus ist, daß bei relativ großzügigem Zugang die gesamte Beugesehnenscheide geschont werden muß und zum Verschluß der Beugesehnenscheide Verschiebeschwenkmanöver der noch bestehenden Anteile durchgeführt werden müssen (Abb. 1).

Die beschriebene Nahttechnik kann an sämtlichen Beugesehnen vom Muskel-Sehnenursprung am Unterarm bis zum Ansatz am Endgelenk verwendet werden. Nur bei sehr kurzem Stumpf am Endglied empfiehlt sich der Übergang auf eine transossäre Ausziehnaht. Eine weitere Ausnahme ist die Nahttechnik am Ansatz der Superficialis-Sehnen. Dort ist die Sehne bereits flach ausgebreitet, so daß dort Einzelmatrazennähte versenkt angelegt werden müssen.

2. Nachbehandlung mit dynamischer Schiene

Die früher durchgeführte Immobilisierung für 3 Wochen im Faustgipsverband ist völlig verlassen. Es konnte experimentell festgestellt werden, daß eine aktive Mobilisierung einer frisch genähten Sehne die Verwachsungsneigung verstärkt, so daß eine Verdickung der Nahtstellen eintritt bei gleichzeitiger Schwächung der Zugfähigkeit durch Zerstörung der Mikrozirkulation.

Eine passive, entlastete Bewegung der frisch genähten Sehne führt jedoch nicht zu diesen Verwachsungserscheinungen. Die sofortige kontrollierte passive Bewegung ohne Belastung der Nahtstelle in einer sogenannten dynamischen Schiene, etwa in der von Kleinert angegebenen Form, hat sich als die ideale Nachbehandlung bewährt. Sie stellt gleichzeitig die wesentlichste Neuerung in dem Behandlungskonzept der primären Beugesehnen dar. Physiologischerweise wird bei Anspannung einer Muskelgruppe, z.B. der Extensoren gegen Widerstand, eine reflektorische Entspannung der Antagonisten, also der Flexoren, eintreten. Diesen Mechanismus hat man sich bei der dynamischen Schiene zunutze gemacht. Das Handgelenk wird in Beugestellung gebracht und damit eine Entspannung der Beugesehne erzielt. Die Handgelenksbeugung soll etwa um 20° geringer sein, als es der maximalen Beugung entspricht. In dieser Stellung wird — in der Originalform von Kleinert — dorsal eine Gipsschiene angelegt und der betroffene Finger über ein am Fingernagel fixiertes Gummiband in Beugestellung gezogen (s. Abb. 1).

Die eigentliche aktive Übungsbehandlung setzt am Tag nach der Operation ein. Der Patient wird angehalten den Finger aktiv zu strecken, die Beugung wird durch den Gummizügel bewirkt. Besonders wichtig ist es, daß innerhalb der ersten 3 Tage eine volle Streckung im Mittelgelenk erreicht wird. Dadurch wird die so gefürchtete Schrumpfung der volaren Kapsel und der Seitenbänder des Mittelgelenkes vermieden.

Vor einiger Zeit haben wir die Schiene modifiziert und legen sie nicht mehr, wie ursprünglich Kleinert dorsal an, sondern volar. Ein Verband ist nach unserer Erfahrung schon nach dem 1. postoperativen Tag nicht mehr nötig, die Finger können frei bewegt werden und die Übungsbehandlung kann sofort einsetzen. Diese Schienenbehandlung wird für 3 Wochen

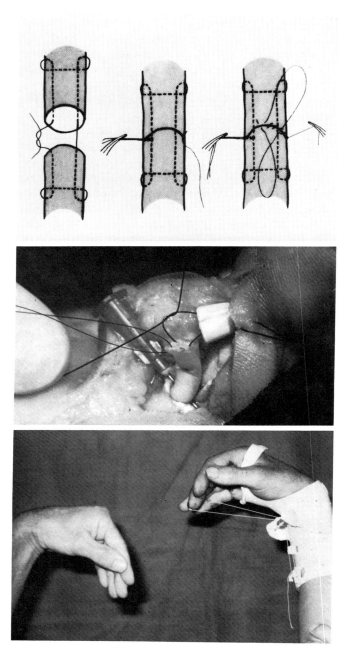

Abb. 1. Primäre Beugesehnen-Naht nach Kleinert. *Oben:* intratendinöse Naht und zirkuläre Adaptation. *Mitte:* Operationssitus. Die Naht wird eben geknüpft. Der proximale Sehnenstumpf wird mit einer Kanüle fixiert. *Unten:* Stellung des Handgelenkes und Konstruktion der dynamischen Schiene

belassen, anschließend wird die Beugung im Handgelenk aufgegeben und weitere Bewegungsübungen mit Gummizügel noch für 1 Woche durchgeführt. Dann kann in eine aktive Übungsbehandlung mit vorsichtig dosierter Belastung übergegangen werden.

Indikation

Die besten Ergebnisse können bei glatten Schnittverletzungen erzielt werden, bei denen die
Versorgung unmittelbar nach dem Unfall erfolgte. In Anbetracht der wesentlich besseren
Ergebnisse und der Verringerung der Morbidität erscheint bei diesen glatten Verletzungen
die sofortige Verlegung zur primären Naht indiziert. Die durch spätprimäre Naht, also etwa
nach 1 Woche versorgten Sehnen, haben eine deutlich höhere Komplikationsrate.

Zusammenfassend ist festzustellen, daß an einem größeren Kollektiv (insgesamt über
1500 primäre Beugesehnennähte) nachgeprüft werden konnte, daß durch die sofortige Naht
wesentlich bessere Ergebnisse erzielt werden bei deutlich kürzerer Behandlungsdauer. Durch
die Einführung dieser neuen Operations- und Nachbehandlungstechnik sind Sekundärein-
griffe, wie die zweizeitige Beugesehnentransplantation, an unserer Abteilung wesentlich
zurückgegangen. Die Operation selbst und die Schienennachbehandlung ist diffizil und sollte
nur von erfahrenen Operateuren, bzw. entsprechenden Kliniken und Zentren vorgenommen
werden.

Dr. P. Reill, Handchirurgische Abteilung, Berufsgenossenschaftliche Unfallklinik,
D-7400 Tübingen

Unsere ersten klinischen Erfahrungen
mit der heterotropen Autotransplantation der Milz

M.Lj. Jekić

Chirurgischer Dienst des klinischen Krankenhauses, Zemun-Belgrad

Mehrere Untersuchungen der letzten Jahre belegen eine erhöhte Infektionsgefährdung durch
Verlust der Milz. Diese und andere Beobachtungen haben zur intensiven Suche nach milzerhaltenden Alternativen zur Splenektomie Anlaß gegeben. Dabei erwies sich im Tierexperiment die autologe, heterotrope Reimplantation als wirksamer Infektionsschutz. In eigenen
Untersuchungen am Tier wurde eine einfache Operationstechnik entwickelt und die Funktionsfähigkeit der Transplantate nachgewiesen. Das verpflanzte Milzgewebe gewährleistete
3 Monate nach dem Eingriff eine normale celluläre Clearance und eine gute Phagocytose-
und Proteolyseaktivität, die wichtigste Aufgabe der Milz in der Infektabwehr.

Hefte zur Unfallheilkunde, Heft 165
Hrsg.: C. Burri/U. Heim/J. Poigenfürst
© Springer-Verlag Berlin Heidelberg 1983

Diese Befunde tierexperimenteller Studien waren Anlaß, seit 1980 die Autotransplantation der Milz in jenen Fällen traumatischer Milzruptur klinisch einzusetzen, bei denen eine sichere Blutstillung nur durch die Splenektomie möglich war.

Operationstechnik

Nach der Splenektomie wird das Organ in 2-3 größere Teile zerschnitten und mittels einer Raspel zerkleinert, wobei eine Parenchymseite aufgesetzt werden muß. Diese Form der Aufbereitung gewährleistet ausreichend kleine Milzfragmente. Zurück bleibt die Kapsel, die nicht mitverpflanzt werden darf. Das Transplantat wird gewogen und mit einem Löffel möglichst dünn auf das ausgebreitete große Netz verstrichen. Das Omentum majus wird zusammengerollt bis das Milzgewebe vollständig umhüllt ist. Diese Tasche wird durch Einzelkopfnähte mit dünnem, resorbierbarem Nahtmaterial verschlossen.

Krankengut und Untersuchungsmethoden

Seit 1980 wurde bei 3 männlichen Patienten (17-35 Jahre) und einer Frau (57 Jahre) die Milz wegen einer Ruptur entnommen, nach der beschriebenen Technik aufbereitet und transplantiert. In allen Fällen handelte es sich um Polytraumen mit schweren zusätzlichen Verletzungen. Mit dem ersten postoperativen Tag wurden folgende Laborparameter überprüft: BSG, Hämoglobin, Hämatokrit, Leukocytenzahl, Differentialblutbild, Thrombocytenzahl, Howell-Jolly-Körper, vacuolisierte Erythrocyten und Immunelektrophorese. Die sog. „pitted", „pocked" oder vacuolisierten Erythrocyten stellen nach eigenen Untersuchungen und Angaben der Literatur einen besonders geeigneten Parameter dar, der mit der Quantität funktionierenden Milzgewebes korreliert Präparation nach. An 10 gesunden Probanden aller Altersstufen wurde ein Normalwert von 3 vacuolisierten pro 1000 Erythrocyten ermittelt (Median, Bereich 0-8/1000). Etwa 20 Wochen nach der Operation wurde bei den Patienten ein Szintigramm mit ^{99m}Tc beladenen Human-Serum-Albumin-Millimikrosphären (HSA-MM) von 0,5-2 Mikron Größe (100 Mikron Ci/kg KG) angefertigt. Diese Fremdpartikel werden vom RES phagocytiert, proteolysiert und über die Niere ausgeschieden. Diese Untersuchung gestattet somit eine sichere Aussage über die wichtigste Funktion des Milztransplantates.

Ergebnisse

Die Aufbereitung des Transplantates erforderte etwa 10, das Einbringen in das Omentum majus ca 5-10 min. Durch das Transplantat bedingte Komplikationen (Infektion des ektopen Milzgewebes, Adhäsionen mit Ileus, toxische Reaktionen durch zugrundegegangene Gewebspartikel) traten nicht auf. Soweit sich dies bei den schwer polytraumatisierten Patienten beurteilen ließ, war der postoperative Verlauf ungestört.

Eine Patientin verstarb an den Folgen zusätzlicher, schwerer Verletzungen (Schädel-Hirn-Trauma, Lungenkontusion) 33 Tage nach dem Eingriff. Bei der Obduktion waren keine entzündlichen Verklebungen zwischen der Netztasche, der vorderen Bauchwand oder den übrigen Bauchorganen festzustellen. Histologisch ließ sich intaktes Milzgewebe nachweisen, das, per diffusionem ernährt, überlebt.

Als Folge des Milzverlustes tauchten bei den überlebenden Patienten „pitted" Erythrocyten und Howell-Jolly-Körper im peripheren Blut auf. Innerhalb eines Monats nach der Splenektomie stiegen die vacuolisierten roten Blutkörperchen auf den höchsten Wert von 180%o (Median, Bereich 56-270%o), um danach wieder abzusinken, bis zwischen der 16. und 20. Woche die Norm erreicht war (3,0-7).

Als wesentlich weniger aussagekräftig für die Transplantatfunktion sind die übrigen Laborwerte anzusehen.

Die Autotransplantation der Milz erfüllt von allen bisher tierexperimentell und teilweise klinisch erprobten Verfahren die Forderungen am besten, die an einen milzerhaltenden Eingriff zu stellen sind: Absolut sichere Blutstillung, geringer apparativer Aufwand und einfache Operationstechnik ermöglichen die breite Anwendung.

Diese Vorteile lassen die Autotransplantation anderen Techniken überlegen erscheinen, die bei ausgedehnten Zerreißungen versagen müssen, immer mit dem Risiko einer Nachblutung einhergehen und wegen der Mobilisierung der Milz operativ, zeitlich, und bei der Blutstillung des parenchymatösen Organs teilweise auch technisch-apparativ ungleich höhere Anforderungen stellen.

Zusammenfassung

Die bisher vorliegenden klinischen Befunde sprechen dafür, daß das Transplantat eine zufriedenstellende Aktivität entwickelt. Wegen der kleinen Fallzahl und der noch kurzen Nachbeobachtungszeit muß allerdings gegenwärtig offen bleiben, ob die qualitativ und quantitativ nachweisbaren Leistungen in jedem Fall zur Infektionsabwehr ausreichen.

Seit 1980 wurde bei 4 polytraumatisierten Patienten die Milz wegen einer ausgedehnten Zerreißung entnommen und nach einer neuen Technik in das Omentum majus transplantiert. Der zusätzliche Zeitaufwand betrug etwa 15 min. 1 Patientin verstarb an den Folgen schwerer sonstiger Verletzungen. Komplikationen als Folge der autologen, heterotropen Milztransplantation traten nicht auf.

Literatur

1. Böttcher W, Seufert RM, Heusermann U, Munz D (1981) Die Autotransplantation der Milz im Tierexperiment: Clearancefunktion, Durchblutung und Histologie. In: Langenbecks Archiv Klin Chir [Suppl] Chir Forum. Springer, Berlin Heidelberg New York, S 211
2. Jekić M (1982) Nasa prva klinicka iskustva sa heterotopnom autolognom transplantacijom slezine posle traume, Stremljenja i novosti u Medicini, decembar
3. Neilan BA, Perry JF (1980) Persistence of vacuolated RBC's after splenectomy in adults. JAMA 243:1741
4. Seufert RM, Böttcher W, Munz D, Heusermann U (1981) Erste klinische Erfahrungen mit der heterotropen Autotransplantation der Milz. Chirurg 52, 8:525-530

Prof. Dr. M.Lj. Jekić, Chirurgischer Dienst, Klinisches Krankenhaus Zemun-Beograd
11080 Zemun-Beograd, Sonje Marinković 14, Jugoslawien

Blutstillung bei verletzten parenchymatösen Organen mit infrarotem Licht

J. Seifert[1], K.J. Lauterjung[2], G. Nath und J. Probst[3]

1 Experimentelle Chirurgie der Allgemeinchirurgie der Universität Kiel
2 Chirurgische Universitätsklinik, Klinikum Großhadern, München
3 Berufsgenossenschaftl. Unfallklinik, Murnau

Rupturen bzw. Verletzungen parenchymatöser Organe, verursacht durch stumpfe Bauchtraumen, sind häufig sehr schwierig zu versorgen. Die Folgen davon sind, große Mengen von Bluttransfusionen mit einem erhöhten Hepatitisrisiko, oder bei Nieren- und Milzverletzungen die Herausnahme des Organs mit den damit verbundenen renalen bzw. immunologischen Folgereaktionen. Splenektomierte Personen, besonders Kinder und Jugendliche, haben ein ungleich höheres Risiko einer bakteriellen Sepsis als Personen mit einer funktionierenden Milz [1]. Mit dem Saphir-Infrarot-Coagulator ist für den Chirurgen ein Instrument verfügbar, womit organerhaltende Chirurgie durchgeführt werden kann und die postoperativen Risiken des Patienten vermindert werden. Die entscheidende Verbesserung des alten Infrarotprinzips von G. Nath und Mitarb [2] ist die Ausstattung des Apparates mit einem Saphir. Mit dieser Maßnahme wird erreicht, daß die Gewebsadhäsionen vermindert werden und die Energieübertragung verbessert wird. Der hohe Refraktionsindex von Saphiren und die extrem optische Durchlässigkeit bedingt eine optimale Übertragung des gesamten Infrarotspektrums.

Um den neuen Infrarot-Coagulator zu testen, wurden folgende Tierexperimente durchgeführt, in denen die Elektrocoagulation mit der Blutstillung durch infrarotes Licht verglichen wurde. Bei 6 Bastardhunden wurden in Pentobarbitalnarkose definierte Resektionen an der Leber durchgeführt und die Blutstillung entweder durch Elektro- oder durch Infrarot-Coagulation erreicht. Das blutende Areal wurde mit Hilfe eines Löschblattdruckes gemessen und die Fläche korreliert mit der Zeit, die zur Blutstillung notwendig war. Ähnliche Untersuchungen wurden an der Milz, Niere und Lunge durchgeführt. Am Ende dieser Experimente wurden die Organe histologisch untersucht, um, abgesehen von dem Nutzeffekt, auch den Schaden beurteilen zu können, der durch die eine oder andere blutstillende Maßnahme gesetzt worden ist.

Die klinische Anwendung des Infrarot-Coagulators wurde bei 17 Patienten erprobt, bei denen bei einer Milzverletzung keine andere Möglichkeit bestand, das Organ zu erhalten.

Ergebnisse

Während man mit dem Infrarot-Coagulator zur Versorgung einer verletzten Leberfläche von 5 cm² im Durchschnitt nur 10 s benötigt, braucht man mit einem Diathermiegerät für den gleichen Effekt die 3-fache Zeit. Ähnliche Ergebnisse wurden bei der Blutstillung an der Milz und an der Niere beobachtet, während sich bei der Lunge keine Unterschiede ergaben.

Die histologisch bestimmte Nekrosetiefe im Lebergewebe nach Anwendung des Infrarotgerätes betrug durchschnittlich 3 mm. Das Diathermiegerät verursachte eine wesentlich größere Nekrosetiefe von durchschnittlich 4,5 mm.

Hefte zur Unfallheilkunde, Heft 165
Hrsg.: C. Burri/U. Heim/J. Poigenfürst
© Springer-Verlag Berlin Heidelberg 1983

Die klinische Anwendung des Infrarot-Coagulators bestätigt die eindeutige Überlegenheit des Gerätes gegenüber der Blutstillung mit Diathermiegeräten bei parenchymatösem Gewebe. Der besondere Vorteil des Gerätes liegt darin, daß es einfach und schnell zu handhaben ist und nach der Coagulation nicht an dem Gewebe haften bleibt. Der Infrarot-Coagulator kann darüberhinaus an schwer zugänglichen Stellen eingesetzt werden, da dafür leicht auswechselbare, verschieden konfigurierte Transmissionsköpfe mitgeliefert werden.

Diskussion

Zur Erhaltung von verletzten parenchymatösen Organen, besonders der Milz, werden neuerdings noch andere blutstillende Maßnahmen empfohlen. Dazu gehört der Fibrinkleber, Kollagenpräparationen und Laserlicht. Mit allen genannten Maßnahmen läßt sich sicherlich eine Blutstillung erreichen. Lasergeräte sind jedoch aus Kostengründen nur für wenige Krankenhäuser zugänglich. Mit Kollagen bzw. Fibrinkleber erreicht man nur dann eine effektive Blutstillung, wenn die Wundfläche einigermaßen trocken ist. Darüberhinaus braucht man eine relativ lange Zeit dafür. Dadurch, daß der Infrarot-Coagulator mit leichtem Druck an die Wundfläche herangebracht wird, wird die Coagulationsenergie direkt auf das parenchymatöse Gewebe übertragen und kann nicht durch fließendes Blut abgeleitet werden. Damit hat der Infrarot-Coagulator einige Vorteile, die in der Klinik auch genutzt werden sollten.

Literatur

1. Eraklis AJ, Filler RM (1972) Splenectomy in childhood: a review of 1413 cases. J Ped Surg 7:382
2. Nath G, Kraitmair A, Kiefhaber P, Moritz K (1977) Neue Infrarot-Koagulationsmethode. In: Verhandlungsband des 9. Kongresses für Gastroenterologie, München 1976. Perimed-Verlag, Erlangen, S 17

Prof. Dr. J. Seifert, Experimentelle Chirurgie der Allgemeinchirurgie der Universität Kiel, Hospitalstr. 40, D-2300 Kiel 1

Fibrinklebung bei traumatischer Milzruptur

J. Scheele

Chirurgische Klinik mit Poliklinik der Universität Erlangen-Nürnberg
(Direktor: Prof. Dr. F.P. Gall)

Die Milzruptur stellt die häufigste Verletzung beim stumpfen Bauchtrauma dar. Ihre typische Behandlung bestand lange Zeit in der Splenektomie, da der Verlust dieses Organs als nahezu bedeutungslos eingeschätzt wurde [2]. Inzwischen gilt eine erhebliche, vermutlich

Hefte zur Unfallheilkunde, Heft 165
Hrsg.: C. Burri/U. Heim/J. Poigenfürst
© Springer-Verlag Berlin Heidelberg 1983

lebenslang persistierende Störung des Immunsystems nach Splenektomie als gesichert. Daher wurden verschiedene Operationstechniken entwickelt, um intraoperative oder traumatische Milzläsionen organerhaltend zu versorgen [1, 2, 5]. Besonders geeignet erschien aufgrund tierexperimenteller Untersuchungen [3] die Fibrinklebung.

Material und Methode

Prinzip der Fibrinklebung

Bei der Fibrinklebung wird in Form eines Zweikomponentenklebers eine hochkonzentrierte Fibrinogenlösung durch Zugabe von Thrombin zur Gerinnung gebracht. Innerhalb von 3-5 min entsteht ein mechanisch belastbarer Fibrinclot, der dank Zugabe von Aprotinin eine erhöhte Fibrinolyseresistenz aufweist.

Klebetechnik

Spaltförmige Rupturen werden durch Instillation der Kleberkomponenten und anschließende 3-5minütige digitale Kompression verschlossen (Abb. 1a). Kapseldefekte, rinnenförmig klaffende Rupturen oder Resektionsflächen werden hingegen durch Auf- bzw. Einkleben von Kollagenvlies abgedichtet (Abb. 1b).

Patienten

Vom 1.11.1979 bis 31.12.1982 wurden bei 44 Patienten traumatische Milzrupturen durch Fibrinklebung versorgt. Es handelte sich um 33 Männer und 11 Frauen im Alter von 2 bis 63 Jahren.

In 14 Fällen wurden kleinere (1-5 cm^2), zehnmal ausgedehnte (6-20 cm^2) oberfläche Kapseldefekte durch Aufkleben von Kollagenvlies abgedichtet, bei 9 Patienten 3-5 cm lange, teilweise multiple, konvexseitige Rupturen durch Kleberinstillation und anschließender Wundkompression direkt verschlossen. Bei 11 Patienten lagen schwere Milzzerreißungen vor, viermal tiefe, an der Vorderseite bis zum Hilus reichende Querrupturen, in einem Fall eine verzweigte, bis zu 1,5 cm tiefe Berstungsverletzung an der Konvexität und bei 5 Patienten multiple oder subtotale Rupturen mit anteriorer und posteriorer Einbeziehung der Hilusstrukturen. Hier kam in 3 Fällen eine Kombination von Naht und Klebung zur Anwendung. Ein Patient wies eine tiefe Ruptur am oberen Milzpol sowie eine überwiegend auf die craniale Hilusregion beschränkte Kontusion mit Zerreißung der oberen Segmentarterie auf; diese Verletzung wurde durch Resektion der cranialen Milzhälfte versorgt.

Ergebnisse

Bei 39 Patienten ließ sich eine vollständige Hämostase erzielen, so daß die Milz belassen werden konnte. 3 Patienten verstarben 4,6 und 7 Tage postoperativ an den Folgen des begleitenden Schädel-Hirn-Traumas. Die Klebung erwies sich in allen Fällen autoptisch als intakt.

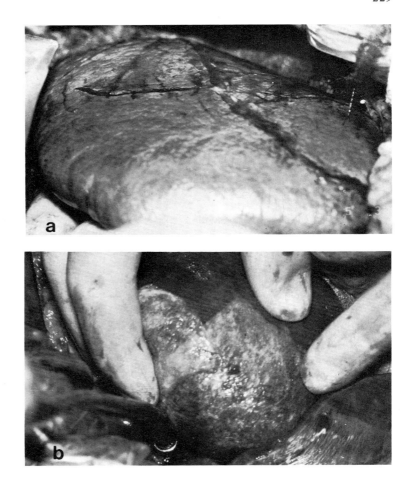

Abb. 1a, b. Milzrupturen nach Verklebung. **a** Ohne Kollagenvlies bei spaltförmiger Ruptur. **b** Mit Kollagenvlies bei Kapseldefekt am oberen Pol

Der postoperative Verlauf der 36 überlebenden Patienten war durchwegs regelrecht. Aus der Zieldrainage entleerten sich nur geringe Blutmengen (10-80 ml/24 h) oder anfangs blutig tingierte, später seröse Flüssigkeit. Eine Nachblutung oder ein subphrenischer Absceß wurden nicht beobachtet.

Bei 5 Patienten konnten relativ kleine Kapselverletzungen beim ersten Versuch nicht zufriedenstellend abgedichtet werden. Um eine Verlängerung der Operationszeit zu vermeiden, wurde in Anbetracht des kritischen Allgemeinzustandes bzw. eines begleitenden Schädel-Hirn-Traumas auf einen nochmaligen Klebeversuch verzichtet und die Splenektomie durchgeführt. Die Ursache für die unzureichende Blutstillung dürfte zumindest bei 2 Patienten in einer ungünstigen Applikationstechnik zu suchen sein.

Diskussion

Der wesentliche Vorteil der Fibrinklebung gegenüber anderen Methoden der Organerhaltung bei einer Milzverletzung liegt in der direkten Applikation von Gerinnungssubstanzen auf die Wundfläche. Dies führt insbesondere bei flächenhaften Blutungen aus Kapselverletzungen zuverlässig innerhalb von 5 min zu einer völligen Hämostase, auch bei Patienten mit systemischer Gerinnungsstörung. In der Mehrzahl der Fälle kann zudem auf eine Mobilisierung der Milz verzichtet werden, so daß eine wesentliche Operationsverzögerung mit erhöhtem zusätzlichen Blutverlust vermieden wird.

Während des ersten Anwendungsjahres wurde die Fibrinklebung überwiegend bei intraoperativen Kapselverletzungen eingesetzt [4]. Beim Milztrauma kam sie bis Ende 1980 nur zweimal zur Anwendung. Der routinenmäßige Versuch einer Organerhaltung auch bei schwerer Milzzerreißung begann im Januar 1981. Seither wurde die Fibrinklebung bei 42 von insgesamt 64 traumatischen Milzrupturen angewandt. In 37 Fällen konnte das Organ erhalten werden. Hieraus ergibt sich eine Erfolgsquote der Fibrinklebung von 88% und eine globale Milzerhaltungsrate von 58%.

Die Entscheidung Splenektomie oder Milzerhaltung muß insbesondere beim schweren Polytrauma — anders als bei intraoperativer Läsion oder isolierter Milzverletzung — vordringlich unter dem Aspekt der klinischen Gesamtsituation getroffen werden. Der Verklebung kleiner Rupturen oder oberflächiger Kapselverletzungen verlängert die Operationszeit nicht wesentlich. Es wäre jedoch unverantwortlich, bei schweren Milzzerreißungen durch aufwendige Organerhaltungsversuche mit erheblichem zusätzlichen Blutverlust die Diagnostik und Therapie sonstiger Unfallfolgen zu verzögern und den Patienten dadurch vital zu gefährden.

Literatur

1. Buntain WL, Lynn HB (1979) Splenorrhaphy: Changing concepts for the traumatized spleen. Surgery 86:748
2. Morgenstern L, Shapiro SJ (1979) Techniques of splenic conservation. Arch Surg 114: 449
3. Scheele J, Heinz J, Pesch H-J (1981) Fibrinklebung an parenchymatösen Oberbauchorganen. Tierexperimentelle Untersuchungen. Langenbecks Arch Chir 354:245
4. Scheele J, Gentsch HH, Matteson E (1983) Splenic repair by fibrin tissue adhesive and collagen fleece. Surgery (im Druck)
5. Seufert RM, Böttcher W, Munz D, Heusermann H (1981) Erste klinische Erfahrungen mit der heterotropen Autotransplantation der Milz. Chirurg 52:525

Priv.-Doz. Dr. J. Scheele, Chirurgische Klinik mit Poliklinik der Universität Erlangen-Nürnberg, Maximiliansplatz, 8520 Erlangen

C. Klinische Beobachtungen

Das Femoro-Patellargelenk bei vorderer Kreuzbandinsuffizienz

Ch. Gerber und R.P. Jakob

Universitätsklinik für orthopädische Chirurgie, Inselspital, Bern

Die vordere Kreuzbandinsuffizienz manifestiert sich klinisch vorwiegend als femoro-tibiale Instabilität. Wiederholte Verrenkungsepisoden sind gefolgt von Meniscusläsionen und — meist im lateralen Kompartiment lokalisierten — Knorpelverletzungen, welche unter Osteophytenbildung eine progrediente Gonarthrose einleiten (Jacobsen 1977).

Nur wenige Autoren haben bei der beherrschenden femoro-patellaren Symptomatologie systematisch das Femoro-Patellargelenk analysiert. In ihrer prospektiven Analyse fanden Segal et al. in jedem dritten Fall mit antero-medialer Instabilität einen signifikanten Schaden am Patellaknorpel. Die Häufigkeit eines klinischen femoro-patellären Syndromes (FPS) betrug dagegen bei 155 vergleichbaren Kniegelenken lediglich 17% (Mansat 1977). Quadricepsatrophie, Schwächegefühl und retropatelläre Schmerzen konnten bei diesen 20 Fällen durch alleinige Behebung der antero-medialen Instabilität 16 mal behoben werden, und die femoro-patelläre Problematik persistierte nur in 4 mißlungenen Bandrekonstruktionen.

Im eigenen Krankengut haben auf Grund einer prospektiven Analyse mehr als die Hälfte der Patienten mit chronischer vorderer Knieinstabilität bedeutsame Knorpelläsionen im femoro-patellären Lager. Diese Pathologie wird bei der präoperativen Routineuntersuchung wegen des eindrücklichen „giving-way" oft kaum erfaßt. Nicht selten tritt die femoro-patelläre Problematik nach erfolgreicher Stabilisierung des Knies mit retropatellärem Schmerz und therapieresistenter Muskeldysfunktion in den Vordergrund.

Eine gezielte Therapie eines FPS wird erleichtert durch genaue Kenntnis der Knorpelverhältnisse im femoro-patellären Lager. Das klinische Bild der sogenannten „Chondropathia patellae" oder besser des FPS korreliert nämlich schlecht mit dem femoro-patellaren Knorpelbefund:

Bei den letzten 50, von uns ausschließlich wegen eines schweren, therapieresistenten FPS arthroskopierten Kniegelenken, fanden wir in 28 Fällen im wesentlichen normale Knorpelverhältnisse und nur bei 6 Gelenken eine schwere Chondropathie (Grad III nach Ficat). Die erstgradigen Läsionen der medialen Patellafacette betrafen dabei meist das mediale Randsegment („odd facet"), waren also weder am distalen Pol noch im zentralen Anteil der Patella lokalisiert und dürfen, solange erstgradig, als physiologisch betrachtet werden (Goodfellow 1976). Bei chronisch symptomatischen vorderen Kreuzbandläsionen jedoch betrafen die Läsionen der medialen Facette oft nicht das mediale Randsegment, sondern den distalen Pol und reichten bis auf den First der Patella. Diese Zone entspricht der femoro-patellären Kontaktfläche bei 10-20 Grad Knieflexion (Goodfellow 1976), also demjenigen Beugegrad,

Hefte zur Unfallheilkunde, Heft 165
Hrsg.: C. Burri/U. Heim/J. Poigenfürst
© Springer-Verlag Berlin Heidelberg 1983

Tabelle 1. Häufigkeit und Schweregrad des femoro-patellären Knorpelschadens

1. Bei FPS („Chondropathia patellae", n = 50) (FA = Facette)

Knorpel normal	Mediale FA			Laterale FA			Beide FA			Trochlea	Beide	
	I	II	III	I	II	III	I	II	III	II	II	III
14	14	5	3	4	–	–	2	4	1	–	3	–

2. Bei chronisch-symptomatischer vorderer Kreuzbandinsuffizienz (n = 26)

Knorpel normal	Mediale FA			Laterale FA			Beide FA			Trochlea	Beide	
5	6	7	2	–	–	–	–	1	2	1	1	1

wo die als pivot shift bezeichnete Subluxation des lateralen Tibiaplateaus als Äquivalent der subjektiven Verrenkungsepisoden ausgelöst werden kann.

Die kinematische Analyse des aktiven Bewegungsablaufs mit der instant center Methode läßt verstehen, daß abnorme Bewegungen zwischen Femur und Patella zwischen 15 und 35 Grad zu Verletzungen des Patellaknorpels führen können.

In der Datenzusammenstellung (Tabelle 1) fällt auf, daß beim idiopathischen FPS der Gelenkknorpel trotz schwerer Symptome in mehr als 50% der Fälle praktisch normal ist, wogegen bei chronisch symptomatischen vorderen Kreuzbandläsionen in weit über 50% zweit- und drittgradige Knorpelschäden beobachtet werden, obwohl nur in 20% dieser Patienten ein klinisches FPS vorliegt.

Ähnliche Befunde wie bei chronischer vorderer Kreuzbandinsuffizienz haben wir bei kurz zurückliegenden Rissen des vorderen Kreuzbandes gefunden, wenn dabei auch Häufigkeit und Schweregrad der Läsionen geringer waren.

Die Therapie des idiopathischen FPS erfolgt meist mit isometrischem Muskeltraining in Extension und Hyperextension. Durch die verbesserte musculäre Stabilisierung des Streckapparates werden dabei befriedigende klinische Befunde erzielt (De Haven 1979), wohl nicht zuletzt, weil bei diesem ätiologisch ungeklärten Beschwerdebild in der Regel kein Knorpelschaden vorliegt. Das Fehlen einer Chondropathie im pathologisch anatomischen Sinn mag auch die gute Spontanprognose erklären.

Demgegenüber haben mehr als 50% der Patienten mit vorderen Kreuzbandläsionen einen echten femoro-patellären Knorpelschaden. Er soll bei der Operation exakt dokumentiert und soweit möglich chirurgisch saniert werden. Für die Wahl des Nachbehandlungsverfahrens ist der femoro-patelläre Knorpelbefund mitentscheided, versuchen wir doch bei schon vorgeschädigtem Knorpel durch kontinuierliche Bewegungstherapie unter Teilentlastung, passive Patellamobilisation und später durch isotonisch-isokinetisches Muskeltraining gegen zunehmenden Widerstand einer femoro-patellären Arthrose entgegenzuwirken.

Literatur

De Haven KE, Dolan WA, Mayer PJ (1979) Chondromalacia patellae in athletes. Am J Sports Med VII:5-11

Goodfellow J, Hungerford DS, Zindel M (1976) Patello-Femoral Joint Mechanics and Pathology, part 1 and 2. J Bone Joint Surg 58-B:287-90, 291-99

Jacobsen K (1977) Osteoarthrosis following insufficiency of the cruciate ligaments in man. Acta Orthop Scand 48:520-26

Mansat C, Duboureau L, Cha P, Dorbes R (1977) Déséquilibre rotulien et instabilité rotatoire externe du genou. Rev Rhumatisme 44:115-23

Ségal Ph, Lallement JJ, Raguet M, et al. (1980) Les lésions ostéo — cartilagineuses de la laxité antéro — interne du genou. Rev Chir Orthop 66:357-66

Dr. Ch. Gerber, Orthopädische Universitätsklinik, Inselspital, CH-3010 Bern

Chronische Läsionen des hinteren Subtalargelenkes

R. Marti und P.P. Besselaar

Orthopädische Universitätsklinik Amsterdam (Direktor: Prof. Dr. R. Marti)

Das Krankheitsbild der chronischen Überbelastung des hinteren Subtalargelenkes ist kaum bekannt. Das Stadium der Erkrankung läßt sich in drei Grade einteilen:

Grad I. Chondropathie mit minimaler Osteophytbildung.

Grad II. Chondromalacie mit deutlicher Osteophytbildung.

Grad III. Ermüdungsfraktur des Proc. posterior tali mit zusätzlichen Osteophyten und arthrotischen Veränderungen.

Die Diagnose ist einfach zu stellen. Allen Stadien gemeinsam ist der Schmerz unterhalb des medialen Malleolus in maximaler Plantarflexion. Hinzu kommt die Schwellung und die Dolenz bei Palpation. Die diagnostische Infiltration zeigt immer Effekt. In vielen Fällen führt sie selbst zur Beschwerdefreiheit. Sie kann bis zu 4x wiederholt werden. Als Regel infiltrieren wir 2x ohne Cortison und 2x mit Cortison. Wird dadurch keine Beschwerdefreiheit erreicht, erfolgt die operative Revision, die bei unserer kleinen Serie von 8 Fällen zum Erfolg führte. Nach unserer Erfahrung ist das Krankheitsbild viel häufiger als angenommen und kommt vor allem nach Distorsionen des unteren Sprunggelenkes auch bei Nicht-Sportlern vor. Symptomatologie, Diagnostik, Klassifikation, Therapie und Resultate werden besprochen.

Hefte zur Unfallheilkunde, Heft 165
Hrsg.: C. Burri/U. Heim/J. Poigenfürst
© Springer-Verlag Berlin Heidelberg 1983

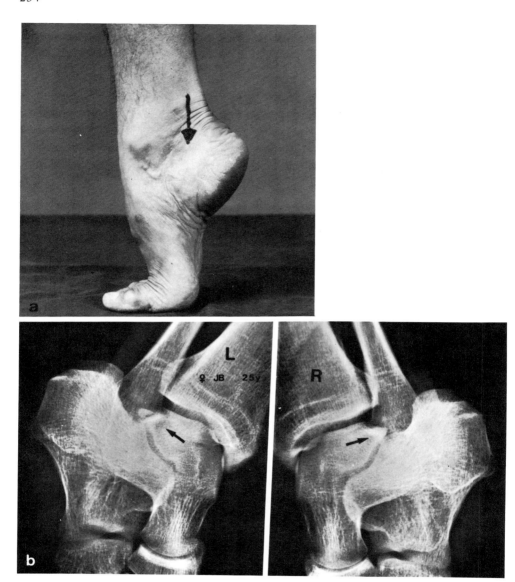

Abb. 1. a Die Abbildung zeigt die Extremposition des Ballettänzers, eine Position die aber auch Ballsportler und Leichtathleten einnehmen. **b** Deutliche Ermüdungsfraktur des Proc. posterior tali links bei einer 25jährigen Ballettänzerin. Zum Vergleich die Aufnahme rechts, ein os trigonum kann praktisch ausgeschlossen werden. Vollständige Beschwerdefreiheit nach Nettoyage, Eröffnung der Sehnenscheide des Flexor hallucis longus und Freilegen des Gefäßnervenstranges. Die Excision der Kapsel führt zur Denervation

Prof. Dr. R. Marti, Orthopedie, Academisch Med. Centrum, NL-1105 AZ Amsterdam

Die Bedeutung der ossären Läsionen für die Prognose der Schulterluxation

Ph. Ducrest und R. Johner

Service de chirurgie orthopédique, Hôpital Cantonal Fribourg

Die traumatische Schulterluxation wird fast immer von Frakturen begleitet [2, 3, 4]. Ihre Bedeutung ist noch umstritten, nicht zuletzt wegen der Schwierigkeiten ihrer Darstellung. Während die Tuberculumfraktur auf der ap-Aufnahme gut zur Darstellung kommt, wurde eine gute Technik zur Darstellung des antero-caudalen Pfannenrandes, wo die meisten Pfannenrandfrakturen liegen, erst kürzlich von Bernageau angegeben [1]. Die Impressionsfraktur am Humeruskopf kommt bei der axillären Luxation auf dem ap-Bilde zur Darstellung, während sie bei der subcoracoidalen Luxation dorso-medial liegt und einer tangentialen Aufnahme bedarf. Das Ziel der vorliegenden Arbeit war es, die Bedeutung dieser Frakturen für die residuellen Beschwerden und das Rezidiv zu studieren.

50 Patienten wurden 2 und mehr Jahre nach einer ersten traumatischen Luxation klinisch und radiologisch nachuntersucht. Zur Darstellung der ossären Veränderungen wurden 3 ap-Aufnahmen in 45° Innen-, neutraler und 45° Außenrotation, eine seitliche Aufnahme nach Bernageau und eine tangentiale Aufnahme 20°/20° [3] gemacht.

Beschwerden traten vor allem bei Patienten mit großen, intra-articulären Impressionsfrakturen des Humeruskopfes auf. Das eingedrückte, articuläre Kugelsegment betrug in diesen Fällen über 15°. Am häufigsten wurde eine Schwäche oder Instabilitätsgefühl beim Arbeiten mit den Händen über Kopfhöhe angegeben. Auch Patienten, die Rezidive durchgemacht hatten, wiesen durchschnittlich größere Dellen auf als die rezidivfreien Patienten. Arthrosen waren selten. Sie wurden nach Tuberculumfrakturen mit ungenügender Reposition beobachtet. Zwischen den Bewegungseinschränkungen und den ossären Verletzungen konnte kein Zusammenhang nachgewiesen werden.

Unsere Untersuchung zeigt, daß die ossären Verletzungen prognostisch wichtig sind. Nicht reponierte Tuberculumfrakturen führen letztlich zur Arthrose. Große Dellen sind prognostisch ungünstig. Restbeschwerden, Subluxationen und Rezidive sind die Folge. Wir sind deshalb der Meinung, daß man bei der Erstluxation, die Fraktur suchen und diagnostizieren sollte. Die tangentiale Aufnahme hilft hier einen großen Schritt weiter.

Literatur

1. Bernageau J, Patte D (1980) Les luxations postérieures de l'épaule. J Radiol 61:511-519
2. Hermodsson J (1934) Röntgenologische Studie über die traumatischen und habituellen Schulterverrenkungen nach vorne und unten. Acta Radiol (Stockholm) [Suppl], S 1-173
3. Johner R, Binz P, Stäubli HU (1982) Neue diagnostische, therapeutische und prognostische Aspekte der Schulterluxation. Schweiz Z Sportmed 30:48-53
4. Bernageau J, Patte D, Debeyre J, Ferrane J (1976) Intéret du profil gleñoidien dans les luxations récidivantes de l'épaule. Rév Chir Orthop [Suppl II] 62:142-47

Dr. Ph. Ducrest, Abteilung für orthopädische Chirurgie, Kantonsspital, CH-1700 Fribourg

Hefte zur Unfallheilkunde, Heft 165
Hrsg.: C. Burri/U. Heim/J. Poigenfürst
© Springer-Verlag Berlin Heidelberg 1983

Die elektrische Bewegungsschiene zur Mobilisation von Knie und Ellenbogen

W. Steiner

Orthopädische Klinik der Universität, Inselspital, Bern (Direktor: Prof. Dr. R. Ganz)

„Leben ist Bewegung, Bewegung ist Leben", das ist der Leitsatz der Frakturbehandlung der AO [2]. Durch stabile Osteosynthesen schafft man die Voraussetzung für die Erfüllung dieses Grundsatzes. Aktive schmerzfreie Bewegungen führen rasch zur Normalisierung der Zirkulation in Weichteilen und Knochen, das Einwalken der Synovialflüssigkeit garantiert die Ernährung des Knorpels.

Das Postulat der aktiven Bewegung in der Nachbehandlung kann nicht immer erfüllt werden: Der Patient ist inkooperativ, die Schmerzen sind groß, die Fraktur kann nicht übungsstabil fixiert werden. Damit sind die Voraussetzungen für die Dystrophie gegeben: Schlechte Zirkulation, Atrophie der Gewebe, zunehmendes Versteifen der Gelenke. In diesen Fällen müssen die Gelenke passiv mobilisiert werden.

Unsere Indikationen zur Schienenbehandlung

Die elektrische Bewegungsschiene von Kinetec brauchen wir bei bewegungsstabilen Frakturen, bei Knorpeldefekten oder nach Arthrolysen des Knies oder des Ellenbogens. Bei kniegelenksnahen, instabilen, nicht operablen oder ungenügend stabilisierten Frakturen setzen wir die Schiene nach Dr. Bimler ein.

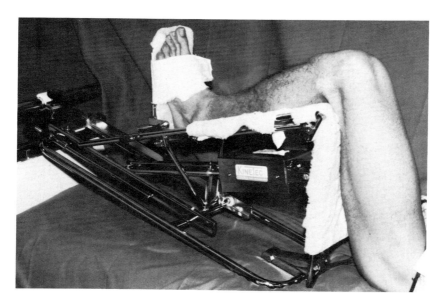

Abb. 1. Die elektrische Bewegungsschiene

Hefte zur Unfallheilkunde, Heft 165
Hrsg.: C. Burri/U. Heim/J. Poigenfürst
© Springer-Verlag Berlin Heidelberg 1983

Patientengut

Jeder Patient, der eine elektrische Schiene für mindestens 3 Tage benützte, erhielt während der Hospitalisation ein Protokollblatt, auf dem die wichtigsten Daten seiner Krankheit und die Fortschritte der Therapie festgehalten wurden. Der Bewegungsumfang des Gelenkes wurde frühestens 4 Monate nach der Operation erneut beurteilt.

Wir behandelten von 1980 bis Juni 82 50 Patienten mit einer Bewegungsschiene, 39 am Knie, 11 am Ellenbogen. In 19 Fällen begann man mit der Gelenksmobilisation durch Schienen in den ersten 3 Tagen. Bei den übrigen Patienten setzten wir die Schiene später ein, nachdem die aktive Mobilisation wegen Schmerzen oder fehlender Kooperation der Patienten scheiterte.

Am Arm wurde die Schiene in 6 von 11 Fällen nach Arthrolyse eingesetzt. Am Bein bilden Kniegelenksarthrolysen, Synovektomien und Pridiebohrungen mit 43% der Fälle die größte Gruppe. In 31% der Fälle lag eine Tibiakopffraktur vor, die durch eine Minimalosteosynthese behandelt wurde, oder deren Gelenkskongruenz suboptimal war. 3 Tibiakopffrakturen wurden konservativ behandelt, 2 davon vorgängig mit einer Bimler-Schiene. Bei den übrigen Patienten handelte es sich um Tibiakopfosteotomien, Knietotalprothesen, Femurschafttrümmerfrakturen oder ausgedehnte Oberschenkelmuskelkontusionen.

Im Durchschnitt war die elektrische Bewegungsschiene pro Patient 8 Tage im Einsatz. Die Schienenbehandlung begann nach initial gescheiterter Mobilisation der Gelenke durch die Physiotherapeuten oder nach Sistieren der postoperativen Blutungen. Die Bewegungsamplitude der Schiene wurde zu Beginn der Behandlung durch die Stabilität der Gelenke oder durch das Ausmaß der Schmerzen bestimmt. Täglich steigerte man sie nach Maßgabe der Beschwerden bis der gewünschte Bewegungsumfang des Knies erreicht war. Bei stabilen Gelenken strebten wir eine Flexion von 90° an. Die Schienenbehandlung wurde stets durch Muskelkräftigungsübungen und aktive Gelenksmobilisation unter Anleitung der Physiotherapeuten ergänzt.

Unter der Behandlung kam es oft zur Überwärmung der Gelenke, die sich mit Eis- oder Alkoholumschlägen und Antirheumatica zurückbildete. Selten waren Analgetica wegen Schmerzen notwendig. Auf eine Behandlung in Lumbal- oder Plexusanästhesie verzichteten wir.

Die Nachkontrollen ergaben, daß alle Kniegelenke nach 4 Monaten mindestens 90° flektiert werden konnten. Das Extensionsdefizit betrug maximal 10°. Am Ellenbogen konnte die nach der Schienenbehandlung erreichte Extension nur in 4 Fällen verbessert werden, bei 6 Patienten nahm das Extensionsdefizit um 5-30° wieder zu.

Diskussion

Die funktionelle Nachbehandlung ist von entscheidender Bedeutung [1]. Salter und Mitarb [3] konnten mit Kaninchenversuchen zeigen, daß sogar das alleinige passive Bewegen der Gelenke Knorpelatrophien verhindert und sogar Knorpeldefekte heilen können. Dies ist ein Zeichen der verbesserten Zirkulation.

Obige Erkenntnisse haben auch unsere klinischen Erfahrungen mit der Bewegungsschiene bestätigt. Wo die aktive Mitarbeit des Patienten fehlt und die periodischen Behandlungen durch die Physiotherapeuten nicht genügen, sind die elektrischen Bewegungsschienen eine entscheidende Hilfe: Die Schienen sind täglich stundenlang beim Patienten im Einsatz. Die Geschwindigkeit der Schienen kann so gering eingestellt werden (0,2 Grad/s), daß der Patient die Bewegung kaum realisiert, sich entspannt hinlegen kann und deshalb keine Dehnungsschmerzen befürchten muß. Trotzdem mußte aber die Behandlung bei einigen Patienten vorzeitig abgebrochen werden, da ihnen die Einsicht für die Behandlung fehlte: Sie konnten eine Maschine im Bett nicht akzeptieren.

Unsere Untersuchungen bestätigen auch, wie entscheided die funktionelle Therapie ist: Kein Kniegelenk hatte bei der Nachkontrolle eine geringere Beweglichkeit als bei Spitalaustritt, da die Patienten zum besseren Fortkommen die Beine gerne teil- oder vollbelasten. – Bei der oberen Extremität fehlt oft der Stimulus zu deren vollem Gebrauch: Die Nachbargelenke kompensieren die begrenzte Funktion des Ellenbogens oder der Arm wird sogar funktionell ausgeschlossen. In mehr als der Hälfte der Fälle war deshalb bei der Nachkontrolle die Beweglichkeit im Ellenbogen geringer. – Es ist deshalb notwendig, daß die Schienenbehandlung an der oberen Extremität auch noch ambulant fortgesetzt wird, wie dies bei handchirurgischen Patienten schon lange üblich ist.

Literatur

1. Gerber Ch, Matter P, Chrisman OD, Langhans M (1980) Funktionelle Rehabilitation nach komplexen Knieverletzungen. Wissenschaftliche Grundlagen und Praxis. Schweiz Z Sportmed 28:37-56
2. Müller ME, Allgöwer M, Schneider R, Willenegger H (1979) Manual der Osteosynthese. Springer, Berlin Heidelberg New York
3. Salter RB u. Mitarb (1980) The biological effect of continuous passive motion on the healing of full-thickness defects in articular cartilage. J Bone Joint Surg 62A:1232-1251

Dr. W. Steiner, Orthopädische Klinik der Universität, Inselspital, CH-3000 Bern

Klinische und computertomographische Nachuntersuchungsergebnisse bei Eingriffen am vorderen Kreuzband

O. Paar[1], M. Reiser[2] und P. Bernett[1]

1 Institut für Sporttraumatologie und Poliklinik für Sportverletzungen der Technischen Universität München (Direktor: Prof. Dr. P. Bernett)
2 Institut für Röntgendiagnostik der Technischen Universität München (Direktor: Prof. Dr. H. Anacker)

Die Computertomographie-Arthrographie (CT) wurde erstmals 1978 von Acher, Yeager und Pavlov zur Darstellung der Kreuzbänder verwendet. Reiser verbesserte die Untersuchungsmethode insofern, als sie routinemäßig zur bildlichen Darstellung der Kreuzbandver-

Hefte zur Unfallheilkunde, Heft 165
Hrsg.: C. Burri/U. Heim/J. Poigenfürst
© Springer-Verlag Berlin Heidelberg 1983

letzungen und zur Beurteilung der Spätergebnisse nach rekonstruktiven Eingriffen eingesetzt werden kann. Durch die CT ist es heute möglich, unklare posttraumatische Kniegelenksbeschwerden abzuklären, vor allem aber isolierte vordere Kreuzbandläsionen, die sich besonders im frischen Zustand häufig dem klinischen Nachweis entziehen, zu erkennen.

Seit 1981 setzen wir die CT zur Überprüfung der Ergebnisse nach rekonstruktiven und bandplastischen Eingriffen am vorderen Kreuzband ein. Von besonderem Interesse für die Nachkontrolle ist die morphologische Beurteilung der operierten Bänder, da sich daraus Hinweise auf deren Funktionstüchtigkeit ergeben. Nach rekonstruktiven Operationen kann eine Restinstabilität durch das vordere Kreuzband selbst oder durch den peripheren Kapselbandapparat bedingt sein. Erfahrungsgemäß sind Mißerfolge auf operationstechnische Fehler oder auf Einheilungsstörungen der Bänder infolge einer mangelhaften Revascularisierung zurückzuführen. Ein in der Fossa intercondylica zu steil eingesetztes Transplantat des vorderen Kreuzbandes entspricht nicht den biomechanischen Anforderungen, da Zug- und Scherkräfte das Transplantat in unphysiologischer Weise belasten. Ähnlich ungünstig wirkt sich ein horizontal angelegter Bohrkanal im lateralen Femurcondylus aus, weil das Transplantat an den scharfen Bohrlochrändern infolge Abknickung verletzt werden kann. Wenig Aussicht auf Erfolg hat auch eine technisch einwandfrei durchgeführte Wiederherstellung des vorderen Kreuzbandes, wenn bei Kombinationsverletzungen auf eine Globalversorgung des Kniegelenkes verzichtet wird.

Von besonderem Interesse ist die CT bei postoperativ unbefriedigenden funktionellen Ergebnissen und auch im zunehmenden Maße zur Beurteilung der Sportfähigkeit nach operativen Eingriffen an den Kreuzbändern. Ein unauffälliger morphologischer CT-Befund läßt auf eine gute Einheilung und auf eine adäquate biomechanische Belastung des Kreuzbandes schließen. Als morphologisch intakt werten wir ein breites, glatt konturiertes und in seiner Dichte strukturhomogenes Band bzw. Transplantat. Eine mangelhafte Einheilung führt dagegen zur Degeneration mit Konturunregelmäßigkeiten und Verdünnungen im Bandverlauf.

Für die Beurteilung des Operationsergebnisses durch die CT wurde ein Klassifikationsschema eingeführt:

Typ 1. Morphologisch unauffälliges Band,
Typ 2. Geringgradige Verdünnung des Bandes,
Typ 3. Hochgradige Verdünnung des Bandes,
Typ 4. Kontinuitätsunterbrechung des Bandes.

Eigene Erfahrungen

Von 1981 bis 1982 haben wir 34 Patienten, die wegen frischen und veralteten vorderen Kreuzbandläsionen operiert wurden, computertomographisch nachuntersucht. Im Durchschnitt lag der operative Eingriff 11 Monate zurück. Folgende Operationsverfahren kamen zur Anwendung:

1. Transcondyläre Reinsertion,
2. Kreuzbandraffung mittels Durchflechtungsnähten,
3. Transposition des Kreuzbandes,
4. Freies Transplantat aus dem Lig. patellae.

Bandmorphologisch erzielten wir die besten Resultate mit dem freien Patellasehnentransplantat. Von 16 Patienten wiesen lediglich 4 Patienten Verdünnungen im Bandverlauf vom Typ 3 auf, der Rest verteilte sich auf die Typen 1 und 2. Weniger gut waren die Ergebnisse nach transcondylärer Reinsertion der Kreuzbänder. Zur Nachuntersuchung kamen 11 Patienten, von denen 7 eine hochgradige Bandhypoplasie aufwiesen. Klinisch relevante vordere Kreuzbandlongationen behandelten wir vor 1981 mittels Durchflechtungsnähten, danach vorwiegend durch Transposition des distalen Kreuzbandansatzes. Bei 5 Patienten mit Bandraffung ergab die Nachuntersuchung 2 mal Veränderungen vom Typ 2 und 3 mal vom Typ 3. Kontinuitätsunterbrechungen der Bänder konnten wir in unserem Krankengut bisher nicht beobachten (Abb. 1a, b).

Entsprechend diesen Ergebnissen war eine gewisse Korrelation zwischen der Bandmorphologie und dem klinischen Nachuntersuchungsbefund festzustellen. Es zeigte sich, daß beim freien Patellasehnentransplantat eine relativ hohe Rate guter klinischer Ergebnisse

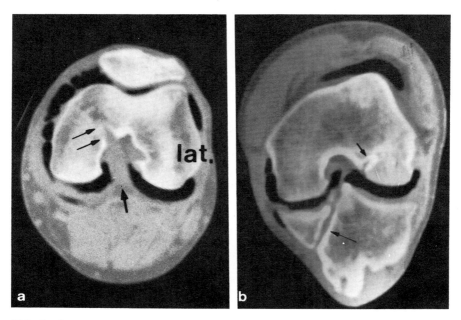

Abb. 1a, b

Tabelle 1. CT-Arthrographie und klinische Untersuchung. Nachkontrolle von Kreuzbandoperationen (n = 34)

Klinische Untersuchung Instabilität	CT-Arthrographie			
	Typ 1	Typ 2	Typ 3	Typ 4
Grad 0	4	3	1	–
Grad 1	6	5	3	–
Grad 2	–	2	4	–
Grad 3	–	–	6	–

erzielt wurden. Allerdings konnte auch festgestellt werden, daß trotz geringgradiger Verdünnung im Bandverlauf klinisch eine gute Kniegelenksstabilität bestehen kann. Aufgrund unserer Untersuchungen sind geringe Instabilitäten bandmorphologisch meist den Typen 1 und 2 zuzuordnen, während deutliche Instabilitäten immer von einer schweren Banddegeneration vom Typ 3 oder 4 begleitet werden. In Anlehnung an Hughston wurde für klinische Untersuchungen die Instabilität des Kniegelenkes in die Grade 0, 1, 2 und 3 unterteilt.

Schlußfolgerungen

Nach operativen Rekonstruktionen an den vorderen Kreuzbändern ermöglicht die CT eine morphologische Beurteilung der operierten Bänder. Mit ihr steht uns eine objektive Methode zur Verfügung, durch die Spätergebnisse verschiedener Operationsverfahren bewertet werden können. Als eine wichtige Aussage unserer Nachuntersuchungen betrachten wir den zweifelsohne bestehenden Zusammenhang zwischen einem guten funktionellen Ergebnis und dem morphologisch intakten operierten Kreuzband im CT.

Literatur

1. Archer CR, Yeager V (1978) Internal structures of the knee visualized by computed tomography. Comput Assist Tomogr 2:181-183
2. Pavlov H, Freiberger RH (1978) An easy method to demonstrate the cruciate ligaments by double contrast arthrography. Radiology 126:817-818
3. Reiser M, Rupp N, Karpf PM, Feuerbach St, Anacker H (1982) Evaluation of the cruciate ligaments by CT. Europ J Radiol 1:9-15
4. Reiser M, Rupp N, Karpf PM, Feuerbach St, Paar O (1982) Erfahrungen mit der CT-A der Kreuzbänder des Kniegelenkes. Fortschr Röntgenstr 137, 4:372-379

Dr. Othmar Paar, Institut für Sporttraumatologie, Connollystr. 32, D-8000 München 40

Die Knorpelläsion am oberen Sprunggelenk — Eine häufig verkannte Verletzung?

H. Zwipp und H.-J. Oestern

Unfallchirurgische Abteilung der Medizinischen Hochschule Hannover

„An acute awareness that they occur" — erinnert O'Donoghue [3] angesichts der hohen Dunkelziffer frischer Korpelverletzungen am oberen Sprunggelenk.

Unter der Fragestellung, ob es anamnestische, klinische und radiologische Hinweise gibt, die dieses seltene Krankheitsbild eher erkennen lassen, haben wir unser eigenes Krankengut analysiert.

Hefte zur Unfallheilkunde, Heft 165
Hrsg.: C. Burri/U. Heim/J. Poigenfürst
© Springer-Verlag Berlin Heidelberg 1983

Krankengut

1971 bis 1980 wurden in der Unfallchirurgischen Klinik der Medizinischen Hochschule Hannover 39 osteochondrale Frakturen des Talus behandelt, davon 32 operativ. Abbrüche des Proc. fibularis und posterior tali sowie Knorpelläsionen des oberen Sprunggelenkes (OSG) im Rahmen der Versorgung von Sprunggelenksluxations- und Pilonfrakturen sind in dieser Zahl nicht enthalten.

Als *typische Knorpelverletzung* des OSG fand sich die *sog. dome-fracture* – die osteochondrale Fraktur der Taluskante. Sie wurde 22 x bei insgesamt 636 frischen bzw. 84 chronischen fibularen Bandrupturen mitversorgt.

Anamnestisch ergab sich, daß 23 von 32 Patienten ein Supinations-, Adduktions-, Inversionstrauma in Kombination mit einer axialen Stauchungskomponente des OSG erlitten hatten: 14 beim Sport und/oder Sprung aus der Höhe, 9 im Rahmen eines Verkehrsunfalles als PKW-Auffahr- oder Zweiradunfall.

Klinisch bestand in allen Fällen eine erhebliche antero-laterale Rotationsschublade des Talus bei fibularer Kapselbandruptur ohne differentialdiagnostischen Hinweis für eine Knorpelläsion.

Radiologisch imponierten in allen Fällen ein Taluskippwinkel über 15° und ein Talusvorschub über 10 mm bei sonst mittleren Werten von 14,8° ± 6,9 und 7,5 mm ± 3,0, was auch *intraoperativ* einer kompletten Ruptur des Lig. fibulotalare anterius und fibulocalcaneare entsprach.

Die *Lokalisation* des frischen Taluskantenabbruches: 19 x antero-lateral, 3 x posteromedial. In den 10 chronischen Fällen bestanden 2 mediale Taluscysten, 3 laterale veraltete Kantenabbrüche bei chronischer Instabilität des OSG und 5 mediale Osteochondrosis dissecans-Herde bei fehlender Instabilität.

Der *Schweregrad* der Läsion wurde in Anlehnung an Berndt und Harty [1] sowie Bouretz [2] unterschieden:
1. Subchondrale Impaktion (n = 2),
2. Transchondrale Infraktion (n = 4),
3. Transchondrale Fraktur (n = 14),
4. Transchondrale Luxationsfraktur (n = 12).

Therapie

In den 22 Fällen einer frischen Verletzung wurde 2 x ein knapp 0,5 cm² großes osteochondrales Fragment reseziert, 6 x bei festem Sitz in situ belassen. In 14 Fällen wurde eine *anatomische Replantation* vorgenommen: 3 mal durch alleinige Fibrinklebung, 4 x durch Klebung und Spickung sowie 7 x durch alleinige Spickdraht- oder Kleinfragmentschraubenfixation.

In den 10 Fällen einer veralteten/chronischen Läsion wurde in allen Fällen das Fragment reseziert, die Taluscysten bzw. das Mausbett excochleiert und teils mit Pridie-Bohrungen angefrischt.

Ergebnisse

25 von 32 operierten Patienten konnten 1 bis 10 Jahre postoperativ kontrolliert werden: alle Patienten mit Knorpelläsionen des Stadiums I bis III zeigten eine folgenlose Verheilung und völlige Beschwerdefreiheit. Unter den 12 Fällen des Stadiums IV fanden sich 10 sehr gute bis gute Ergebnisse, 1 befriedigendes und 1 radiologisch schlechtes Ergebnis mit fortgeschrittener Arthrose im OSG bei vollständiger Einheilung des replantierten Fragmentes nach schwerer Fußluxationsverletzung (Abb. 1).

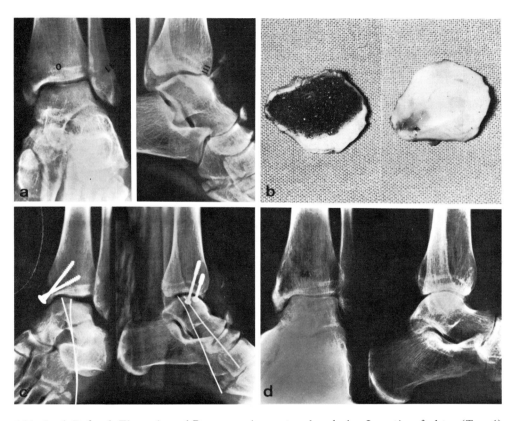

Abb. 1a-d. Befund, Therapie und Prognose einer osteochondralen Luxationsfraktur (Typ 4) der medialen Trochlea tali einer 19jähr. polytraumatisierten Patientin bei komplexer Luxation des Fußes im OSG und Talo-Naviculargelenk, Ruptur aller 3 fibularer Bänder, Fraktur des Innenknöchels, des Os naviculare und der Basis des 5. Mittelfußknochens. **a** Nach Reposition des Fußes ist ventrolateral das luxierte osteochondrale Fragment erkennbar, **b** 2 x 1,5 cm großes, nach lateral luxiertes Fragment, **c** intraop. Kontrolle nach anatomischer Replantation mit Fibrinklebung und Spickdrahtfixation, Innenknöchelverschraubung; vor fibularer Bandnaht, **d** Nach 14 Monaten trotz Einheilung des Fragmentes fortgeschrittene Arthrose bei klinischer Beschwerdefreiheit

Diskussion

Da im eigenen Krankengut von 636 frischen und 84 chronischen fibularen Bandrupturen Knorpelläsionen praktisch immer als osteochondrale und nicht als rein chondrale Verletzung beobachtbar wurden, sind Knorpelläsionen der Stadien I und II bei Distorsionen des OSG denkbar, d.h. in den Fällen, die keine Bandruptur, keine tangentiale Scherbelastung bei Subluxation des Talus erfahren und in der Regel konservativ behandelt werden. Da die Zerrung des OSG eine der häufigsten Verletzungen in der Traumatologie darstellt und potentielle Folgen wie die Taluscyste nach subchondraler Impaktion oder die Osteochondrosis dissecans nach Infraktion nur sehr selten gesehen werden, muß die Prognose dieser Verletzungsstadien als günstig angenommen werden.

Prognostisch bedeutsam ist nach den eigenen Erfahrungen nicht nur der radiologisch definierbare Schweregrad der Knorpelläsion sondern vielmehr das dem Verletzungsmuster entsprechende direkte Weichteil- und Gelenktrauma (Abb. 1).

Schlußfolgerungen und Erfahrungen

1. Für die Knorpelläsion am OSG kann die Anamnese mit Angabe eines Supinationstraumas bei zusätzlicher axialer Stauchungskomponente wegweisend sein.
2. Klinisch-radiologisch kann die erhebliche Rotationsinstabilität des Talus Hinweis für die Schwere der Gelenkverletzung und die potentielle Knorpelläsion sein.
3. Als *operativ-technische Vorteile* können gelten:
   a) die subchondrale Versenkung der Spickdrähte, die jenseits des Talus ausgeleitet und später in Lokalanästhesie entfernt werden können.
   b) Das Vorbohren des Schraubengewindes bei notwendiger Innenknöchelosteotomie sowie die subtotale Osteotomie des Innenknöchels mit Brechen der medialen Corticalis zur Erleichterung der anatomischen Reposition des Innenknöchels.

Literatur

1. Berndt AL, Harty M (1959) Transchondral fractures of the talus. J Bone Joint Surg 41-A:988
2. Bouretz JC (1975) Entorses récentes du ligament latéral externe. Rev Chir Orthop [Suppl] 61:11, 128
3. O'Donoghue DH (1970) Treatment of injuries to athletes. Saunders, Philadelphia London Toronto

Dr. H. Zwipp, Unfallchirurgische Abteilung der Medizinischen Hochschule Hannover, Konstanty-Gutschow-Straße 8, D-3000 Hannover 61

Erfahrungen mit dem Gewegungsgips in der Nachbehandlung frischer Kniebinnenverletzungen

M.A. Gunst, K. Balmer und Th. Rüedi

Chirurgische Klinik, Kantonsspital Chur

Die frühzeitige operative Versorgung der frischen Kniebandläsionen ist heute ein allgemein anerkanntes therapeutisches Konzept [1]. Bezüglich der Nachbehandlung besteht weiterhin Uneinigkeit. Die Ruhigstellung im Oberschenkelliegegips wird allgemein, zur Sicherung der Bandnähte und deren Heilung, als notwendig erachtet. Wenn auch der Nutzen dieser Maßnahme für die Heilung weder klinisch noch experimentell gesichert ist, so scheint sie doch dem Bedürfnis, die rekonstruierten Bänder vor Überlastung zu schützen, nachzukommen. Die Nachteile, die sich aus dieser Ruhigstellungsphase für die spätere Gelenksfunktion ergeben, sind mannigfaltig. Neben der Muskelathropie im Oberschenkel entstehen durch die Ruhigstellung vor allem Knorpelschäden in den tragenden Gelenkanteilen, die eine Früharthrose begünstigen [2]. Zudem führt die Immobilisation zur Kapselschrumpfung und Verklebung im Gelenk, die nur in mühsamer und langwieriger physiotherapeutischer Behandlung überwunden werden können.

Experimentelle Untersuchungen haben gezeigt, daß die Seiten- und Kreuzbänder in einem bestimmten Bewegungsbereich kaum unter Spannung stehen [3] und daß sich die kollagenen Fasern in heilenden Bändern unter funktionellem Streß in Zugrichtung ausrichten [4]. Damit dürften die entstehenden Narben auch größere Zugfestigkeit aufweisen. Auf Grund dieser Untersuchungen haben Burri et al. eine funktionelle Nachbehandlung mit einem beweglichen Gipsverband vorgeschlagen [5]. Das Prinzip dieses Verbandes erlaubt eine limitierte Beweglichkeit um eine Flexions-/Extensionsachse, unter weitgehender Blockierung von Rotations- und Valgisations/Varisationsbewegungen.

Im Nachfolgenden sollen unsere Erfahrungen mit dem Bewegungsgips in der Nachbehandlung der frischen Knieverletzungen dargestellt werden.

In den Jahren 1981/1982 wurde bei den meisten Patienten mit frischer komplexer Knieverletzung ein Bewegungsgips zur Nachbehandlung verwendet. Die operative Versorgung bestand in direkter primärer Naht und Refixation der rupturierten und überdehnten Bänder. Auf eine primäre Bandplastik oder plastische Verstärkung wurde bei diesen Rekonstruktionen verzichtet.

Die unmittelbar postoperative Behandlung umfaßte physiotherapeutisch unterstützte Flexionsübungen mit einem Bewegungsumfang zwischen 0-20-60° und Quadricepstraining, die Lagerung erfolgte auf einer dorsalen Gipsschiene in 30° Beugung. Nach gesicherter Wundheilung wurde der Bewegungsgips angelegt, der Bewegungsumfang beträgt auch hier 0-20-60°. Die Belastung wurde entsprechend den Begleitverletzungen sukcessive über 4 Wochen freigegeben.

Der Bewegungsgips wurde anfänglich (1981) während 6 Wochen und später (1982) bis zu 8 Wochen belassen. Anschließend wurde unter intensiver physiotherapeutischer Anleitung die volle Extension und die Beugung, deutlich über 90°, angestrebt. Bei einigen Patienten wurde in dieser Phase zusätzlich eine flexible Schiene (Römerschiene) verwendet.

Hefte zur Unfallheilkunde, Heft 165
Hrsg.: C. Burri/U. Heim/J. Poigenfürst
© Springer-Verlag Berlin Heidelberg 1983

Die Nachkontrolle umfaßt lediglich reine Kniebandläsionen; Patienten mit ossären Band-
ausrissen (Eminentia intercondylica) sind nicht berücksichtigt.

66 Patienten wurden 4-8 Monate nach der primären Versorgung mittels Fragebogen über
ihre Erfahrungen mit dem Bewegungsgips befragt. 51 dieser Patienten konnten auch klinisch
nachuntersucht werden.

Wenn auch der Bewegungsgips von den meisten Patienten als angenehme Form der äußeren Fixation bewertet wurde, so hatte doch rund die Hälfte der Patienten über Schwierigkeiten mit der beweglichen Gipshülse geklagt. Zeitweilige Schmerzen und auch Druckstellen
sowie mechanische Mängel wurden am häufigsten angeführt. Zum Zeitpunkt der Nachuntersuchung fühlen sie 85% der Patienten im täglichen Leben gar nicht (19 Patienten) oder nur
geringfügig (33 Patienten) beeinträchtigt. Diese Angaben lassen sich in der schmerzfreien
Gehstrecke objektivieren, indem lediglich bei 18% der Patienten die schmerzfreie Gehstrecke
weniger als 1000 m beträgt. Die Beeinträchtigung im täglichen Leben wird zwar als geringfügig eingestuft, doch beschreiben 50% der Patienten eine beträchtliche Schmerzhaftigkeit
nach größeren Anstrengungen. Die Schwellungsneigung nach größeren Anstrengungen ist
nochmals deutlich geringer (1/4 der Patienten), so daß diese Schmerzen vor allem auch mus-
culär bedingt sein dürften.

Die funktionelle Nachbehandlung hat diese Schwellungsneigung günstig beeinflußt, bei
der Hälfte der Patienten besteht keine Knieumfangsdifferenz und nur bei vereinzelten Patienten kann eine deutliche Kapselverdickung als Ausdruck einer Reizsynoviitis festgestellt
werden. Die Teilbeweglichkeit im Bewegungsgips hat auch dem Muskelschwund im Oberschenkel vorteilhaft entgegengewirkt. Bei der Hälfte der Patienten wurden seitengleiche
Oberschenkelumfänge gemessen und bei weiteren 25% der Patienten bestand eine Differenz
von bis zu 2 cm.

Die Mobilisation der Kniegelenke nach Gipsentfernung gestaltete sich meist unkompli-
ziert und 3/4 der Patienten hatten bei der Untersuchung seitengleiche Flexions- und Exten-
sionswerte. Zwei Patienten hatten einen deutlichen Extensionsausfall von mehr als 10 Grad
und ein Patient zeigte eine Überstreckbarkeit im Sinne eines Genu recurvatum bei ungenügend versorgter Läsion der hinteren Kapsel. Bei 11 Patienten bestand eine deutliche Behinderung der aktiven Flexion über 90 Grad; meist lag ein federnder Widerstand vor, der durch
physiotherapeutische Maßnahme gebessert werden konnte. Die Bedeutung der intensiven
physiotherapeutischen Nachbehandlung zur Vermeidung dieser Bewegungsdefizite kann
nicht genügend betont werden.

Bei der klinischen Untersuchung bezüglich Stabilität konnte bei mehr als der Hälfte der
Patienten keine Seitendifferenz ausgemacht werden. Bei einem weiteren 1/4 der Patienten
bestanden geringgradige Instabilitäten von + (3 bis 5 mm pathologische Beweglichkeit) wobei vor allem Valgusinstabilitäten und vordere Rotationsinstabilitäten (anterior-medial und
anterior-lateral) gefunden wurden. Bei 7 Patienten mußten deutliche Instabilitäten (++)
meist im Sinne von Komplexinstabilitäten festgestellt werden. Die relativ große Zahl von
Patienten mit Restinstabilitäten wirft die Frage auf, ob die Bandnähte durch den Bewegungsgips nicht überlastet wurden. Eine Gleitrollbewegung, wie sie physiologischerweise im Kniegelenk abläuft, ist bei fixierter Flexionsachse (Scharniere) nicht möglich, abnorme Bewe-
gungsausschläge und Belastungen der Bänder wären denkbar.

Andererseits zeigt die Analyse der Restinstabilitäten, daß diese durchaus auch ungenügender oder unvollständiger Rekonstruktion der lädierten Strukturen zugeschrieben werden
könnten. Die konsequente präoperative Diagnostik durch mehrmalige Untersuchung sowohl

am wachen wie auch relaxierten Patienten und die sorgfältige Revision des gesamten Kapsel-bandapparates intraoperativ mit entsprechender Rekonstruktion sollte eine Klärung dieser Frage ermöglichen.

Literatur

1. O'Donoghue DH (1950) Surgical treatment of fresh injuries to the major ligaments of knee. J Bone Joint Surg 32:721
2. Langenskjöld A (1979) Osteoarthritis of the knee in the rabbit produced by immobilisa-tion. Acta Orthop Scand 50:1
3. Pässler H et al (1972) Funktionelle Behandlung nach Bandnaht- und -plastik am Kniege-lenk. Langenbecks Arch Chir [Suppl Chir Forum] 112:51
4. Burri et al (1974) Functional postop. care after reconstruction of knee ligaments. In: Ingwersen OS The Knee Joint. Excerpta Medica, Amsterdam New York
5. Helbling G, Burri C (1976) Ergebnisse nach Bandnähten und -plastiken am Kniegelenk unter funktioneller Behandlung. Unfallheilkunde 79:55

Dr. M.A. Gunst, Chirurgische Klinik, Kantonsspital, CH-7000 Chur

Die Riße der Membrana interossea bei Malleolarfrakturen. Ihre Bedeutung für Klassifikation und Operationstechnik

U. Heim

Chirurgische Abteilung des Kreuzspitals, Chur

Die operative Behandlung der dislocierten und instabilen Malleolarfrakturen hat sich welt-weit durchgesetzt. Nach der Einteilung von Danis-Weber [5] entscheidet die Höhe der Fibu-lafraktur über den Schweregrad der osteo-ligamentären Verletzungen. Am gravierendsten ist die hohe bzw. subcapitale Fibulafraktur, 1840 von Maisonneuve [3] experimentell hergestellt und nach ihm benannt. Sie ist obligat begleitet von vollständigen Rissen der tibio-fibularen Bänder, einer medialen Läsion (Fraktur oder Bandriß) sowie einem totalen Riß der Mem-brana interossea. Bei den distaler lokalisierten Frakturen gilt die Auffassung, daß ein allfäl-liger Riß der Membrana interossea auf Frakturhöhe ende. Nun hatten wir wiederholt beob-achtet, daß das nicht immer zutrifft [1]. Um der Frage systematisch nachzugehen, waren experimentelle Grundlagen und ein größeres, absolut homogenes Krankengut erforderlich.

Hefte zur Unfallheilkunde, Heft 165
Hrsg.: C. Burri/U. Heim/J. Poigenfürst
© Springer-Verlag Berlin Heidelberg 1983

Experimentelle Untersuchungen

Der Anteil der Membrana interossea an der Stabilität der Malleolargabel wurde an 24 frischen Leichenbeinen untersucht [4][1]. Nach Präparierung der Bänder und der Membran bis zum Fibulaköpfchen wurde eine mit graduiertem Meßzylinder versehene Distraktionszange an stets gleicher Stelle interossär eingesetzt. Die einzelnen Bänder wurden in konstanter Reihenfolge durchtrennt. Die Zunahme der tibio-fibularen Diastase wurde bei Druckwerten von 5 und 10 kp gemessen. Bei höherem Druck nimmt die Diastase praktisch nicht mehr zu. Es zeigte sich, daß die Durchtrennung der Ligg. tibio-fibulare ant. und post. nur eine geringe Gabelspreizung verursachten (je 13%), diejenige des Lig. deltoideum ungefähr das Doppelte. Der Hauptanteil an der gesamten Diastase erbrachte die zuletzt durchtrennte Membrana interossea mit einem Durchschnitt von 56%. Damit konnten frühere, weniger präzise Untersuchungen ergänzt werden [Lit. bei 4]. Die Membrana interossea als proximal gelegener Stabilisator der tibio-fibularen Gabel kommt dabei ganz in den Vordergrund.

Operative Befunde

Vom 1.1.1972 bis zum 31.12.1979 wurden bei allen, vom Autor *persönlich* ausgeführten Osteosynthesen wegen Malleolarfraktur die distale Membrana interossea durch einen etwas nach proximal erweiterten Zugang dargestellt. Unter Ausschluß von 14 klassischen Maisonneuve-Frakturen handelte es sich um 222 Operationen. Bei 71 derselben (31%) war die Membrana interossea über die Frakturhöhe hinaus nach proximal aufgerissen. Es waren darunter 2 Frakturen vom Typus A, 6 Mischformen zwischen A und B, 37 typische B-Frakturen und 7 Mischformen vom Typus B-C. Der Membranriß findet sich immer am tibialen Periost und geht nicht in die Fibulafraktur über. In diesen Fällen ist auch der Anteil an medialen Läsionen (Fraktur des Mall. int. bzw. Bandriß) doppelt so hoch wie bei Frakturen gleicher Lokalisation, aber ohne Membranriß (s. Exp. Teil).

Auf dem Röntgenbild deutete nichts darauf hin, daß ein Riß der Membrana interossea vorliegen könnte. Die dadurch hervorgerufene tibio-fibulare Instabilität wurde durch Einsetzen der Distraktionszange überprüft (in einer späteren Serie durch Druckmessungen mit eingebautem Meßzylinder ergänzt). Damit erhielt man auch Einblick auf das gerissene hintere Syndesmosenband oder ein bestehendes postero-laterales Kantendreieck. Nicht in allen Fällen war die Instabilität so massiv wie bei einer Maisonneuve-Fraktur (Teilrisse). Es geht aber aus dieser Feststellung deutlich hervor, daß kein Zusammenhang zwischen Membranriß (bzw. Instabilität in der Gabel) und Frakturhöhe an der Fibula besteht. Man muß sich fragen, ob in diesen Fällen das Trauma nicht in zwei Etappen abläuft, wie es Maisonneuve 1840 in seinen Leichenexperimenten beschrieb. Danach kam es zuerst zum Band- bzw. Membranriß und erst nachträglich zur Fraktur der Fibula. Neuere Beobachtungen über Syndesmosen- und Membranrisse ohne Fraktur weisen in diese Richtung.

Diese Feststellungen haben operativ technische Konsequenzen: Ist die Mambran intakt, so genügt die Fibulaosteosynthese zur elastischen Fixierung des Knöchels in der Incisur. Die proximal gespannte Membran zwingt ihn in die richtige Lage (Abb. 1). Die Naht des

---

1 Wir danken Herrn Prof. Dr. med. G. Müller, Chefarzt des pathologischen Instituts des Kantonsspitals Chur, für die Gelegenheit zur Durchführung dieser Untersuchungen

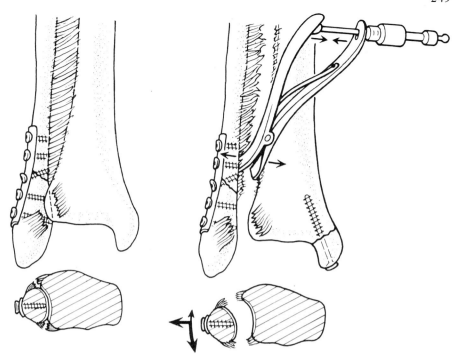

Abb. 1. Die unterschiedliche Stabilität der Gabel nach Osteosynthese einer Malleolarfraktur vom distalen Typus C in Abhängigkeit eines bestehenden Risses der Membrana interossea (eingesetzte Distraktionszange). Im Querschnitt einerseits die in die Incisur anatomisch ein-gepaßte Fibula, rechts die Diastase und Schubladenbewegung, vorwiegend nach dorsal

vorderen Syndesmosenbandes dient lediglich der Adaptierung der Fasern. Besteht hingegen ein Membranriß, so bleibt die distale Fibula trotz Osteosynthese instabil (Diastase oder Schubladenbewegung, vorwiegend nach dorsal) (Abb. 1). Die Bandnaht wird nun mechanisch beansprucht. Sie muß daher durch transossäre Stütznaht oder suprasyndesmale Stellschraube abgesichert werden [2]. Und da es schwierig sein kann, die genaue Position der Fibula in der ausgemuldeten Incisur zu ermitteln, sind in diesen Fällen technische Fehlleistungen möglich. Man wird hier auch mit Vorteil den medialen Bandriß durch Naht versorgen, um die Stabilität der gesamten Rekonstruktion zu verbessern, ein Vorgehen, das sich sonst als überflüssig herausgestellt hat. Die Reinsertion der gerissenen Membran am Tibiaperiost ist nur distal möglich und ohne mechanischen Effekt. Wir haben sie schon lange wieder aufgegeben.

Aus diesen Gründen hat der Riß der Membrana interossea bei Malleolarfraktur auch eine prognostische Bedeutung und sollte in der Klassifikation berücksichtigt werden. Denn er kann je nach Ausdehnung eine einfache Fibulafraktur sozusagen zu einer Maisonneuve-Läsion aufwerten.

Zusammenfassend stellen wir fest, daß Risse der Membrana interossea bei *allen* Formen von Malleolarfrakturen möglich sind, ohne topografische Bedeutung zu diesen stehen und die Gabel zusätzlich destabilisieren. Vielleicht findet sich hier einer der Gründe, weshalb auch heute noch − trotz korrekter Osteosynthese − Spätarthrosen nicht selten sind.

Literatur

1. Heim U (1973) Indications et techniques des sutures ligamentaires dans les fractures malleolaires. Rev Chir Orthop [Suppl] 59:271
2. Heim U, Pfeiffer KM (1981) Periphere Osteosynthesen, 2. Aufl. Springer, Berlin Heidelberg New York
3. Maisonneuve JG (1840) Recherches sur la fracture du péroné. Arch Gén Méd Sér 3:165
4. Schmid-Giovanoli Cl (1980) Die Zerreissung der Membrana interossea bei Malleolarfrakturen, ihr Vorkommen und ihre biomechanische Bedeutung. Inauguraldissertation, Zürich
5. Weber BG (1972) Die Verletzungen des oberen Sprunggelenkes. 2. Aufl. Huber, Bern Stuttgart Wien

Priv.-Doz. Dr. U. Heim, Thunstraße 106, CH-3074 Muri-Bern (bis 1.8.1981 Chefarzt der chirurgischen Abteilung des Kreuzspitals Chur)

Zur Behandlung von Beckenringfrakturen

P. Regazzoni, P. Holzach, A. von Hochstetter und F. Harder

Department für Chirurgie der Universität Basel (Prof. Dr. M. Allgöwer)

Die Beckenringverletzungen werden sehr uneinheitlich eingeteilt. Klinisch entscheidend ist das Ausmaß der Instabilität im hinteren Beckenringanteil. Dementsprechend unterscheidet Poigenfürst [3] vier Schweregrade:

Grad I: Trotz Bandverletzung keine Instabilität im dorsalen Beckenabschnitt.

Grad II: Drehbarkeit einer oder beider Beckenhälften um eine longitudinale Achse dorsal ohne abnorme Verschieblichkeit.

Grad III: Zusätzlich abnorme Verschieblichkeit in der Frontalebene.

Grad IV: Zusätzliche abnorme Verschieblichkeit in der Körperlängsrichtung.

Für eine vollständige Diagnose dieser Verletzungen muß die Mechanik des gesamten Beckenringes berücksichtigt werden. So müssen bei Dislokation einer Beckenhälfte in Körperlängsachse (vollständige Beckenring-Instabilität, Grad IV) folgende anatomische Strukturen gleichzeitig verletzt sein:

1. Vorderer Beckenring (— Symphysensprengung oder
   — Fraktur beider Schambeinäste)

2. Hinterer Beckenring (— Luxation des ISG oder
   — Fraktur der massa lateralis sacri
   — (Beckenschaufelfraktur)

3. Vordere *und* hintere ligamenta sacro-iliaca (Abb. 1).

In der Behandlung der *Symphysensprengung* hat sich die Osteosynthese mit einer 2-Loch-Halbrohrplatte bewährt [1]. Die Operationsindikation stellen wir wegen guter Spätresultate großzügig. Die Vorteile der Operation sind: rasche Mobilisation, einfachere Pflege der meist polytraumatisierten Patienten und die kürzere Hospitalisationszeit.

Hefte zur Unfallheilkunde, Heft 165
Hrsg.: C. Burri/U. Heim/J. Poigenfürst
© Springer-Verlag Berlin Heidelberg 1983

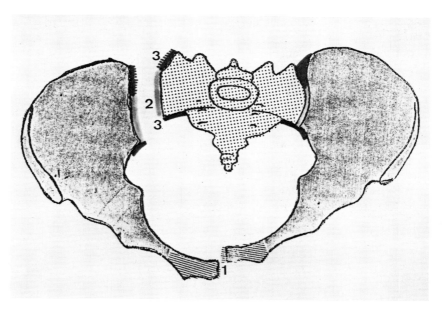

Abb. 1. Legende s. Text

Der Eingriff ist technisch einfach und läßt sich gut mit der notfallmäßigen Versorgung verletzter Bauchorgane kombinieren. In solchen Fällen bevorzugen wir die mediane Längsincision. Liegt eine isolierte Symphysenverletzung vor, so ist auch eine horizontale Incision ein QF über der Symphyse möglich. Nach Durchtrennung der Rectusscheide und Auseinanderdrängen der Mm. pyramidales, die häufig zerrissen sind, können die beiden Schambeine mit zwei Einzinkerhaken reponiert werden. Die Fixation erfolgt mit einer 2-Loch-Halbrohrplatte, die sich ideal der Knochenoberfläche anpaßt. Die optimale Lage der Platte ist dorsal der Insertion des M. rectus abdominis. Die beiden Spongiosaschrauben mit durchgehendem Gewinde müssen solide im unteren Schambeinast verankert sein. Beim Verschluß wird die Muskelloge genau rekonstruiert. Nach Plattenosteosynthese einer Symphysensprengung wird das Implantat praktisch nur auf Zug beansprucht. Aus diesem Grunde ist eine 2-Loch-Platte ausreichend. Längere Implantate sind unnötig. Sie bedingen nur eine ausgedehntere Freilegung, ohne bei Instabilität Grad IV eine Dislokation im dorsalen Ringanteil verhindern zu können. Bei offenen Symphysensprengungen und Begleitverletzungen des Rectums, die ein Colostoma verlangen, kann der Fixateur externe vorteilhaft sein.

In der Notfallsituation ist die Stabilisation des vorderen Beckenringes meist ausreichend. Bei Instabilitäten der Grade II und III sind dann selten weitere operative Maßnahmen erforderlich.

Liegt primär eine starke dorsale Dislokation in der Körperlängsrichtung vor (Instabilität Grad IV), oder wird eine solche bei einer frühzeitigen Röntgenkontrolle entdeckt, so ist eine Stabilisation auch am hinteren Ring erforderlich.

Die konservative Behandlung in der Beckenschwebe mit ein- oder beidseitiger Längsextension am Bein ist zeitlich sehr aufwendig, für den Patienten beschwerlich und sie behindert sowohl Pflege als auch funktionelle Nachbehandlung der meist polytraumatisierten Patienten. Der äußere Spanner ist beim Instabilitätsgrad IV ungenügend. Aus diesem Grunde ist bei starker Dislokation eine *direkte Verschraubung des ISG bzw. der massa lateralis des Sacrums* anzustreben.

Der Patient liegt in Seitenlage. Hautschnitt entlang der crista iliaca. Ablösen der fascia thoracolumbalis und des M. erector spinae. Palpation der *Orientierungsmarken*: foramen sacrale I und massa lateralis S 1 bzw. lig. ilio-lumbale.

Ablösen des Mm. glutaeus maximus und medius, Darstellung der crista glutaea superior. *Orientierungsmarken*: crista iliaca und die palpable incisura ischiadica.

Reposition der Fraktur oder Luxation. Einbringen von zwei Spongiosaschrauben, etwa 2,5 cm lateral der crista glutaea, ca. in der Mitte zwischen crista iliaca und incisura ischiadica, sicher cranial vom foramen sacrale 1 und caudal vom lig. ilio-lumbale bzw. massa lateralis S 1 (Planung an Hand von CT-Bild).

Mit dieser Technik konnten wir bei fünf Patienten das ISG bzw. die massa lateralis sacri stabil und ohne Nervenläsion verschrauben.

Literatur

1. Holzach P, Regazzoni P, Neff U, Harder F (1981) Die Behandlung der Symphysensprengung. Helv Chir Acta 48:71-75
2. Müller-Färber J, Müller KH (1978) Stabile und instabile Beckenringfrakturen. Arch Orthop Traumat Surg 93:29
3. Poigenfürst J (1979) Beckenringbrüche und ihre Behandlung. Unfallheilkunde 82:309-319
4. Regazzoni P, Harder F, von Hochstetter A, Nidegger A, Allgöwer M (im Druck) Verschraubung des Ilio-Sacralgelenkes bei instabilen Beckenringfrakturen. Helv Chir Acta

P. Regazzoni, Department für Chirurgie der Universität Basel, Kantonsspital, CH-4004 Basel

Zur Knochenbruchbehandlung bei renaler Osteopathie und chronischer Hämodialyse

H.R. Siebert, P. Konold und A. Pannike

Unfallchirurgische Universitätsklinik Frankfurt a.M. (Leiter: Prof. Dr. A. Pannike)

Die Verbesserung der Langzeitdialyse und die damit deutlich erhöhte Überlebenszeit der Patienten mit chronischer Niereninsuffizienz haben bewirkt, daß in zunehmender Zahl Frakturen zur Behandlung kommen, deren Entstehung durch eine nephrogene Osteopathie begünstigt wurde ober bei denen zusätzlich eine systemische Veränderung des Skeletts in Form einer renalen Osteopathie besteht.

Hefte zur Unfallheilkunde, Heft 165
Hrsg.: C. Burri/U. Heim/J. Poigenfürst
© Springer-Verlag Berlin Heidelberg 1983

Die renale Osteopathie tritt als überwiegend osteoclastische (sekundärer Hyperparathyreoidismus) oder osteomalacische Veränderung (Calciumabsorptionsstörung bei nephrogener Vitamin-D-Stoffwechselveränderung) in Erscheinung.

In letzter Zeit wird noch eine dialysebedingte Osteopenie (Aluminiumverunreinigung des Dialysats) beschrieben (Parkinson). Diese aufgrund laborchemischer und histomorphologischer Befunde vorgenommene Differenzierung der renalen Osteopathie ermöglicht gezielte Behandlungsmaßnahmen (Substitution von Vitamin-D-Metaboliten, Parathyreoidektomie). Während im Schrifttum über die Häufigkeit der Koincidenz von Frakturen bei renaler Osteopathie berichtet wird (Parkinson), fehlen Angaben zur Knochenbruchbehandlung und Frakturheilung bei diesen metabolischen Knochenerkrankungen nahezu vollständig (Kyd). In einer retrospektiven Studie wurden im eigenen Krankengut Frakturheilungsverlauf und Behandlungsmaßnahmen bei chronisch dialysierten Patienten unter Berücksichtigung des individuellen klinischen und morphologischen Bildes der renalen Osteopathie untersucht. Bei 26 Patienten mit Frakturen der Gliedmaßen wurde in 15 Fällen die operative Versorgung der Fraktur erforderlich. Der jüngste Patient war 11 Jahre, der älteste 70 Jahre (Durchschnittsalter: 46 Jahre). In 2 Fällen handelte es sich um eine sogenannte Spontanfraktur[1]. In Tabelle 1 wird summarisch das Krankengut, die Komplikationen sowie die Art der renalen Osteopathie dargestellt. Bei konservativ behandelten Frakturen der oberen Extremität fand sich bei 4 Patienten eine verzögerte Frakturheilung, bei einer Patientin mit einer distalen Radiusfraktur und Ausbildung einer Pseudarthrose bei ausgeprägter osteomalacischer Veränderung des Knochengewebes zeigte auch eine homologe Spongiosaplastik bei röntgenol. Verlaufsbeobachtungen keine knöcherne Einheilung; bei 2 Patienten mit proximaler Ulnafraktur, die konservativ behandelt wurden, trat eine verzögerte Heilung ein, die nach Plattenosteosynthese zur Ausheilung kam. Auffallend ist, daß bei allen diesen Patienten die histol. Untersuchung einer Beckenkammbiopsie ausgeprägte osteomalcische Veränderungen zusammen mit Zeichen der Fibroosteoclasie zeigte.

Nahezu alle Frakturen der unteren Extremität wurden durch eine Osteosynthese versorgt. Allgemeine Komplikationen traten bei keinem dieser Patienten auf. Wundheilungsstörungen als Folge eines ausgeprägten Wundhämatoms wurden in 3 Fällen beobachtet. Eine postop. Infektion konnte bislang in keinem Fall beobachtet werden.

Tabelle 1

| Frakturzahl n = | | Komplikationen | | histol. Knochenbefund n = 26 | | |
		Wundheilungs-störung	verzög. Heilung	Osteomalacie	sec. SHP	Mischformen
ob. Extr.:						
kons.	9	∅	4	4	2	4
op.	5	1	1	1	∅	2
unt. Extr.:						
kons.	2	∅	1	∅	1	1
op.	16	3	∅	3	2	6
Pat. n = 26	32	4	6	8	5	13

1 2 Patienten erlitten Mehrfachverletzungen

Aufgrund der bisherigen Erfahrung in der Knochenbruchbehandlung bei nephrogener Osteopathie und chronischer Hämodialyse werden die nachstehenden Punkte für beachtenswert gehalten:

1. Art und Ausmaß der renalen Osteopathie (Osteomalacie und/oder sekundärer Hyperparathyreoidismus) müssen bei der Verfahrenswahl zur Frakturversorgung Berücksichtigung finden.
2. Die dialysebedingte postop. Nachblutung ist eine ernste Komplikation, die sorgfältig zu beachten und ggf. rechtzeitig zu beseitigen ist, um eine Superinfektion zu vermeiden.
3. Für die Frakturbehandlung ist, wenn immer möglich, ein Vorgehen zu wählen, bei dem auf längere Entlastung und Immobilisierung verzichtet werden kann, damit die zusätzliche Störung des Knochenstoffwechsels – Calciumverarmung des Skeletts – in Grenzen gehalten werden kann.
4. Eine prophylaktische systemische Antibioticagabe bei der operativen Frakturbehandlung halten wir auch bei diesem Patientengut nicht für angezeigt.

Literatur

1. Parkinson JS et al (1979) Fracturing Dialysis Osteodystrophie and Dialysis Encephalopathy. Lancet I:406-409
2. Kyd RJ (1979) Bone and Joint Complications of Maint Enance Haemodialysis and Renal Transplantation. New Zealand Med J 89:4-7

Priv.-Doz. Dr. H.R. Siebert, Unfallchirurgische Universitätsklinik Ffm., Theodor-Stern-Kai 7, D-6000 Frankfurt

Die intraoperative Autotransfusion –
Erfahrungen mit dem Haemonetics-Cell Saver

D. Schaaf, A. Rüter und H. Weber

Klinik für Unfall- und Wiederherstellungschirurgie, Krankenhauszweckverband Augsburg

Bei der intraoperativen Autotransfusion wird autologes Blut aus dem Operationsfeld oder Wundgebiet abgesaugt und dem Patienten reinfundiert. Hauptziel dieses Verfahrens ist es, den Bedarf an Fremdkonserven zu senken. Dadurch werden die Risiken einer homologen Bluttransfusion gemindert.

Früher benutzte man für die Blutrückgewinnung aus den Körperhöhlen nur einfache Hilfsmittel wie Schöpfkelle, sterile Filtertücher, Glasbehälter zur Aufbewahrung usw. Heute stehen uns moderne Autotransfusionspumpen zur Verfügung. Das modernste und technisch

Hefte zur Unfallheilkunde, Heft 165
Hrsg.: C. Burri/U. Heim/J. Poigenfürst
© Springer-Verlag Berlin Heidelberg 1983

aufwendigste, jedoch auch teuerste Gerät zur maschinellen Autotransfusion (MAT) ist zweifellos der Haemonetics-Cell Saver.

Aufgrund der bisherigen Erfahrungen werden die Indikationen für den Einsatz der maschinellen Autotransfusion immer großzügiger gestellt. Einen Überblick über die Einsatzmöglichkeiten soll die folgende Zusammenstellung vermitteln:

1. Notfalleingriffe mit akuten, massiven Blutungen.
2. Intraoperative Blutungskomplikationen.
3. Elektiveingriffe mit voraussichtlich großem Blutverlust.
4. Seltene Blutgruppen und Mangel an Konservenblut.
5. Transfusionsverweigerung aus Glaubensgründen.
6. Postoperative Nachblutungen.
   Hierbei wird das in sterilen Redonflaschen gewonnene Blut nach Passage des Cell Savers dem Patienten zurückgegeben.

An unserer Klinik bei 460 chirurgischen Betten befindet sich der Hämonetics-Cell Saver seit Mai 1979 im klinischen Einsatz. Inzwischen konnte dieses Verfahren bei 240 Patienten angewendet werden. Das sind durchschnittlich 1,3 Einsätze pro Woche.

Es handelt sich bei unserem Patientenkollektiv um 166 Männer und 74 Frauen. Das Durchschnittsalter lag bei 43,5 Jahren. Der jüngste Patient war 6 Jahre, der älteste 91 Jahre alt. Mit 50,9% am häufigsten wurde der Cell Saver in der Traumatologie und wiederherstellenden Chirurgie benutzt. Hierbei entfielen 42,7% auf akute Notfalloperationen und 57,3% auf Elektiveingriffe. Durchschnittlich konnten 54,3% des Transfusionsbedarfs durch Eigenblut gedeckt werden. Einen besonderen Erfolg sahen wir darin, daß in 25,5% der Fälle kein Fremdblut benötigt wurde. Allerdings war dies nur dann möglich, wenn der tatsächliche Blutverlust nicht mehr als 2 l betrug.

Von überragender Bedeutung war der Einsatz des Cell Savers bei 3 Patienten mit Polytrauma III. Grades. Bei zwei von ihnen lag eine seltene Blutgruppe vor. Bei allen konnte Fremdblut in ausreichender Menge nicht rechtzeitig beschafft werden. Somit verdanken sie dieser Methode ihr Leben.

Die herkömmlichen Autotransfusionssysteme machen eine dauernde Anticoagulation erforderlich. Bei Unfallverletzten mit Schädelhirntraumen ist wegen der Gefahr einer induzierten intracraniellen Blutung von einem Einsatz dieser Geräte abzuraten. Demgegenüber findet beim Cell Saver durch den Waschvorgang eine Separation des Heparins statt. Daraus resultiert der große Vorteil, daß seine Anwendung auch in solchen Fällen mit SHT durchaus angezeigt ist.

Übereinstimmung besteht über die Effektivität der MAT bei lebensgefährlichen Verletzungen mit massiven Blutungen. Recht unterschiedlich jedoch sind die Ansichten darüber, ob ein Einsatz auch bei sog. mittleren Blutungen mit Verlusten von 1-2 l sinnvoll ist oder nicht. Immerhin betragen die Kosten für die steril verpackten Einweg-Verbrauchsmaterialien für den Cell Saver derzeit etwa 300,– DM. Dahingegen muß neben der Einsparung durch Verringerung der Fremdkonserven auf die Gefahren hingewiesen werden, die bei homologen Transfusionen bestehen. So steigt z.B. das Risiko der Hepatitisübertragung mit jeder Konserve. Bei Abwägung der Fakten glauben wir, daß bei einem Blutverlust von mehr als 2 l die Anwendung des Cell Savers gerechtfertigt ist.

Aufgrund unserer Erfahrungen bei 240 Fällen stellt die intraoperative Autotransfusion mit dem Hämonetics-Cell Saver eine wertvolle Bereicherung mit vielseitigen Einsatzmöglichkeiten dar. Hervorragend hat sich die Anwendung dieser Methode in der Unfallchirurgie vorwiegend bei polytraumatisierten Patienten mit lebensbedrohlichen Blutungen bewährt.

Ganz sicher wird sich die maschinelle Autotransfusion in absehbarer Zeit zu einer Routinemethode in der modernen Chirurgie entwickeln.

Dr. Dieter Schaaf, Klinik für Unfall- und Wiederherstellungschirurgie, Zentralklinikum Augsburg, Stenglinstr. 2, D-8900 Augsburg

Granulocytenfunktion und Verbrennungskrankheit.
Bestehen causale Zusammenhänge?

M. Heberer, P. Hasler, M. Düring, D. Nassenstein und F. Harder

Allgemeinchirurgische Klinik, Department für Chirurgie, Kantonsspital Basel
(Direktor: Prof. Dr. M. Allgöwer)

Schwerverbrannte Patienten überleben heute die Schockphase, erliegen dann aber therapeutisch nicht beherrschbaren, septischen Komplikationen. Phagocytose und die Abtötung des Phagocytates sind wichtige, im Rahmen der Verbrennungskrankheit möglicherweise gestörte Abwehrfunktionen der polymorphkernigen Neutrophilen (PMN). Sie sind durch Chemiluminescenzmessungen im Vollblut quantitativ erfaßbar [3, 4].

Dabei werden Granulocyten zur Phagocytose von Zymosan angeregt. Diese Aktivierung induziert die Produktion aktivierter Sauerstofformen (O_2^-, H_2O_2, $^1O_2$, $\cdot OCl^-$), die die Bactericidie der Granulocyten vermitteln, in Folgereaktionen aber auch meßbares Licht, sog. Chemiluminescenz (CL), erzeugen [3].

Methode

Bei schwerverbrannten Patienten wurde in 12-stündigen Abständen heparinisiertes Vollblut entnommen (13,4 IU/ml).

Ansatz

Vollblut (100 μl), Dulbeccos modifiziertes Eagles Medium (400 μl), Luminol (Sigma) (20 μg), Zymosan (Sigma) (500 μg).

Hefte zur Unfallheilkunde, Heft 165
Hrsg.: C. Burri/U. Heim/J. Poigenfürst
© Springer-Verlag Berlin Heidelberg 1983

CL-Messung

Bei 37°C über 30 min in einem Photonenzählgerät (Biolumat LB 9500, Berthold, Wildbad).

CL-Berechnung

Die mittleren Counts/min (CPM) während der ersten 30 min nach Start der Reaktion werden auf die Anzahl der PMN im Reaktionssystem bezogen (spezifische CL-Aktivität: (CPM/10^3PMN) [5]. — Die Resultate wurden mit den Werten gesunder Probanden verglichen.

Resultate

Bei schwerverbrannten Patienten (Abb. 1) wurden 12 h nach Unfall stark erhöhte CL-Aktivitäten gemessen (BL > als 50 CPM/10^3PMN), die dann 2-4 Tage später unter die Aktivität normaler Probanden (n = 33; 15,9 ± 6,4 CPM/10^3PMN) abfielen. Es entwickelte sich in der Folge ein individuell unterschiedlich ausgeprägtes septisches Bild mit wiederansteigender CL-Aktivität. Allen Patienten gemeinsam war die initiale Aktivierung und die dann folgende Aktivitätssenke.

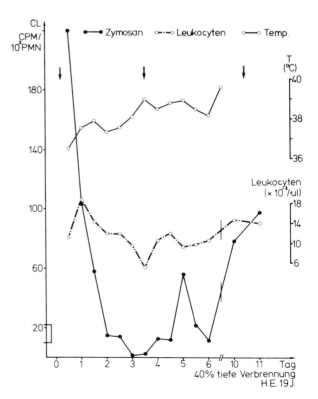

Abb. 1. CL-Aktivität nach Verbrennung. Auf der CL-Skala ist der bei 33 Probanden ermittelte Normalbereich (9-22 CPM/10^3PMN) eingetragen. Die 3 Teile markieren die Zeitpunkte des operativen Debridements. Der Patient überlebte

Diskussion

Da polymorphkernige Neutrophilen (PMN) eine quantitativ wesentliche Abwehraufgabe gegenüber bakteriellen Infekten zukommt, ist eine Schädigung dieser Abwehrfunktion als Ursache der bei schwerer Verbrennungskrankheit auftretenden Sepsis denkbar. Eine verminderte Abwehrleistung der PMN kann ihre Ursache in humoralen (Opsonisation) wie cellulären Faktoren haben; CL-Messungen im Vollblut erfassen beide Anteile.

Die Depression der spezifischen CL-Aktivität zwischen dem 2. und 4. Tag koinciert mit Temperaturanstieg und Abfall der Leukocytenzahl im peripheren Blut. Bildet man das Produkt aus der verminderten spezifischen CL-Aktivität und der erniedrigten Leukocytenzahl, so wird eine drastisch verminderte PMN-Abwehr des zirkulierenden Blutes offenbar, deren causale Beziehung zur Sepsis wahrscheinlich ist, zumal auch andere Arbeitsgruppen verminderte PMN-Aktivitäten und Sepsis beim Schwerverbrannten korrelieren konnten [1, 2].

Experimentelle Untersuchungen der CL-Aktivität isolierter PMN nach Inkubation mit cutanem, menschlichem Verbrennungstoxin [7] zeigten den in vivo-Befunden vergleichbare Resultate: Nach initialer Aktivierung kam es zu einer zeit- und dosisabhängigen Verminderung der CL-Aktivität (30 μg/l, 12-h-Inkubation: 5×10^5CP60M/5×10^4PMN, Kontrolle: 1×10^7CP60M/5×10^4PMN) [4]. Diese Befunde sprechen für eine Schädigung von PMN durch resorbierte toxische Produkte aus verbrannter Haut, durch sog. Verbrennungstoxine [7].

In vivo ist die Situation komplexer: Die Kinetik der Toxinresorption, der Granulocytenumsatz und die Veränderungen der Opsonisierungskapazität des Serum interferrieren. So dürfte die hohe initiale CL-Aktivität durch Komplementaktivierung [6] ausgelöst sein. — Ob die Erhöhung der PMN-Aktivität im weiteren Verlauf der Verbrennungskrankheit (Abb. 1) durch Regeneration der cellulären (PMN-Ausschwemmung) oder humoralen Komponente (Komplement, Antikörper) beruht, ist bislang unklar.

Schlußfolgerungen

Im Rahmen der Verbrennungskrankheit kommt es zu einer reversiblen Verminderung der Abwehrfunktion der neutrophilen Granulocyten. Sie beruht zumindest teilweise auf einer Interaktion mit Granulocyten-toxischen Produkten aus verbrannter Haut und dürfte einen ätiologischen Faktor der Sepsis Schwerverbrannter darstellen. Die Verhinderung der Resorption der Verbrennungstoxine zu einem möglichst frühen Zeitpunkt bleibt daher eine wichtige therapeutische Maßnahme.

Literatur

1. Allen RC, Pruitt BA (1982) Humoral-phagocyte axis of immune defense in burn patients. Chemoluminigenic probing. Arch Surg 117:133-140
2. Bjornson AB, Bjornson HS, Altemeier WA (1981) Serum-mediated inhibition of polymorphonuclear leukocyte function following burn injury. Ann Surg 194:568-575
3. Fischer H, Staudinger HJ (1981) Chemilumineszenz, ein Indikator für Zellaktivierung? Klin Wochenschr 59:199-201

4. Heberer M, Allgöwer M, Düring M, Beutler P, Hasler P, Schönenberger GA (1982) Chemiluminescence if phagocytic cells following incubation of whole blood with human burn toxin. Eur Surg Res 14:107-108
5. Heberer M, Ernst M, Dürig M, Allgöwer M, Fischer H (im Druck) Measurement of chemiluminescence in freshly drawn human blood. Klin Wochenschr
6. Heideman M, Gelin LE (1979) The general and local response to injury related to complement activation. Acta Chir Scand [Suppl] 489:215-223
7. Kremer B, Allgöwer M, Graf M et al (1981) The present status of research in burn toxins. Intensive care Med 7:77-87

Dr. M. Heberer, Allgemeinchirurgische Klinik, Department für Chirurgie, CH-4000 Basel

D. Implantate

Neues Zielgerät für die distale Verriegelungsnagelung

G. Berentey

Unfallchirurgische Klinik des Péterfy Krankenhauses, Budapest

Die systematische Anwendung der Verriegelungsnagelung blickt bereits auf eine 10jährige Vergangenheit zurück. Den Anforderungen einer stabilen Osteosynthese wird die Ergänzung der weltweit bekannten und angewendeten gedeckten Marknagelung mit einer Verriegelung prinzipiell auf gute Weise gerecht; daher haben sich für die Anwender dieser Praxis die Indikationen dieser operativen Methode heutzutage bereits herausgebildet [4], wobei Indikationen und spezielle Fragen der Operationstechnik an internationalen Symposien zur Erörterung standen [5].

Die zahlreichen Vorteile, vor allem in der Beherrschung der geschlossenen Trümmerbrüche des Femur- und Tibiaschaftes sowie auch der distalen und proximalen Frakturen, sind den Anwendern ganz offensichtlich. Verhindert wird eine stärkere Verbreitung dieser Operationstechnik durch den Umstand, daß die entsprechend einfache und sichere Technik der Einführung der Gewindebolzen in das distale Femur- bzw. Tibiahauptfragment noch nicht ausgearbeitet ist. Ähnlich wie bei der gedeckten Marknagelung ist auch zur Verriegelung ein Bildverstärker anzuwenden. Die Strahlenbelastung des Operateurs wird zwar durch die bereits entwickelten Bildspeicher und die entsprechende Operationsroutine vermindert, es kann jedoch nicht bestritten werden, daß in Ermangelung eines geeigneten Zielgeräts zur Verriegelung die Hände des Operateurs bei jeder Operation in den Strahlengang gelangen können.

Die Frankfurter Arbeitsgruppe, welche die Verriegelungsnagelung in ihrer heutigen Form eingeführt hat [3], führt den Eingriff vor allem in den distalen Segmenten mit Hilfe freihändig geführter Bohrbüchsen durch. Die Straßburger Schule erarbeitete zur proximalen Verriegelung ein aufsetzbares Zielgerät, während der distalen Verriegelung eine Ziellehre am Gehäuse des Bildwandlers dienlich sein sollte [2]. Dieses Instrumentarium mit dem Zielgerät wird heute bereits durch namhafte Firmen vertrieben.

Wir selbst beschäftigen uns seit 1973 mit der Verriegelungsnagelung; bis jetzt konnten wir die Erfahrungen von mehr als 200 Operationen bewerten. Bereits 1973 wendeten wir ein aufsetzbares Zielgerät mit einer festen Arretiervorrichtung eigener Konstruktion an, worüber anläßlich des Wiener Symposions 1978 berichtet wurde [1].

Während der Anwendung unseres Zielgeräts stellte sich heraus, daß beim Einsatz der zu Marknagelungen idealen AO-Nägel zur Verriegelung mehr oder weniger starke Verwindungen im Knochen — vor allem bei der Vernagelung distaler Frakturen — auftreten können, wobei der sich flexibel einklemmende Marknagel den physiologischen Krümmungen der langen und intakten Diaphyse folgt. Bei mehr starren Nägeln ist die Wahrscheinlichkeit einer Deformation geringer. Ein solcher Nagel wäre für die Verriegelung geeigneter, weniger geeignet jedoch für die Marknagelung selbst, da entweder der Markraum um einige mm stärker aufgebohrt werden müsste oder aber sich die Gefahr einer Knochenläsion (Spaltung usw.) durch den Nagel erhöhen würde. Bei der Wahl von flexiblen statt starren Nägeln zur Vernagelung ist daher die Nagelverwindung heute bereits eine bekannte technische Schwierigkeit der Verriegelungsnagelung. Da unser erstes Zielgerät ungeeignet war, die Bohrung am verwindeten Nagel zu finden, erprobten wir zur Bewältigung solcher technischer Komplikationen sowohl die freihändige Verriegelung als auch das von Grosse empfohlene, auf den Bildverstärker aufsetzbare Zielgerät. Hierbei kamen wir schließlich zu dem Schluß, daß das Zielgerät an den Nagel zu arretieren ist, da in diesem Fall das eingestellte Zielgerät allen Bewegungen der Extremität folgt, während diese Bewegungen bei Zielgeräten am Bildverstärker bedeutende Fehlerquellen darstellen.

Da unser eigenes Zielgerät eine gute Arretierung zum Nagel aufweist und auch das proximale Zielen eine gute Treffsicherheit zeigt, nahmen wir keine Veränderungen hier vor. Wir konstruierten aber eine neue Büchsenhalterschiene, die ähnlich der früheren am Führungsarm des Zielgeräts aufliegt. Zeigt sich nun eine Nagelverwindung, die nach der ersten kurzen Durchleuchtung nach der Vernagelung offenkundig wird, verwenden wir zur Verriegelung unsere neue Büchsenhalterschiene.

Der neue flexible Büchsenhalter ist in allen drei Dimensionen leicht beweglich, was die zylindrischen Körper zwischen den durchbohrten Kugeln ermöglichen (Abb. 1). Erscheint der Bildschatten der Grundbüchse und der angezielten Bohrung auf dem Bildschirm kreisförmig, kann der flexible Büchsenhalter mit dem Bewegen eines kleinen Hebels am Büchsen-

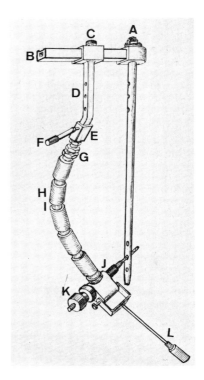

Abb. a-l Neues dreidimensionales Zielgerät.
a Arretiervorrichtung des Zielgerätes, b Führungsarm, c Stellschraube, d proximales Ende der
Büchsenhalterschiene, e Arretierkörper, f Arretier-
hebel, g Spannschraube, h zylindrischer Körper,
i Kugel, j Büchsenhalterelement, k Bohrbüchse,
l Manipulator

halter und dem angeschlossenen Bowdenzug in seiner Position arretiert werden. Im weiteren ist die Verriegelungstechnik identisch mit dem Einsetzen der Gewindebolzen in die proximalen Bohrungen.

Es wurde uns in der Praxis klar, daß eine Verschiebung der Grundbüchse während der Verriegelung mit Hilfe unseres Zielgerätes mit dem flexiblen, jedoch fixierbaren Arm viel sicherer verhindert wird, als durch das Halten der Büchse von Hand oder mit einem Zielgerät am Bildverstärker. Dieses neue Bauelement unseres Zielgeräts bietet bereits ausreichende Sicherheit zum kurzfristigen Auffinden der distalen Bohrungen bei minimaler Strahlenbelastung sowie zu ihrer Verriegelung. Bei unserem System kann auch ein optischer Laser vorteilhaft zur Anwendung kommen, der so am Bildverstärker zu montieren ist, daß der rote Laserstrahl in den zentralen Strahlengang fällt. Mit Hilfe dieser Technik kann nach dem Aufsuchen der Bohrung auch das Einführen der Gewindebolzen mit dem Laser kontrolliert werden.

Zusammenfassung

Verfasser konstruierte zu dem von ihm entwickelten und seit 1973 verwendeten aufsetzbaren Zielgerät eine flexible Büchsenhalterschiene, welche das freie Einstellen ermöglicht, u. zw. in allen drei Dimensionen, jedoch in der gewünschten Position arretierbar ist. Damit eröffnen sich die Möglichkeiten einer Verriegelung der distalen Bohrungen auch bei einer Verwindung des Marknagels unter minimaler Strahlenbelastung.

Literatur

1. Berentey G (1978) Aufsetzbares Zielgerät zur Verriegelungsnagelung. In: Vécsei V (Hrsg) Verriegelungsnagelung. W. Maudrich, Wien München Bern, S 59-62
2. Grosse A, Lafforgue D, Weigel A (1978) Zielgeräte zur Verriegelungsnagelung. In: Vécsei V (Hrsg) Verriegelungsnagelung. W. Maudrich, Wien München Bern, S 53-57
3. Klemm K, Schellmann W-D (1972) Dynamische und statische Verriegelung des Marknagels. Monatsschr. Unfallheilk. 75: 568-575
4. Klemm K (1977) Begründete Indikation für den Verriegelungsnagel. In: Hefte Unfallheilk., 129. Springer, Berlin Heidelberg New York, S 84
5. Vécsei V (Hrsg) (1978) Verriegelungsnagelung. W. Maudrich, Wien München Bern

Prof. Dr. G. Berentey
VII., Péterfy utca 14, H-1441 Budapest

Reosteosynthese aseptischer Pseudarthrosen am Ober- und Unterschenkel mit dem Verriegelungsnagel

M. Börner

Aus der Berufsgenossenschaftlichen Unfallklinik Frankfurt am Main
(Ärztlicher Direktor: Prof. Dr. med. H. Contzen)

In den Jahren von 1971 bis 1981 wurden 154 Patienten mit einer aseptischen Pseudarthrose, davon 72 mal am Oberschenkel und 82 mal am Unterschenkel, versorgt.

Die Primärversorgung mit einem Marknagel wurde am Oberschenkel 30 mal vorgenommen, wobei 19 Patienten (= 63,0 %) mit einer hypertrophen Pseudarthrose durchschnittlich 12,3 Monate nach der Primärosteosynthese zur Aufnahme kamen (Tabelle 1).

42 Patienten wurden primär mit einer Plattenosteosynthese am Oberschenkel versorgt; von diesen hatten 33 (= 78,0 %) eine atrophische Pseudarthrose. Nach durchschnittlich 8,5 Monaten wurde die Reosteosynthese erforderlich.

Bei 82 Patienten mit einer Unterschenkel-Pseudarthrose erfolgte 49 mal (= 61,0 %) die Erstversorgung mit einer Plattenosteosynthese und bei 16 Patienten (= 20,0 %) mit einer Marknagelung (Tabelle 1).

Bei 33 Patienten mit einer aseptischen Oberschenkelpseudarthose wurden durch Röntgenuntersuchungen bzw. durch Vitalfärbung intraoperativ mit Disulphine blue avitale Knochenteile nachgewiesen und entfernt, der Defekt wurde mit Spongiosa ausgefüllt.

Bei Patienten mit einer Unterschenkelpseudarthrose wurde 30 mal zusätzlich eine Fibulaosteotomie bzw. -resektion durchgeführt und 24 mal entsprechend den Fällen einer Tibiadefektpseudarthrose eine Spongiosaplastik.

Teilbelastung war nach Reosteosynthesen wegen einer aseptischen Oberschenkelpseudarthrose nach durchschnittlich 12, Vollbelastung nach durchschnittlich 18 Tagen möglich. Die Teilbelastung nach Eingriffen am Unterschenkel konnte nach durchschnittlich 21, die Vollbelastung nach durchschnittlich 35 Tagen erlaubt werden.

Tabelle 1. Primärosteosynthese am Ober- und Unterschenkel

	Oberschenkel	Unterschenkel
Platte	31 (= 43,0 %)	49 (= 61,0 %)
Winkelplatte	7 (= 9,0 %)	0
Platte + Cerclagen	1 (= 1,4 %)	0
Schrauben	1 (= 1,4 %)	7 (= 8,0 %)
Nagel	22 (= 30,5 %)	16 (= 20,0 %)
Nagel + Platte	2 (= 2,8 %)	0
Nagel + Cerclagen	4 (= 5,7 %)	5 (= 5,0 %)
Rush-Pin	2 (= 2,8 %)	0
Laschennagel	2 (= 2,8 %)	0
Bündel-Nagelung	0	3 (= 4,0 %)
	72 (= 100 %)	82 (= 100 %)

Hefte zur Unfallheilkunde, Heft 165
Hrsg.: C. Burri/U. Heim/J. Poigenfürst
© Springer-Verlag Berlin Heidelberg 1983

Tabelle 2. Komplikationen nach Reosteosynthesen am Ober- und Unterschenkel

	Oberschenkel	Unterschenkel
Posttraumatische Osteomyelitis	2 (= 2,8 %)	1 (= 1,2 %)
Wundheilungsstörung	3 (= 4,1 %)	5 (= 6,1 %)
Nagelbruch	2 (= 2,8 %)	2 (= 2,4 %)
Reosteosynthese	3 (= 4,1 %)	0
erneute Spongiosaplatik	3 (= 4,1 %)	0
Bolzenwechsel	1 (= 1,4 %)	0
Pseudarthose	2 (= 2,8 %)	1 (= 1,2 %)
Rotationsfehler (nicht korrekturbedürftig)	0	2 (= 2,4 %)
	16 (= 22,1 %)	11 (= 13,3 %)

An Komplikationen beobachteten wir 3 Infekte, 2 mal am Ober- und einmal am Unterschenkel. Außerdem traten 4 Nagelermüdungsbrüche auf; 2 Pseudarthrosen am Oberschenkel kamen zunächst nicht zur Ausheilung. Insgesamt trat eine postoperative Komplikation 27 mal (= 17,5 %) auf, wobei jedoch nicht übersehen werden darf, daß die Komplikationen meist in Kombinationen auftraten und bei vielen Patienten erhebliche Risikofaktoren wie Primärinfekt, schlechte Weichteilverhältnisse, Knochendefekte usw. vorlagen (Tabelle 2).

111 Patienten konnten einer Nachuntersuchung unterzogen werden, wobei eine Einteilung für die Beurteilung des klinischen und röntgenologischen Befundes in drei Bewertungsgrade erfolgte:

Sehr gut = Pseudarthrose ausgeheilt, Muskelminus unter 1 cm, Beweglichkeit in den benachbarten Gelenken frei

Gut = Pseudarthrose ausgeheilt, Muskelminus 1-2 cm, Beinverkürzung maximal 1,5 cm, Beweglichkeit in den benachbarten Gelenken

Mäßig = Pseudarthrose noch nicht ausgeheilt, Muskelminus über 2 cm, Beinverkürzung über 2 cm, Beweglichkeit in den benachbarten Gelenken über 20 Grad eingeschränkt

Diese Auswertung der klinischen und röntgenologischen Befunde ergab, daß bei 82,5 % der nachuntersuchten Patienten nach durchgeführter Reosteosynthese wegen einer aseptischen Pseudarthrose am Ober- bzw. Unterschenkel mit dem Verriegelungsnagel ein sehr gutes bis gutes Ergebnis erzielt werden konnte (Tabelle 3).

Tabelle 3

	Oberschenkel	Unterschenkel	Gesamt
Sehr gut	14	17	31 (= 27,9 %)
Gut	38	23	61 (= 54,6 %)
Mäßig	7	12	19 (= 17,5 %)

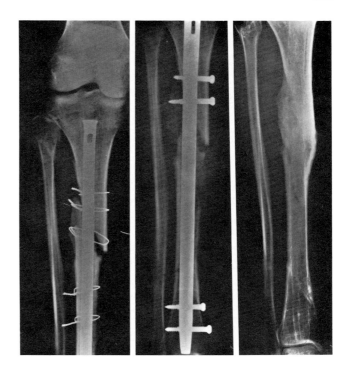

Abb. 1. 34 jähriger Mann, nach einer geschlossenen Unterschenkelfraktur mit einem Marknagel und Cerclagen versorgt. Wegen Ausbildung einer aseptischen Pseudarthrose Reosteosynthese 11 Monate nach der Erstversorgung. Ausheilungsergebnis 14 Monate nach durchgeführter Reosteosynthese, Sequestrotomie und Spongiosaplastik

Zusammenfassung

Aufgrund der guten funktionellen und röntgenologischen Ergebnisse und vor allen Dingen beim Vergleich der Reosteosynthesen aseptischer Pseudarthrosen mit anderen Osteosyntheseverfahren vertreten wir die Ansicht, daß die Verriegelungsnagelung für die aseptischen Pseudarthrosen am Ober- und Unterschenkel eine ideale Indikation darstellt. Die besonderen Vorteile dieser Methode liegen in der frühen Belastbarkeit der verletzten Extremität sowie auch in der Schonung der durch die Voroperation oft in weitem Ausmaß geschädigten Weichteile.

Literatur

Börner M, Klemm K (1981) Die Verriegelunsnagelung. Chirurgie der Gegenwart, Band IVa, Ergänzung Nr. 59

Börner M (in Druck) Aseptische Pseudarthrosen nach vorausgegangener Osteosynthese am Oberschenkel. Verriegelungsnagel-Symposion in Frankfurt

Küntscher G (1968) Die Marknagelung des Trümmerbruches. Langenbecks Arch Klin Chir 322: 1063

Schellmann W-D, Mockwitz J, Klemm K (1978) Die aseptische Pseudarthrose des Femur und der Tibia. Verriegelungsnagelung, Symposion 1978 in Wien. Maudrich, Wien München Bern

Weber B G, Cech O (1970) Pseudarthrosen. Huber, Bern

Dr. M. Börner, Facharzt für Chirurgie/Unfallchirurgie, Oberarzt der Berufsgenossenschaftlichen Unfallklinik Frankfurt am Main, Friedberger Landstraße 430, D-6000 Frankfurt 60

Erfahrungen mit der Endernagelung und der dynamischen Kompressionsschraube der AO bei der Versorgung pertrochanterer Frakturen

U. Mommsen, K.-D. Schmidt, V. Schumpelick und K.H. Jungbluth

Chirurgische Universitätsklinik Hamburg-Eppendorf, Abteilung für Unfallchirurgie, (Dir.: Prof. Dr. K.H. Jungbluth)

Einleitung

Die Vielzahl konkurrierender Osteosyntheseverfahren, die für die Versorgung pertrochanterer Frakturen greiser Patienten zur Verfügung stehen, weist auf die Problematik bei der Behandlung dieser Verletzung hin. In einer Studie sollen daher die Komplikationen und Ausheilungsergebnisse pertrochanterer Frakturen die zum einen mit Endernägeln und zum anderen mit der dynamischen Kompressionsschraube der AO versorgt wurden, gegenüber gestellt werden.

Krankengut

Die Auswertung erfaßt 374 Osteosynthesen mit Endernägeln der Jahre 1975 bis August 1981 und 101 Osteosynthesen mit der dynamischen Kompressionsschraube der AO von September 1981 bis September 1982. Die Indikation zur *Endernagelung* ist aufgrund experimenteller Untersuchungen und klinischer Erfahrungen auf die stabilen pertrochanteren Brüche des Patienten jenseits des 70. Lebensjahres (Durchschnittsalter 82 Jahre) beschränkt. Die Einrichtung der Fraktur wird stets geschlossen vorgenommen. Die Operationsdauer incl. Lagerung beträgt im Mittel ca. 65 min. Nach komplikationsloser Wundheilung dürfen alle Patienten ab dem 2. postoperativen Tag das operierte Bein zunehmend voll belasten. Die *dynamische Kompressionsschraube der AO,* bei der eine anatomisch korrekte Reposition der Fraktur erzielt wird, wird im eigenen Krankengut nicht nur beim alten sondern auch jungen Patienten eingesetzt (Durchschnittsalter 76 Jahre). Aufgrund des variablen Laschenschraubenwinkels ist auch eine Valgisation der Fraktur möglich. Entsprechend werden nicht nur stabile (77 = 76 %) sondern auch instabile Bruchformen (24 = 24 %) mit dieser Osteosyntheseform versorgt. Die mittlere Operationszeit incl. Lagerung der Patienten beträgt 75 min. Auch bei der dynamischen Kompressionsschraube der AO wird nach komplikationsloser

Hefte zur Unfallheilkunde, Heft 165
Hrsg.: C. Burri/U. Heim/J. Poigenfürst

Wundheilung bei allen Patienten ab dem 2. postoperativen Tag mit einer zunehmenden Vollbelastung des verletzten Beines begonnen.

Intra- und postoperative Komplikationen

Bei Durchsicht und Auswertung von Krankenakten und Röntgenbildern können folgende intra- und postoperative Komplikationen gesehen werden:

Bei der *Endernagelung* findet sich in 2 % der Fälle eine Perforation der Nägel am Femurkopf. In 14 % sieht man einen Ausbruch einer Knochenlamelle an der Nageleinschlagstelle. In 2 % kommt es bei der Nagelung zu einer supracondylären Fraktur. Nach Belastung der Fraktur kommt es bei 34% der Verletzten zu radiologisch sichtbarer Fragmentdislokation und konsekutivem Nagelgleiten. Die Infektionsrate liegt bei 1,5%. Wegen der aufgeführten Komplikationen muß bei 9 % der Verletzten ein Reeingriff durchgeführt werden. Die durchschnittliche Verweildauer in der Klinik beträgt im Mittel 16 Tage. Bei der *dynamischen Kompressionsschraube der AO*, ist ein Reeingriff lediglich in 1% der Fälle erforderlich. Es handelt sich hierbei um eine Kopfnekrose nach Versorgung einer medio-lateralen Schenkelhalsfraktur. Die Infektionsrate liegt trotz offener Reposition der Fraktur nur bei 1,9 %. Die postoperativen radiologischen Verlaufskontrollen zeigen in 95 % sehr gute, in 4 % befriedigende und in 1 % ein mäßiges Ergebnis.

Nachuntersuchungsergebnisse

Die Ergebnisse der Nachuntersuchung sind durch das hohe Alter der Patienten belastet. Durchschnittlich 15,8 Monate nach Stabilisierung der Fraktur mit *Endernägeln* können lediglich 113 Patienten nachuntersucht werden. 46 % der Verletzten sind verstorben, wobei mehr als 3/4 der Verstorbenen über 80 Jahre alt ist. Zum Zeitpunkt der Untersuchung sind sämtliche Brüche knöchern fest verheilt. Bei 22% fündet sich eine Außenrotationsfehlstellung von mehr als 10 Grad. 62 % sind beschwerdefrei und können ohne Stockhilfe gehen. 28 % benötigen zum Laufen eine Gehhilfe und klagen über Beschwerden im Bereich des Kniegelenkes. Eine dauernde Bettlägerigkeit oder Gehunfähigkeit findet sich bei 11 % der Verletzten. Soweit die schlechten Endresultate nicht allein im Antriebsverlust der alten Menschen, vorbestehender Pflegebedürftigkeit oder Gangunsicherheit begründet sind, werden sie regelmäßig durch einen starken Außenrotationsfehler oder eine erhebliche Beinverkürzung hervorgerufen.

Nach Versorgung pertrochanterer Frakturen mit der *dynamischen Kompressionsschraube der AO* beträgt die Letalitätsrate nach 4 Monaten 24 %. Die Mehrzahl der Verstorbenen ist älter als 80. Zur Nachuntersuchung erscheinen insgesamt 44 Patienten. Bei ihnen allen ist der Bruch knöchern fest verheilt und das Osteosynthesematerial liegt reizlos dem Knochen an. Außenrotationsfehlstellungen von mehr als 10 Grad können nicht einmal gesehen werden. 90 % der Patienten sind beschwerdefrei. 60 % gehen ohne Stockhilfe, 30 % benötigen aus Sicherheitsgründen einen Gehstock, 5 % laufen an 2 Unterarmgehstützen oder im Gehwagen und weitere 5 % der Verletzten sind nicht gehfähig, was sie zum Teil auch schon vor dem Unfall waren.

268

Schlußfolgerungen

Die Untersuchungen zeigen, daß die *Endernagelung* für die Versorgung *stabiler pertrochanterer Frakturen* des alten Menschen geeignet ist. Das Ziel der sofortigen postoperativen Vollbelastbarkeit der verletzten Extremität ohne Gefahr für die Stabilität der Osteosynthese wird erfüllt. Die relativ *hohe Komplikationsrate* und die hohe Anzahl von Reeingriffen läßt diese Osteosyntheseform jedoch nicht so unproblematisch erscheinen wie dies immer dargestellt wird. Wie aus den Untersuchungen hervorgeht, scheint die *dynamische Kompressionsschraube der AO* für die Versorgung *stabiler pertrochanterer Frakturen* sowohl des jungen als auch alten Patienten besonders geeignet zu sein. Bei anatomischer Rekonstruktion kann ebenso wie bei der Endernagelung eine Frühbelastbarkeit der Fraktur erzielt werden. Selbst bei *instabilen Frakturen* greiser Patienten, bei denen eine Sofortbelastbarkeit gefordert wird, läßt sich aufgrund des variablen Laschenschraubenwinkels durch Valgisierung der Fragmente eine frühzeitige Vollbelastung der verletzten Extremität erzielen.

Priv.-Doz. Dr. med. U. Mommsen,
Chirurgische Universitätsklinik Hamburg-Eppendorf, Unfallchirurgische Abteilung,
Martinistraße 52, D-2000 Hamburg 20

Der Otte-Plansee-Unterschenkelmarknagel

K.D. Moser[1] und L. Rabenseifner[2]

1 Unfallkrankenhaus Linz (Leiter: Prim. Dr. R. Streli)
2 Orthopädische Klinik König-Ludwig-Haus Würzburg (Dir.: Prof. Dr. A. Rütt)

Die Marknagelung nach Küntscher wurde in den letzten 3 Dekaden vermehrt zur Versorgung von Brüchen langer Röhrenknochen, vor allem der unteren Extremität, angewendet. Bei Querbrüchen in den mittleren 2/4 des Schaftes erreicht der Küntscher-Nagel eine ausreichende Stabilität manchmal durch elastische Verklemmung. Bei Schrägbrüchen, Brüchen mit Biegungskeil, Trümmerbrüchen und solchen Brüchen, welche außerhalb den mittleren 2/4 des Schaftes liegen, ist die Rotationsstabilität des Küntscher-Nagels eingeschränkt. Die Nachteile, die dem herkömmlichen Marknagel anlasten, waren der Impuls zur Überdenkung des Nagelungsprinzipes.

　　Durch Wahl eines geschlossenen Querschnittes mit 6 scharfkantigen Kufen, die je 1/12 eines Kreises darstellen, sollte die Rotationsstabilität gegenüber dem herkömmlichen Stahlnagel verbessert werden. In Zusammenarbeit mit dem Labor für Biomechanik der Orthopädischen Unterstitätsklinik München wurde die Rotationsstabilität der Otte-Plansee-Marknägel im Vergleich zum herkömmlichen Küntscher-Nagel überprüft. Es wurden Küntscher-Nägel einerseits, sowie Otte-Nägel andererseits in paarweise entnommene Oberschenkelknochen

Hefte zur Unfallheilkunde, Heft 165
Hrsg.: C. Burri/U. Heim/J. Poigenfürst
© Springer-Verlag Berlin Heidelberg 1983

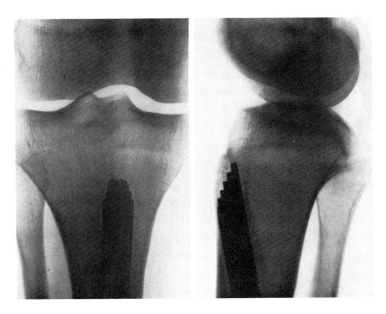

Abb. 1. Situation an der Nagel-Eintrittsstelle

eingesetzt und die zurückgelegte Rotationsstrecke gegenüber der Kraft aufgezeichnet. Der Otte-Plansee-Marknagel zeigte im Vergleich mit dem im Querschnitt kleeblattförmigen Künt-scher-Nagel eine bis zu 6-fach verbesserte Rotationsstabilität. Hand in Hand mit der Entwick-lung einer neuen Nagelgeometrie ging die Verwendung der Metalle Tantal und Niob einher. Im Gegensatz zu den heute üblicherweise verwendeten Chrom-Nickel-Molybdän-Stählen kommt es bei den Metallen Tantal und Niob zu keiner Korrosion der Implantate bei Ver-letzung der Passivschichten. Metallotische Gewebsreaktionen im Implantatbett konnten bei Tantal und Niob nicht nachgewiesen werden. Beide Metalle zeigten, sowohl im Tierversuch, als auch bei der klinischen Anwendung, eine ausgezeichnete Biokompatibilität.

Der Otte-Plansee-Unterschenkelmarknagel weicht wesentlich in seiner Formgebung von dem Küntscher-Marknagel ab. Das distale Ende ist lang angeschrägt, so daß der Nagel beim Einschlagen besser an der hinteren Corticalis der proximalen Tibia entlanggleiten kann. Der Querschnitt des Nagels ist geschlossen und mit 6 Kufen bestückt. Um eine verbesserte Rota-tionsstabilität zu erreichen, weisen die Nägel im proximalen Drittel einen um 1 mm dickeren Querschnitt auf, als in den distalen zwei Dritteln. Hierdurch können sich die Kufen des Na-gels fest in der Spongiosa des proximalen Tibiaanteiles verkeilen. Das proximale Ende des Nagels ist treppenförmig abgeschrägt, wodurch es mit der Corticalis der Tuberositas tibiae abschließt und die Treppen sich in der Corticalis verteilen und somit ein Herausrutschen des Nagels verhindern (Abb. 1).

Das Einschlagen des Marknagels erfolgt, nach Aufbohren des Markraumes in typischer Weise, über einen liegenden Führungsspieß, mit Hilfe eines Führungsrohres, welches in das Gewinde des proximalen Endes des Nagels eingeschraubt wurde. Über das Führungsrohr wird eine treppenförmig abgeschrägte Schlaghülse und ein Ringhammer gesteckt. Hierdurch überträgt sich die Kraft des Ringhammers, welcher ein Gelenk zwischen Hammerkopf und Griff aufweist, gleichmäßig auf den gesamten Nagelquerschnitt. Durch Aufschrauben einer End-hülse am Führungsrohr ist nunmehr das Ein- und Ausschlagen des Nagels gleichzeitig ohne In-strumentenwechsel möglich. Nach Entfernung des Führungsrohres wird ein Silastikrohr in das Innengewinde des Nagels eingeschraubt, um ein Einwachsen des Knochens in die Gewin-degänge zu verhindern und somit die Entfernung des Nagels zu erleichtern.

Von 1979-1982 wurden an beiden Kliniken 20 Otte-Plansee-Marknagelungen durchge-führt. Hierbei handelte es sich um 8 offene Unterschenkelfrakturen, 7 geschlossene Unter-schenkelfrakturen mit Biegungskeil oder Trümmerzone, 3 Frakturen mit verzögerter Bruch-heilung und 2 Frakturen mit verzögerter Bruchheilung nach insuffizienter Plattenosteosyn-these. In allen Fällen kam es zu knöcherner Konsolidierung der Fraktur in achsengerechter Stellung ohne Rotationsfehlstellung. Eine Infektion wurde nicht beobachtet.

Durch die Verwendung des rotationsstabileren Otte-Plansee-Marknagels ist die Vorausset-zung für eine bessere biomechanische Stabilität und damit eine geringere Infektgefährdung geschaffen. Auch durch die Verwendung eines bioinerten Materials als Implantatwerkstoff, wie es Tantal und Niob sind, ist das Infektrisiko vermindert, so daß die Vorteile der Mark-nagelung voll genutzt werden können.

Literatur

1. Moser K G (1982) The Otte-Tantalum-Nail. Vortrag 7th International Congress of Ortho-paedic And Traumatologic Surgery Of The Mediterranean And Middle East Countries, Rom, 16.-18.9.1982
2. Moser K D (1982) Niob in der Unfallchirurgie, Vortrag Volkacher-Symposion, Volkach 2.10.1982
3. Rabenseifner L (1982) Der Otte-Plansee-Marknagel — ein neues Prinzip, Vortrag bei der Deutsch-Japanischen-Orthopädischen Gesellschaft, Fukuoka, 31.3.1982
4. Schider S, Wildstein H (1982) Tantalum And Niobium AS Pontential Prosthetic Materials, Biomaterials 1982, 13-20
5. Streli R (1979) Otte-Marknägel,Vortrag Symposion inPlansee für Biomaterial, 29.6.1979

Dr. Klaus-Dietmar Moser, Glimpfingerstraße 102, A-4020 Linz

Die Entwicklung eines neuen Implantates zur Behandlung der Schultereckge-lenkssprengung. Operationsverfahren und klinische Erfahrungen

R. Tiedtke, R. Rahmanzadeh und M. Faensen

Abteilung für Unfall- und Wiederherstellungschirurgie Klinikum Steglitz der Freien Universität Berlin (Leiter: Prof. Dr. med. R. Rahmanzadeh)

Seit vielen Jahrzehnten wird über die zweckmäßige Behandlung der Schultereckgelenks-sprengung diskutiert. Daraus resultieren eine Vielzahl von Veröffentlichungen mit den un-

Hefte zur Unfallheilkunde, Heft 165
Hrsg.: C. Burri/U. Heim/J. Poigenfürst
© Springer-Verlag Berlin Heidelberg 1983

terschiedlichsten Behandlungsmöglichkeiten. Diese Tatsache deutet auf eine Unsicherheit der Therapie dieser Verletzung hin, die von verschiedenen Autoren in der Literatur zum Ausdruck gebracht wird (H. Zimmermann, G.S. Kappakas, D. Heimann). Diese Erkenntnis kam auch in unserer Abteilung bei der Nachuntersuchung der früher operativ versorgten Acromioclavicularsprengungen zum Ausdruck. Die verwandten Methoden wie Bosworth-Schraube, die Zuggurtung bzw. andere transartikuläre Verfahren und zuletzt die Balserplatte, führten in unterschiedlichem Maße zu postoperativen Komplikationen und eingeschränkten bzw. schlechten Behandlungsergebnissen, so daß wir versuchten, ein neues Verfahren zu entwickeln. Voraussetzung für ein neues Implantat sollte die funktionelle Behandlungsmöglichkeit ab 1. postoperativen Tag sein.

Das neue Implantat muß die physiologischen Bewegungen im Schultereckgelenk erlauben. Während Heben und Senken sowie Vor- und Zurücknehmen der Schulter vorwiegend das Sternoclaviculargelenk betreffen, erfolgt das Schwenken des unteren Schulterblattwinkels um die Längsachse des Schlüsselbeins zu zwei Dritteln im Schultereckgelenk. Das Heben des Armes über die Horizontale wird erst durch diese Bewegung ermöglicht. Neben diesen Bewegungen ist auch eine Rotation der Clavicula um ihre Längsachse möglich. Die Rotation tritt bei Abduktion des Armes über den rechten Winkel ein. Bei Abduktion bis 180° wird eine maximale Rotation der Clavicula von 45° erreicht (Jäger u. Wirth). Dieses Bewegungsausmaß mußte das neue Implantat erlauben.

Wir versuchten aus diesem Grund eine Gelenkplatte zu entwickeln, die Clavicula und Acromion in festem Abstand zueinander hält, die gleiche Höhe garantiert, aber gegeneinander beweglich sein mußte. Hierzu war ein Kugelgelenk zwischen diesen beiden Platten notwendig. Die Fixation des acromialen Anteils dieser Gelenkplatte bereitete Schwierigkeiten, da die durch den Bandapparat neutralisierten Kräfte von der Platte aufgenommen werden mußten. Die experimentellen Untersuchungen führten zu folgendem Aussehen der Gelenkplatte:

An dem acromialen Teil sind zwei Haken angebracht, die im Acromion verankert werden können (Abb. 1). Zur Freilegung der Clavicula und des Acromions benutzen wir einen bogenförmig verlaufenden Hautschnitt, der über diesen beiden Knochenanteilen liegt. Der Patient befindet sich in sitzender Position, ähnlich der Lagerung zur Strumaoperation. Die Schulter wird durch eine entsprechende Unterlage deutlich hervorgehoben. Das zerrissene Acromioclavicularband wird dargestellt und der Discus inspiziert. Sollte der letzte zerstört sein, so wird er vollständig entfernt. Es erfolgt nun die anatomische Reposition des Schultereckgelenkes und die temporäre Fixation durch einen kräftigen Kirschner-Draht von lateral. Das Gelenk wird mit zwei kleinen Kirschner-Drähten markiert und das AO-Band so weit wie möglich genäht. Eine Darstellung des coraco-claviculären Bandes erfolgt nicht. Nun wird die Gelenkplatte sorgfältig angelegt, so daß der Hals der Gelenkkugel über dem AC-Gelenk zu liegen kommt. Die Fixation im Acromion und in der Clavicula erfolgt mit 3,5 mm starken Kleinfragmentschrauben.

An der Unfallchirurgischen Abteilung im Klinikum Steglitz Berlin wurden bisher 19 Verletzte mit einer Verletzung des Schultereckgelenkes vom Grad Tossy III mit der Acromioclavicular-Gelenkplatte versorgt. Hierunter waren 13 Männer und 6 Frauen. Bei einem Patienten zeigte sich ein postoperativer komplikationsloser Verlauf. Jeder Patient wurde ab 1. postoperativen Tag krankengymnastisch nachbehandelt, wobei der Arm auf der operierten Seite in der ersten Woche nicht über die Horizontale gehoben wurde. 16 Patienten erreichten bis zum Ende der 2., Anfang der 3. postoperativen Woche die volle Beweglichkeit und waren bis

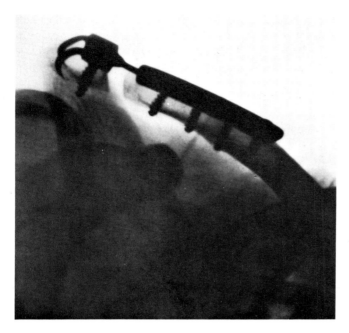

Abb. 1. Röntgenbild einer operativ versorgten Schultereckgelenksverletzung mit der Acromioclaviculargelenkplatte

zur Metallentnahme bzw. Nachuntersuchung vollständig beschwerdefrei. Die Metallentfernung soll 4-6 Monate nach Operation erfolgen. Die Funktion des Armes auf der operierten Seite war zum Zeitpunkt der Nachuntersuchung 2-12 Monate nach der Erstoperation entsprechend der Funktion der gesunden Seite. Unter diesen Patienten war beispielsweise ein bekannter Trabrennfahrer, der bereits 2 Wochen nach Implantation der Gelenkplatte seine ersten Rennen wieder fahren und gewinnen konnte.

3 Patienten von diesen 19 hatten Beschwerden und Bewegungseinschränkungen. Bei 3 Patienten waren diese lediglich endgradig. Ein Patient konnte bis zur Metallentfernung den Arm nicht über die Horizontale heben. Retrospektiv war dieser Zustand durch eine falsche Positionierung der Gelenkplatte zu erklären. Bei diesen 3 Patienten sowie bei weiteren 12 Patienten aus der beschwerdefreien Gruppe wurde die Metallentfernung bereits durchgeführt. Intraoperativ zeigte sich bei all diesen Patienten ein stabiles Acromioclaviculargelenk mit entsprechender Bandstruktur. Röntgenologisch wurde zum Zeitpunkt der Nachuntersuchung bei keinem dieser Patienten eine Verkalkung des Bereiches im coraco-claviculären Band gesehen. Die Funktionsaufnahmen zeigten eine seitengleiche Stabilität der Schultergelenke.

Neben der Schultereckgelenkssprengung haben wir mit demselben Implantat 4 Verletzte mit einer lateralen Claviculafraktur operiert. Auch bei diesen Verletzungen erreichten wir ein gutes Behandlungsergebnis hinsichtlich der Funktion und der knöchernen Ausheilung der Fraktur.

Zusammenfassend läßt sich feststellen, daß nach den bisherigen Nachuntersuchungen die acromioclaviculare Gelenkplatte sich bewährt hat. Die frühzeitige Möglichkeit der Mobilisation verhindert Bewegungseinschränkungen im Schultergelenk und ermöglicht ein schnelleres Wiedererreichen der Belastungs- bzw. Arbeitsfähigkeit.

Literatur

Heimann D (1977) Die Behandlung der frischen Acromioclavicularluxation mit temporärer extraartikulärer Fixation der Clavicula nach Bosworth. In: Hefte Unfallheilk, 126. Springer, Berlin Heidelberg New York, S 143
Kappakas GS, Mc Master JH (1978) Repair of acromioclavicular separation using a dacron prosthesis graft. Clin Orthop 131: 257-61
Jäger M, Wirth CJ (1978) Kapselbandläsionen des Schultereckgelenkes. Thieme, Stuttgart, S 97-114
Zimmermann H (1970) Zur Behandlung der Acromioclavicularluxation; Arch Orthop Unfallchir 69: 60-67

Dr. R. Tiedtke, Abt. f. Unfall- und Wiederherstellungschirurgie
Klinikum Steglitz der Freien Universität Berlin
Hindenburgdamm 30, D-1000 Berlin 45

„Gelenkplatten" zur Versorgung acromialer und sternaler Clavicular-Luxationen

A. Rüter

Klinik für Unfall- und Wiederherstellungschirurgie Zentralklinikum Augsburg
(Direktor: Prof. D.A. Rüter)

Zur Ruhigstellung operativ versorgter Luxationen des Sterno-Clavicular- und Acromio-Claviculargelenkes werden meist transarticuläre Kirschner-Drähte in Verbindung mit einem Zuggurtungsdraht verwendet.

Am Schultereckgelenk ist dieses Vorgehen technisch einfach. Der theoretische Vorbehalt, daß diese Art der Fixation die physiologischen Gelenkbewegungen, vor allem die Rotation der Clavicula behindert, kann im Hinblick auf die spätere Funktion durch die bekannt guten Ergebnisse zwar entkräftet werden. Bei inadäquater Nachbehandlung, d.h., zu kurzer Ruhigstellung der Schulter oder zu langem Intervall zwischen Freigabe der Schulter und Metallentfernung, finden sich jedoch gehäuft Brüche der Kirschner-Drähte, die entweder das Ergebnis primär gefährden, oder erhebliche Probleme bei der Metallentfernung machen können.

Am Sterno-Claviculargelenk ist das Einbringen der Kirschner-Drähte schwerwiegend durch die Gefahr belastet, schon bei kleinem Irrtum in Bohrrichtung oder Bohrtiefe, Ver-

Hefte zur Unfallheilkunde, Heft 165
Hrsg.: C. Burri/U. Heim/J. Poigenfürst
© Springer-Verlag Berlin Heidelberg 1983

letzungen der Pleura, des Herzbeutels oder der großen Gefäße herbeizuführen. Diese Komplikationen können auch sekundär durch Wandern gebrochener Kirschner-Drähte eintreten. Hierbei sind mehrfach tödliche Verläufe beschrieben.

Die alternative Verwendung einer sog. „Überbrückungsplatte", bei der eine normale Platte beidseits des Gelenkes mit je 2 Schrauben befestigt wird, ist unbefriedigend, da selbst bei zusätzlicher Ruhigstellung des Armes durch einen Desault-Verband die Schrauben aus dem Sternum sehr rasch herausreißen.

Wünschenswert erscheint daher ein Implantat, das mit einer gelenkigen Verbindung an Clavicula und Sternum bzw. Acromion mittels Schrauben verankert werden kann, die Retention sicher gewährleistet und ein Gelenkspiel in einem beschränkten Rahmen erlaubt.

Da eine solche „Gelenkplatte" u.W. nicht im Handel ist, behalfen wir uns bei der Versorgung frischer sterno-clavicularer Luxationen mit folgender Improvisation:

Bei einer üblichen 4-Loch-1/3-Rohrplatte der AO wird durch Ausschneiden des seitlichen Steges am distalen Loch ein hakenförmiges Ende gebildet. Dieses wird bajonettförmig aufgebogen und in das endständige Loch einer zweiten 3-Loch-1/3-Rohrplatte eingeklinkt. Nach Anlegen von zunächst noch nicht geknüpften Nähten in das Ligamentum costo-claviculare und sterno-claviculare posterius wird nun, nach Reposition der Luxation, die längere Platte auf die Clavicula, die kürzere auf das Manubrium sterni aufgebracht und jeweils mit 3 bzw. 2 Kleinfragmentschrauben befestigt.

Nach typischer Beendigung der Operation durch Knüpfen der Nähte und schichtweisem Wundverschluß wird die Schulter für 2 Wochen in einem Desault-Verband ruhiggestellt. Die Metallentfernung erfolgt nach 8 Wochen.

Dieses Implantat bewährte sich auch bei der Behandlung einer chronischen Instabilität des Sterno-Claviculargelenkes mittels eingescheideter C-Faser und „Gelenkplatte".

Am Acromio-Claviculargelenk sind die Ergebnisse der Zuggurtung bei adäquater Nachbehandlung so gut, daß eine Änderung des Verfahrens nicht erforderlich erscheint. Dieselbe Plattenmontage ist hier jedoch möglich.

Hilfreich ist diese „Gelenkplatte" aber bei den distalen Claviculafrakturen mit Ruptur der coraco-claviculären Bänder. Hierbei muß die den Haken tragende, auf die Clavicula zu plazierende, Platte entsprechend länger gewählt werden.

Da, wie ein Verlauf zeigte, ein Bruch des relativ schwachen Hakenstieles bei aktiven Patienten nicht auszuschließen ist, wurde nun für diesen Teil der Montage ein stabiles Implantat entwickelt. Dies besteht aus einer Platte mit kräftigerem hakenförmigen Ende, das wiederum in das endständige Loch einer üblichen, etwas vorgebogenen 1/3-Rohrplatte eingesetzt werden kann.

Prof. Dr. med. A Rüter
Klinik für Unfall- und Wiederherstellungschirurgie, Zentralklinikum, D-8900 Augsburg

Instrumente zur Optimierung der Plattenosteosynthese

N. Haas und L. Gotzen

Unfallchirurgische Klinik der Medizinischen Hochschule
(Direktor: Prof. Dr. H. Tscherne), Hannover

Bei der Kompressionsosteosynthese mit der Platte am Knochenschaft ist es erforderlich, die Implantate durch geeignete Technik mechanisch optimal einzusetzen, um zu einer stabilen Fragmentverbindung durch größtmögliche über die ganzen Fragmentflächen wirksame Kompression zu gelangen. Hierzu stehen als wichtigste Maßnahmen die Plattenvorbiegung und -vorspannung sowie die schräge Plattenzugschraube zur Verfügung [1, 2, 3].

1. Vorbiegungseinrichtung

Bei der Plattenvorbiegung besteht in der Praxis die Schwierigkeit, die Vorbiegung genau mittig im Plattenmittelsegment zu plazieren und nicht das Implantat durch eine Knickbildung nahe bei der Lochbohrung zu schwächen. Weiterhin kommt es mit den bisher zur Verfügung stehenden Vorbiegungseinrichtungen der AO beim Vorbiegen der Platten zu einer deutlichen Kerbwirkung im Bereich der dem Mittelstück benachbarten Lochbohrungen, bedingt durch die Form des Auflagesattels. Zusätzlich ist die gradmäßige Abschätzung der Vorbiegung mit einer großen Fehlerbreite verbunden, wie eigene Untersuchungen gezeigt haben.

Um das Vorgehen zu erleichtern und zu präzisieren, wurden Stand- und Handbiegepresse der AO auf ihre Zweckmäßigkeit hin überprüft. Während es bei der Anwendung der Standbiegepresse aufgrund der Vorbiegungseinrichtung zu einer mehr rundlichen Vorbiegung im Plattenmittelsegment kommt, führt die Handbiegepresse zu einer schärferen Knickbildung. Bei der Bestimmung des Rückbiegemomentes zeigte es sich, daß die mit der Handbiegepresse vorgebogenen Platten bei gleichem Vorbiegewinkel ein wesentlich höheres Rückbiegemoment lieferten; bei den Belastungsuntersuchungen wiesen sie eine deutlich höhere Stabilität auf. Zur Optimierung der Vorbiegung von schmalen und breiten DC-Platten wurde die Handbiegepresse von uns umgerüstet. Die Plattenhaltevorrichtung wurde neu konstruiert. Um die Kerbbildung im Lochbereich zu vermeiden, werden die Platten auf einem kippbaren Plateau gelagert (Abb. 1a). Beim Vorbiegen kommt es dadurch zu einer großflächigen Auflagerung und Abstützung der Platte, so daß eine Kerbbildung nicht auftritt. Zusätzlich wurde eine Arretierung angebracht, wodurch die Platten in korrekter Position gehalten und dadurch exakt mittig vorgebogen werden. Weiterhin wurde die Handbiegepresse geeicht und am Handgriff mit einer Gradskala sowohl für schmale als auch für breite DC-Platten versehen. Diese Zusatzeinrichtungen ermöglichen es, in einem Arbeitsgang die Platten um einen definierten Winkel exakt mittig im Mittelsegment vorzubiegen, ohne sie im Bereich der angrenzenden Lochbohrungen zu schädigen.

Hefte zur Unfallheilkunde, Heft 165
Hrsg.: C. Burri/U. Heim/J. Poigenfürst
© Springer-Verlag Berlin Heidelberg 1983

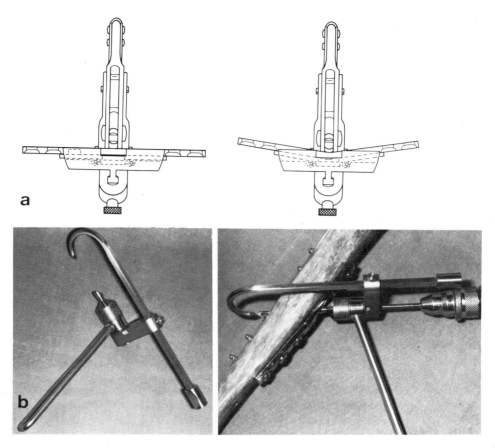

Abb. 1. a Schematische Darstellung der AO-Handbiegepresse mit spezieller Plattenhaltevorrichtung: Kippbare Plateaus formschlüssig zur Plattenoberfläche zur Vermeidung einer Kerbbildung im Bereich der Lochbohrungen beim Vorbiegen; Seitliche Arretierung zur exakt mittigen Positionierung der Platte. **b** Bohrbüchse mit Zielvorrichtung zur einfacheren und präziseren Applikation der schrägen Plattenzugschraube

2. Zielbohrbüchse

Der Stabilitätsbeitrag der schrägen Plattenzugschraube hängt entscheidend davon ab, wie sie plaziert wird. Wie eigene Untersuchungen zeigten, sollte die schräge Zugschraube die Fragmentebenen möglichst plattenfern kreuzen um eine hohe Stabilität zu erzielen. Dabei muß jedoch darauf geachtet werden, daß sie in der plattengegenseitigen Corticalis feste Verankerung findet. Das Gewindeloch muß in genügend weitem Abstand vom Fragmentende liegen, damit es nicht zur Knochenfissurierung oder zum Gewindeausbruch kommt. Hierbei ist zu berücksichtigen, daß die Lochbohrung der DC-Platten eine Schraubenneigung zur Plattenmitte hin von etwa 40 Grad und in der Plattenquerachse von etwa 10 Grad zuläßt. Mit dem Bohrer kann jedoch eine stärkere Neigung eingenommen werden, wobei sich aber das anschließende Gewindeschneiden schwierig gestaltet und häufig mit dem Bruch des Instrumentes einhergeht. Weiterhin verbiegt sich die Schraube beim Eintritt in das Plattenloch unterhalb des Kopfes und kann dort sogar abbrechen. Um das Vorgehen zu erleichtern, wurde eine spezielle Bohrbüchse mit Zieleinrichtung entwickelt (Abb. 1b). Der Fuß der Bohrbüchse ist so gestaltet, daß die zulässigen Schraubenneigungswinkel nicht überschritten werden. Aufgrund seiner Formgebung wird weiterhin vermieden, daß der Bohrer auf den Plattenlochrand trifft und sich dort abstumpft. Die Zielvorrichtung gestattet es, die Richtung der Schraube und ihren Austrittspunkt in der plattenfernen Corticalis genau festzulegen (Abb. 1b).

Literatur

1. Gotzen L, Haas N, Strohfeld G (1981) Experimentelle und praktische Grundlagen zur Vorbiegung der schmalen und breiten AO-Platte (DCP). Unfallheilkunde 84: 121-130
2. Gotzen L, Haas N, Strohfeld G (1981) Zur Biomechanik der Plattenosteosynthese. Schräge Plattenzugschraube – Plattenvorbiegung. Unfallheilkunde 84: 439-443
3. Müller M E, Allgöwer M, Schneider R, Willenegger H (1977) Manual der Osteosynthese. Springer, Berlin Heidelberg New York

Dr. med. N. Haas, Unfallchirurgische Klinik, Medizinische Hochschule Hannover, Konstanty-Gutschow-Str. 8, D-3000 Hannover 61

Ausbaufähige Transportfixationen an der unteren Extremität

R. Heuwinkel, H.L. Klammer und H.P. Kloss

Abteilung Unfallchirurgie/Verbrennungsmedizin des Bundeswehrzentralkrankenhauses Koblenz (Ltd. Arzt: OTA Dr. H.L. Klammer)

Bis in die heutige Zeit hinein hat sich in der katastrophen-medizinischen Planung die Vorstellung erhalten, daß bei Massenanfall von Verletzten mit offenen Frakturen, z.B. Schußfrakturen, lediglich folgender Ablauf denkbar ist:

1. Antransport mit modifizierter Thomas-Schiene oder Behelfsschienen;
2. Chirurgische Versorgung der Fraktur, alternativ die Amputation;
3. Abtransport in nachbehandelnde Einrichtung mit z.T. voluminösen Gipsverbänden.

Im letzten Weltkrieg wurde der Gips zum unerläßlichen Transportverband, ergänzt durch zahlreiche improvisierte Fixations- und Lagerungs-Varianten. Gemeinsame Nachteile, besonders bei Oberschenkel-Schußfrakturen, waren Sperrigkeit, Gewicht und mangelhafte Stabilität. Es ist daher dringend geboten, ein anderes Konzept zu finden, vor allem, um die modernen Erfahrungen in der Behandlung offener Frakturen auch in jede denkbare Katastrophe

Hefte zur Unfallheilkunde, Heft 165
Hrsg.: C. Burri/U. Heim/J. Poigenfürst
© Springer-Verlag Berlin Heidelberg 1983

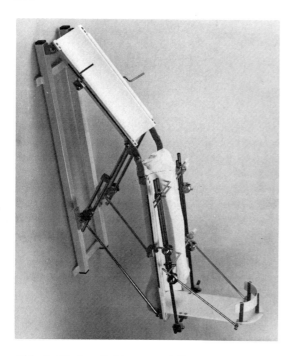

Abb. 1. Eigenes Schienenmodell

einzubringen. Somit bot sich gerade für uns der Fixateur externe in seinen zahlreichen Modellen zur intensiven praktischen Prüfung auf seine Verwendbarkeit als universelles und ausbaufähiges Transport-Fixationssystem an. Wir stellen aufgrund unserer bisherigen Erfahrung folgende Anforderungen:

1. Leichte Handhabung;
2. Geringes Gewicht;
3. Wenige Einzelteile;
4. Schlechte Temperaturleitung;
5. Mehrfach armierte Implantatträger;
6. Hohe Stabilität;
7. Stufenlose Verstellbarkeit;
8. Kombinierbarkeit verschiedener Modelle.

Zunächst galt unser Hauptaugenmerk der Kombinierbarkeit, weil wir von der Realität ausgehen müssen, daß viele verschiedene Systeme Anwendung finden. Es muß im Katastrophenfall auf alles Erreichbare zurückgegriffen und improvisierend miteinander kombiniert werden. Unter Mithilfe der Industrie, die unsere Anregungen rasch aufgriff, konnten wir schon einige solcher Kombinationen durchführen. Sie sind mittels einfach herzustellender Verbindungs-Elemente rasch zu montieren.

Ein weiterer wichtiger Gesichtspunkt war die möglichst einfache Stabilisierung. Bestechend in dieser Hinsicht und zugleich stabil ist die unilaterale Fixierung, deren Biomechanik jüngst von Schlenzka in einer bestimmten Montageform geprüft wurde. Wir gehen damit von ausreichender Transport- und Lagerungsstabilität aus. Als beispielhaft können die von uns verwendeten Montageformen angesehen werden.

Ein dritter bedeutsamer Aspekt ist die Transportfähigkeit: Mit Fixateur stabilisierte offene Frakturen sollten nicht auf einer Schiene aufliegen wegen möglicher Druckschädigung, sondern freihängend transportiert werden können. Dazu gingen wir zunächst vom klassischen Rahmen-Fixateur aus, in der Vorstellung einer Transportschiene zur Repositions- und Extensions-Hilfe, die nach der Erstversorgung angelegt wird und z.B. auch im Rahmen der Nachbehandlung mit Saug-Spül-Drainage als Sekret-Schale verwendbar sein sollte. Hier versuchten wir eine Idee Bimlers einzuarbeiten, der seine Frankfurter Bewegungsschiene mit einem Fixateur kombinierte. Zusätzlich strebte er mit Hilfe eines Kugelgelenkes eine Reposition über eine Verspannung des Calcaneus mit einer Sohle an. Letzteres erschien uns aber für den Massen-Anfall weniger geeignet. Die von uns angestrebte Schiene sollte folgende Kriterien erfüllen:

1. Flache Bauweise;
2. Geringes Gewicht;
3. Verwendbarkeit für Erdtransport und Lufttransport;
4. Kombination mit gebräuchlichen Fixateuren;
5. Ausbau zum Weber-Bock für kindliche Frakturen.

Damit würde diese Schiene ein universelles Gerät, das nicht ausschließlich sanitätsdienstlichen Verwendungen vorbehalten bliebe.

Seit kurzem steht uns ein Prototyp zur Verfügung. Den Vorteil eines solchen Systems sehen wir in der Anwendbarkeit auf allen Ebenen der chirurgischen Versorgung offener und geschlossener Frakturen sowohl des Erwachsenen als auch des Kindes. Praktisch alle gängigen Fixateure können darauf befestigt werden. Die offene Wundbehandlung ist per Spül-Drainage ohne Verschmutzung des Bettes möglich. Der Transport sowohl mit Kraftwagen wie mit Luftfahrzeug gerade bei Oberschenkelfrakturen wird erleichtert. Extensionen sind ebenso möglich wie Korrekturen. Im Massen-Anfall bleibt aber die schnellstmögliche unilaterale Fixierung mit Sicherung der Durchblutung und Lagerung auf weicher Unterlage Methode der Wahl. Die Kombination aus Schiene und Fixateur macht dann den voluminösen Becken-Bein-Gips weitgehend entbehrlich und gewährleistet höhere Stabilität.

Dr. R. Heuwinkel, Abteilung Unfallchirurgie/Verbrennungsmedizin des Bundeswehrzentralkrankenhauses, Rübenacher Str. 170, D-5400 Koblenz

Neue Denstransfixationsplatte

R. Streli

Unfallkrankenhaus Linz der AUVA (Ärztlicher Leiter: Dr. R. Streli)

Nachdem am 18.06.1975 die erste sogenannte Densplatte verwendet wurde und 19 Fälle operiert wurden, ist durch die laufende Überprüfung der Situation eine Platte mit größerer und vielfältigerer Leistungsfähigkeit entwickelt worden.

Diese neue Platte basiert auf einem anatomischen Umstand, der in den anatomischen Beschreibungen des Dens und des Körpers des 2. Halswirbels nicht aufscheint.

Vom Übergang des Dens in den Körper des 2. Halswirbels ist ein medianer Vorsprung von leistenförmigen Charakter in der Sagittalebene praktisch immer vorhanden. Seitlich von dieser Leiste sind Gruben im Körper des 2. Halswirbels auf beiden Seiten der genannten Leiste. Diese grubenartigen Vertiefungen zeigen eine 30-45 Grad steile Wand nach oben hin, bezogen auf eine Horizontalebene durch den Körper des 2. Halswirbels und einen flachen Auslauf nach unten hin. Dieser Umstand läßt sich chirurgisch ausnützen. Es können nämlich durch die obere steile Wand, die vom seitlichen Gelenkskörper des 2. Halswirbels auf beiden Seiten gebildet wird, Schrauben durch das laterale Atlanto-axial-Gelenk gebohrt werden und diese zur temporären Transfixation zusätzlich verwendet werden oder auch in gewissen Fällen für die Arthrodese der lateralen Atlanto-axial-Gelenke benützt werden.

Dem entsprechend muß die deltaförmige Platte seitlich 30 oder 45 Grad verschränkt sein, damit durch die Plattenlöcher hindurch schräg nach außen und hinten in einem Winkel von etwa 10 Graden und von der Mittellinie 10-12 mm entfernt, diese Transfixationsschrauben eingebracht werden können.

Handelt es sich um einen Bruch des Typs Althoff 3 oder 4, dann kann bei derartigen Brüchen die Platte als Haltelager den unteren Gelenksfortsatz der Atlanto-axial-Gelenke ersetzen.

Außerdem wurden in der oberen Lasche links und rechts 2 Löcher angebracht, damit 2 Drahtnähte um den Atlas geführt werden können und zwar neben dem Tuberculum. Hat man nur 2 Löcher oder 1 Loch in der Mitte, dann liegt die Drahtnaht, die den Atlas mit der Platte verbindet, entweder seitlich vom Tuberculum oder man muß in das vordere Tuberculum des Atlas mit etwa einer Josef-Säge eine Rille schneiden, um die Drahtnaht median zu lagern und sie am Verrutschen zu hindern.

Im Zentrum des Deltas ist ein ovales Loch, durch welches die Kompressionsschraube in den Dens epistropheus eingeführt wird. Sie kann bis nahe an die Spitze eingebracht werden und soll möglichst der hinteren Corticalis des Dens anliegen. Wenn diese Schraube fest gezogen wird, preßt sie durch das Kräfteparallelogramm den Dens einerseits an die Platte und mit dem anderen Teil der Kraft bewirkt sie eine Zusammenpressung der Bruchflächen, also eine Kompressionsosteosynthese. Durch die Weite des Loches sinkt ein Teil des Schraubenkopfes in das ovale Loch im Zentrum des Deltas ein und steht dadurch nicht so stark über die Platte vor.

Am Modell ist die außerordentliche Festigkeit dieser Form der Kompressionsosteosynthese zu sehen und sie ist am Präparat auch nachweisbar.

Hefte zur Unfallheilkunde, Heft 165
Hrsg.: C. Burri/U. Heim/J. Poigenfürst
© Springer-Verlag Berlin Heidelberg 1983

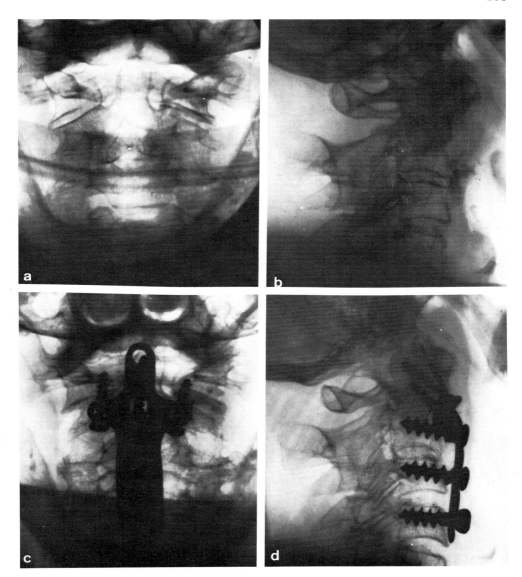

Abb. 1 a-d. W.K. 72j. Frau, AZ 26948/81 und AZ 5769/82, Unfall am 22.10.1981, Fall 2. a, b 29.10.1981 – Densfraktur vor der Operation ap und seitlich proijeziert. c, d nach der Operation – Denstransfixationsplatte mit Kompressionsschraube für den frakturierten Dens epistropheus. Transfixation der lateralen Atlanto-axial-Gelenke durch die seitlichen Schrauben, welche durch die verschränkten seitlichen Anteile im Bereiche der deltaförmigen Verbreiterung eingebracht wurden. Platte und Schrauben wurden 10 Monate nach der operativen Behandlung wieder entfernt. Der Bruch des Dens axis war knöchern fest geheilt

Der Zugang ist einfach, indem von einem queren Schnitt in einer Halsfalte über dem 4. Halswirbel die Haut durchtrennt wird. Vom 5-7 cm langen Schnitt wird die Haut vom Platysma nach oben und unten 4 cm abpräpariert und dann das Platysma über dem Sterno hyoideus längsincidiert zum Zwecke eines guten kosmetischen Resultates.

Die Präparation in die Tiefe gelingt leicht mit einem Finger, der dann den Ösophagus weiter hinauf bis zur Schädelbasis abschiebt.

Dann wird ein Denshaken eingesetzt. Der Blutverlust bis dorthin ist minimal und erst beim Längsspalten des Periosts über dem Körper des 2. Halswirbels und beim Deperiostieren des Atlas links und rechts des Tuberculum, treten zahlreiche Blutpunkte auf, die bipolar coaguliert werden. Das Einbringen der Densplatte selbst möchte ich Ihnen am Fall 2 der eigenen Serie demonstrieren. Nachdem die Fraktur freigelegt und reponiert wurde und die Präparation wie oben beschrieben durchgeführt wurde, wird durch das mediane Atlanto-Axialgelenk, also zwischen Dens und Atlas ein 10 mm breiter Meißel eingebracht und dann die Platte zwischen Atlas und Dens eingeschoben und festgeschraubt. Mit dieser stabilen Fixation benötigen die Leute nunmehr bis zur Heilung der Weichteilwunde eine Plastik-Schanzkrawatte und dann ist eine äußere Fixation nicht mehr notwendig.

Interessanterweise heilen die Densfrakturen bei so exakter Fixation sehr schnell. Wir haben bei einem Fall, bei dem die unterste Schraube der Platte um eine Umdrehung gelockert war, diese nachgezogen. Der betreffende Patient ist mehrere Tage später an einem Rechts-Herz-Versagen gestorben. Das dabei gewonnene Präparat zeigte, daß der Dens knöchern verheilt war, in ideal reponierter Stellung und daß eigentlich das Nachziehen der Schraube nicht notwendig war. Die Platte hätte gleich entfernt werden können.

Ich sehe den Vorteil der Methode in der außerordentlichen Stabilität und Einfachheit der Anwendung.

Literatur

1. Althoff B (1979) Fracture of the Odontoid Process. Acta Orthop Scand, Suppl. 177
2. Böhler J (1982) Anterior Stabilization for Acute Fractures and Non-Unions of the Dens. J Bone Joint Surg 64A:18-27
3. Nakanishi T, Sasaki T, Tokita N, Hirabayashi K (1982) Internal Fixation for the Odontoid Fracture. Orthopaedic Transactions (J Bone Joint Surg Am) VI:176
4. Simmons EH, du Toit G (1978) Lateral Atlanto axial Arthrodesis. Orthop Clin North Am 9:1101-1114
5. Streli R (1981) Kompressionsosteosynthese bei Frakturen und Pseudarthrosen des Dens epistrophei. Z Orthop 119:675-676

Dr. R. Streli, Stelzhammerstraße 2, A-4020 Linz

Dorsale Verklammerungsspondylodese
bei posttraumatischer atlanto-axialer Instabilität

K. Roosen[1], W. Grote[1] und A. Trauschel[2]

1 Neurochirurgische Klinik
2 Technisches Zentrallabor am Universitätsklinikum Essen

Zur posterioren inneren Stabilisierung des traumatisierten atlanto-axialen Bewegungssegments werden unterschiedliche Methoden angegeben. Ein interlaminäres Knochentransplantat wurde mittels Draht [1, 2] oder Sehnencerclage [5] befestigt. Abhängig vom Ausmaß der lokalen Läsion (Bogenfraktur, extreme Instabilität) wurden Occipitalschuppe oder HWK 3 in die Verblockung einbezogen. Unterschiedliche Erfahrungen wurden mit der additiven Stabilisierung durch PMMA-Plomben gesammelt [4].

Postoperative Komplikationen, z.B. rezidivierende atlanto-axiale Dislokation, Luxation der Knochenimplantate, Lockerung und Riß der Draht- oder Sehnenschlingen, Frakturen der umgurteten Bögen und Dornfortsätze [3] erforderten wiederholte chirurgische Eingriffe.

Aufgrund ähnlicher Erfahrungen wurde die Kompressionsklammer entwickelt. Sie ist aus rostfreiem X 2 Cr Ni Mo 1812-Stahl (DIN 17443) gefertigt und besteht aus einer Schraube und 2 Klammerhälften. Die Schraubenlänge, Hakengröße und -krümmung sind variabel je nach topographischer Situation.

In der oberen Klammerhälfte sind eine Feder und Mutter unverlierbar und verdrehgesichert inkorporiert. Der Kopf der Spannschraube lagert in einer konkaven Kalotte. Die Kalotte und der Bohrungsdurchmesser der 2. Klammerhälfte, der im Verhältnis zum Schraubendurchmesser übergroß dimensioniert ist, ermöglichen die Anpassung an die knöcherne Auflagefläche unter Vermeidung nachteiliger Biegekräfte auf die zugbelastete Schraube. Die physiologische Reduktion der Andruckkraft wird durch die Federkraft kompensiert. In den interlaminären Raum wird ein autologer Beckenkammspan (→) eingepaßt; die Klammern werden paarig, paramedian auf die Bögen C1, 2 oder 3 aufgesetzt und mit einem 6er Cardan-Imbusschlüssel gespannt (Abb. 1).

Klinische Erfahrungen

Bei 7 Patienten im Alter von 15 bis 58 Jahren mit posttraumatischer atlanto-axialer Instabilität wurde die Klammer implantiert. Bei einem 15jährigen Jungen lag ein bis zum Unfall unbekanntes Os odontoideum vor; ein 19jähriges Mädchen entwickelte 3 Monate nach dem Trauma eine symptomatische Denspseudarthrose. Fünf Patienten hatten stabilisierungspflichtige Verletzungen der oberen HWS erlitten; neben der posterioren Verklammerungsspondylodese wurde in 3 Fällen eine additive vordere Stabilisierung vorgenommen, 2 mal nach transoralem, 1 mal nach antero-lateralem Zugang.

Eine zusätzliche externe Ruhigstellung war nicht erforderlich; die Patienten wurden frühzeitig mobilisiert. Mechanische Komplikationen traten nicht auf. Der Nachbeobachtungszeitraum beträgt 1 bis 4 Jahre. Die Indikation zur Explantation richtet sich nach Alter, Grunderkrankung und Zeitpunkt der funktionsstabilen interarcualen Osteosynthese, die bisher bei 5 Patienten im Schnitt nach 6 Monaten erreicht war.

Hefte zur Unfallheilkunde, Heft 165
Hrsg.: C. Burri/U. Heim/J. Poigenfürst
© Springer-Verlag Berlin Heidelberg 1983

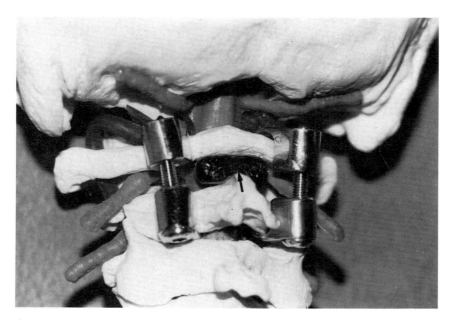

Abb. 1. Knochenmodell des cranio-cervicalen Übergangs; auf die Bögen C1/2 implantierte Kompressionsklammern. Nachbildung des interlaminären, autologen Knochenspans (→)

Als weitere Indikation zur Implantation der Kompressionsklammer gelten die atlanto-axiale Instabilität auf dem Boden von Tumoren oder Erkrankungen des rheumatischen Formenkreises. Die Erfahrungen mit je einem Patienten werden diskutiert.

Literatur

1. Böhler J (1962) Operationsindikation und Technik bei frischen Brüchen des Dens epistropheus. Zbl Chir 87:657-661
2. Brooks AL, Jenkins EB (1978) Atlanto-axial arthrodesis by the wedge compression method. J Bone Joint Surg 60-A:279-284
3. Fried LC (1973) Atlanto-axial fracture − dislocations. Failure of posterior C1 to C2 fusion. J Bone Joint Surg 55-B:490-496
4. Kelly DL, Alexander E Jr, Courtland HD (1972) Acrylic fixation of atlanto-axial dislocations. Technical note. J Neurosurg 36:366-371
5. Rathke FW, Schlegel KF (1979) Surgery of the spine. In: Hackenbroch M, Witt AN (eds) Atlas of orthopaedic operations, Vol. 1. Thieme, Stuttgart

Priv.-Doz. Dr. K. Roosen, Neurochirurgische Univ.-Klinik, Hufelandstr. 55, D-4300 Essen

Der Wirbelkörperersatz und andere operative Maßnahmen bei Osteolysen und pathologischen Frakturen der Wirbelsäule

D. Wolter, Ch. Eggers und H.-D. Gartmann

Abteilung für Unfall-, Wiederherstellungs- und Handchirurgie (Ltr.: PD Dr. D. Wolter) — Allgemeines Krankenhaus St. Georg, Hamburg

Destruierendes Tumorwachstum mit Instabilität ist im Wirbelsäulenbereich in überwiegender Zahl auf Metastasen zurückzuführen. Die Wirbelmetastase und die epidurale Wirbelkanalmetastase kann zur Kompression des Rückenmarkes oder der Wurzeln mit entsprechenden neurologischen Ausfällen führen. Die Instabilität der Wirbelsäule bewirkt auch ohne neurologische Ausfälle stärkste Schmerzen im Sinne eines spinalen Schmerzsyndroms [1].

Operationsindikationen

Es steht außer Frage, daß Wirbelsäulenmetastasen in erster Linie einer strahlentherapeutischen Behandlung, evtl. in Kombination mit einer Chemotherapie, zugeführt werden müssen. Für die chirurgische Therapie verbleiben folgende Operationsindikationen:

1. Destruierendes Tumorwachstum mit Instabilität bei erfolgloser oder keinen Erfolg versprechender Strahlen- und Chemotherapie mit spinalem Schmerzsyndrom.
2. Beginnendes bzw. fortgeschrittenes Querschnittssyndrom.
3. Unklarer Primärtumor mit spinalem Schmerzsyndrom.
4. Solitärmetastase mit spinalem Schmerzsyndrom.

Operative Möglichkeiten

Ziel der operativen Therapie ist eine Dekompression des Wirbelkanals, wenn möglich unter Ausräumung oder Reduktion des Tumors [2, 4]. Anschließend muß das in der Regel instabile Segment stabilisiert werden.

Eine Dekompression des Wirbelkanals kann von dorsal durch Laminektomie ggf. über mehrere Segmente und von ventral durch Vertebrektomie erreicht werden.

An stabilisierenden Maßnahmen stehen uns Plattenosteosynthesen, Verbundosteosynthesen, Harrington-Stäbe und Wirbelkörperersatzmethoden zur Verfügung.

Der Wunsch, bei Tumoren der Wirbelsäule nicht nur eine Resektion des Tumors, sondern auch eine Wiederherstellung der Kontinuität zu erreichen, hat Szava und Mitarb schon 1957 veranlaßt, über einen endoprothetischen Ersatz des Wirbelkörpers nachzudenken. Er hat damals ein Implantat entwickelt, welches auf dem Gewindeprinzip basiert und mit Zapfen in die benachbarten Wirbelkörper hineinreicht. Dieses Modell wurde in späterer Zeit von Polster modifiziert [2, 3].

Bei dem von uns entwickelten Wirbelkörperersatz haben wir das Prinzip der zentralen Stabilisierung und Distraktion übernommen. Ziel unserer Entwicklung war jedoch, eine

Hefte zur Unfallheilkunde, Heft 165
Hrsg.: C. Burri/U. Heim/J. Poigenfürst
© Springer-Verlag Berlin Heidelberg 1983

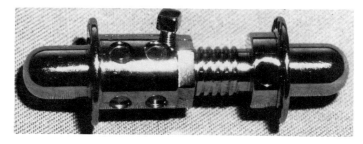

Abb. 1. Distanzstück für den Wirbelkörperersatz im Brust- und Lendenwirbelsäulenbereich. Möglichkeit der schnellen Implantation und Distraktion mit Hilfe einer Zange während des Zementaushärtens

Operative Maßnahmen (z.T. kombiniert) bei 51 Patienten Januar 1979-Juni 1982) (Tumor-reduktion oder -ausräumung, Dekompression, Stabilisierung)

HWS ventral	a) Doppel-T-Platte und Zement	4
	b) zentraler Metallstift	5
	c) Platte und cortico-spongiöser Block	1
HWS dorsal	a) Hinterhauptabstützplatte	3
	b) Laminektomie	3
	c) Cerclagen	1
BWS ventral	a) Distanzstück und Zement	8
	b) Verbundosteosynthese mit Platte	4
BWS dorsal	a) Laminektomie	11
	b) Harrington	7
	c) Platten	5
LWS ventral	a) Distanzstück und Zement	7
	b) Verbundosteosynthese mit Platte	2
LWS dorsal	a) Laminektomie	1
	b) Harrington	2
	c) inoperabler Befund	1
Sacralwirbel ventral	Tumorausräumung und Spongiosaplastik	1

möglichst schnelle Distraktion nach Implantation des Distanzstückes zu erreichen, um so die Implantation während des Aushärtens des Zementes vorzunehmen [4].

Resultate und Diskussion

In der Zeit von Januar 1979-Juni 1982 behandelten wir 51 Patienten mit metastatischen Wirbelsäulentumoren operativ. Die Indikation für das operative Vorgehen war in 70% der Fälle ein drohendes bzw. fortschreitendes Querschnittssyndrom.

An Komplikationen fanden sich bei 51 Patienten in zwei Fällen eine tiefe Infektion und einmal eine passagere Lymphfistel. Eine Teilparese des li. Armes wurde in einem Fall beobachtet. An thrombembolischen Komplikationen fanden sich drei letale Lungenembolien.

In 36 Fällen kam es zu einer Besserung des neurologischen Befundes, die sich in einer Schmerzfreiheit beim spinalen Schmerzsyndrom sowie in einer partiellen Rückbildung von Lähmungserscheinungen bis hin zur vollen Remission zeigte. Die günstigsten Heilungsverläufe finden sich dann, wenn frühzeitig bei einer Querschnittssymptomatik eine Dekompression und Stabilisierung erfolgte. Je schwerwiegender die Ausfälle waren und je länger sie angedauert hatten, um so mehr war die Rückbildung verzögert.

Schlußfolgerungen

Die operative Therapie von metastatischen Wirbelsäulentumoren wurde bei 51 Patienten aufgrund einer strengen Operationsindikation in Zusammenarbeit mit den benachbarten onkologischen Disziplinen durchgeführt. Bei 36 Patienten kam es zu einer Besserung des neurologischen Befundes, die sich in Schmerzfreiheit sowie in einer Rückbildung von Lähmungserscheinungen bis hin zur vollen Remission zeigte. Die Versorgung dieser Patienten ist für den Arzt und das Pflegepersonal sehr arbeitsintensiv. Die Tatsache, daß in 70% der Fälle durch palliative operative Eingriffe eine Verbesserung erreicht werden kann, scheint den großen klinischen Einsatz zu rechtfertigen.

Literatur

1. Brice J, McKissock W (1965) Surgical treatment of malignant extradural spinal tumours. Brit Med J 1:1341
2. Polster J, Brinckmann P (1977) Ein Wirbelkörperimplantat zur Verwendung bei Palliativoperationen an der Wirbelsäule. Z Orthop 115:118
3. Szava J, Maros T, Ciugudean K (1959) Beiträge zur radikalen chirurgischen Behandlung der Wirbelneoplasmen und die Wiederherstellung der Wirbelsäule nach einer Vertebrektomie. Z Chir 7:247
4. Wolter D, Eggers Ch, Schwabe G (1982) Dekomprimierende und stabilisierende Maßnahmen bei Osteolysen und pathologischen Frakturen der Wirbelsäule unter Verwendung eines Teleskopdistanzstückes. In: Wolter D (Hrsg) Osteolysen – Pathologische Frakturen. Thieme, Stuttgart, S 154

Priv.-Doz. Dr. D. Wolter, Abt. für Unfall-, Wiederherstellungs- und Handchirurgie, AK St. Georg, Lohmühlenstr. 5, D-2000 Hamburg 1

Neue Erfahrungen mit der Operationstechnik zur Implantation zementfreier isoelastischer RM-Prothesen

B. Störmer und G. Hierholzer

Berufsgenossenschaftliche Unfallklinik Duisburg-Buchholz

Für den künstlichen Ersatz des Hüftgelenkes soll ein Konzept vorgestellt werden, wobei sowohl die Hüftpfanne wie auch der Prothesenstiel zementlos implantiert sind.

Die halbkugelförmige Pfanne ist aus hochverdichtetem Polyäthylen angefertigt. Sie wird mit Hilfe von zwei Zapfen und Schrauben direkt auf den entknorpelten subchondralen Knochen der Hüftgelenkspfanne befestigt. Die künstliche Polyäthylenpfanne folgt dabei der elastische Deformation des Knochens. Der Femuranteil der Prothese besteht aus Polyacetalharz mit einem Stahlkern. Die Prothesenstiele stehen in verschiedenen Größen zur Verfügung und können mit Köpfen verschiedener Halslänge besetzt werden. Die Stahlprothese hat eine Länge von 140 mm bzw. 180 mm bei verschiedenen Durchmessern. Darüber hinaus findet eine Prothese mit langem abgestuften Stiel speziell für Prothesenwechsel Verwendung.

Wir haben den Prothesentyp in 120 Fällen implantiert und in Kombination mit einer Geradschaftprothese nach Müller die zementlose Polyäthylenpfanne insgesamt 150 x verwendet. Die Indikation zum endoprothetischen Gelenkersatz sahen wir bei der posttraumatischen und degenerativen Arthrose, sowie bei der rheumatischen Arthritis, der Dysplasiearthrose, der Ankylose bzw. Arthrodese und im besonderen Fall bei Austauschoperationen.

Über den antero-lateralen Zugang erfolgt in typischer Weise die Vorbereitung zur Implantation der Pfanne, abgesehen davon, daß hier ein spezielles Zielgerät verwendet wird. Dieses Gerät ist notwendig, um die entsprechenden Verankerungslöcher für die Zapfen der Pfanne paßgerecht zu zentrieren. Bei fester Einklemmung der Pfanne haben wir auf eine zusätzliche Schraubenfixation verzichtet, die üblicherweise zusätzlich angebracht werden. Die Zugrichtung der Markhöhle wird skizzenhaft dargestellt. Beim Einschlagen der Prothese wird reichlich Spongiosa, die aus dem Kopf- und Halsbereich zuvor entnommen wurde, hinzugefügt, die beste Voraussetzung für eine komplikationslose Einheilung des eingebrachten Prothesenstiels ist eine kraftschlüssige Verankerung im Markrohr, d.h. beim Einschlagen muß sich der gesamte Prothesenstiel fest zwischen der Corticalis einklemmen.

Knochenszintigramme können Hinweise zur Frage des Einbaus der Prothese geben. Kontrollszintigramme vier Wochen nach der Operation lassen eine deutliche Anreicherung im Operationsbereich in der Umgebung der Prothese als Reaktion auf den Eingriff erkennen. Spätere Szintigramme zeigen eine wesentlich geringere Anreicherung als Anzeichen eines abgeschlossenen Einbaues der Prothese.

In Fällen einer Lockerung nach Hüftgelenksprothesenoperationen bei fortgeschrittener Osteolyse im Pfannenbereich und am proximalen Femur sehen wir eine spezielle Indikation für die zementlose Kunststoffprothese. Die zementfreie Kunststoffprothese in Verbindung mit einer ausgedehnten autologen Transplantation von corticospongiösen und spongiösen Anteilen erlaubt möglicherweise gegenüber der erneuten Zementanwendung eher eine knöcherne Regeneration zu erzielen. Erste und vorläufige Ergebnisse sind für uns Anlaß, diesen klinischen Versuch fortzusetzen.

Dr. B. Störmer, Berufsgenossenschaftliche Unfallklinik, D-4100 Duisburg-Buchholz

Hefte zur Unfallheilkunde, Heft 165
Hrsg.: C. Burri/U. Heim/J. Poigenfürst
© Springer-Verlag Berlin Heidelberg 1983

Möglichkeiten für künstlichen Knochen- und Gelenkersatz

R. Mathys

Güterstraße 5, Bettlach

Es geht im folgenden darum, die Möglichkeiten darzustellen, welche sich in Fällen von Substanzverlust wegen Knochentumoren, Trümmerfrakturen oder Kopfnekrosen, mit künstlichen Knochen- und Gelenkersatzkomponenten anbieten. Insbesondere eignen sich solche Prothesen aus Polyacetalharz an der weniger belasteten oberen Extremität, wo es z.B. im Falle eines Tumors speziell darauf ankommt, möglichst rasch handeln zu können um die weitere Ausdehnung zu stoppen, den Patienten von seinen Schmerzen zu erlösen, oder sogar seinen Arm zu erhalten. Ebenso geht es in solchen Fällen darum, auf einfache Art, mit technischen Hilfsmitteln eine funktionell befriedigende Lösung zu finden und komplizierte, oft mehrfache Operationen durch Entnahme von autologem Knochen zu vermeiden.

Seit der Anwendung der ersten isoelastischen Tumorprothese (A) am 2.3.1970 durch Dr. G. Bertele, Ulm, am Humerus eines 18jährigen Mädchens, hat sich die Eignung solcher Prothesen in über hunderten von Fällen bestätigt. Diese erste Patientin zeigt nach mehr als 13 Jahren einen kraftflußorientierten, soliden knöchernen Einbau der zementlos eingesetzten Prothese. Auch viele andere Patienten bestätigen nach 6-10 Jahren post OP stabilen knöchernen Einbau der zementlos eingesetzten Prothesen und gute Gebrauchsfähigkeit des Armes. Nicht zu vergessen ist dabei die wesentlich kürzere Behandlungszeit im Vergleich zu den herkömmlichen Behandlungsmethoden.

Die Schulterkopfprothese (B) wurde 1973 erstmals angewendet und gelangte bisher in ca. 600 Fällen, hauptsächlich bei eingetretenen Kopfnekrosen und bei Trümmerfrakturen des proximalen Humerus zur Anwendung. Indem in den Kunststoffstiel der Prothese gebohrt und Gewinde geschnitten werden kann, lassen sich abgesprengte Fragmente des Tuberculum majus mit den Muskelansätzen mittels Schrauben an der Prothese fixieren. Dadurch kann einerseits in vielen Fällen ein gutes funktionelles Ergebnis erzielt werden und andererseits können die Knochenfragmente durch die damit erreichte Stabilität wieder mit dem Hauptfragment zusammenwachsen.

Total-Schulterprothesen (C) mit künstlicher Gelenkpfanne werden verhältnismäßig wenig verwendet (seit 1974 in ca. 180 Fällen). Der OP-Aufwand ist unverhältnismäßig viel größer und die Resultate unterscheiden sich angeblich wenig von denselben mit gewöhnlichen Kopfprothesen, weil das Gelenk bei Druckbelastung mehrheitlich nur statisch belastet wird.

Bei Tumoren in der Schaftmitte erweist sich die zweiteilige Diaphysenprothese (D) als sehr vorteilhaft, weil sowohl der proximale wie der distale Gelenkteil erhalten bleibt und dadurch eine volle Funktion erwartet werden kann.

Die Hauptmerkmale der Radiuskopfprothesen (D), ebenfalls für zementlosen Einbau, sind ihre Stabilität und die metallene Kopfoberfläche, welche sich als Gleitpartner mit dem Gelenkknorpel der Ulna und der Humeruscondyle als sehr vorteilhaft erweist. Seit der ersten Anwendung 1974 wurden insgesamt ca. 320 eingesetzt.

Von den Ellbogenprothesen bestehen zwei Modelle mit gleicher Größe des Gelenkteils, jedoch mit Stielen für unterschiedliche Größen der Markhöhle. Das Modell (F) mit Schaftanteil verschiedener Längen, wird bei Verlust des distalen Humerus-Anteiles angewendet.

Hefte zur Unfallheilkunde, Heft 165
Hrsg.: C. Burri/U. Heim/J. Poigenfürst
© Springer-Verlag Berlin Heidelberg 1983

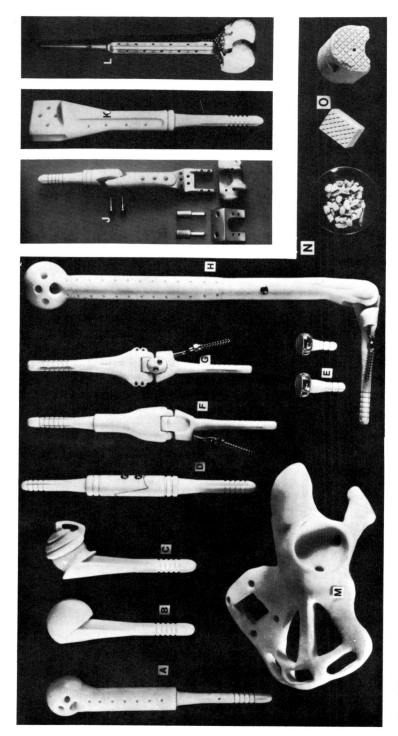

Abb. 1. Verfügbare Prothesentypen

Das Modell (G) wird in die im wesentlichen noch vorhandenen Epicondylen eingesetzt, so daß die Muskelansätze und dadurch die Funktion des Gelenkes weitgehend erhalten werden kann.

Auch der totale Oberarmersatz (H) kombiniert mit Schulter- und Ellbogengelenk, ist heute in verschiedenen Längen nach Maß möglich. Diese Prothesen ermöglichen es, bei Befall des ganzen Humerusknochens Amputationen und damit Verstümmelung des Patienten zu vermeiden. Die erste Anwendung erfolgte 1978 und gelangte bisher in 10 Fällen zum Einsatz. 4 Patienten haben bereits mehrere Jahre bei befriedigender Funktion überlebt.

Aufgrund dieser zahlreichen positiven Resultate, speziell aufgrund der Langzeitresultate mit den Tumorprothesen am proximalen Humerus, darf angenommen werden, daß doch bei rascher Behandlung mit solchen künstlichen Komponenten die Überlebenschance für die Patienten größer geworden ist.

Die Erfahrungen mit den isoelastischen Standard-RM-Prothesen für zementlosen Einbau ermöglichen es uns heute auch, speziellen Knochenersatz aus Kunststoff (I, K, L) — nach Röntgenbildern — teils kombiniert mit Metall kurzfristig herzustellen. In diesen Fällen werden teilweise die Komponenten aus Metall einzementiert. Dazu gehört der mit Prof. Burri, Ulm, entwickelte Tumor-Beckenersatz (M). Dieser besteht heute aus einer Grundform aus Polyacetalharz, welche je nach Größe des Patienten angepaßt werden kann. Die Verbindung bei der Symphyse erfolgt durch eine schmale Knochenplatte und die Fixation am Sacrum mit Schrauben. Die eingesetzte Gelenkpfanne besteht aus Polyäthylen. Insgesamt wurden innert 4 1/2 Jahren 28 Hemipelvektomien ausgeführt und 3 ganze Becken eingesetzt.

Der neueste künstliche Knochenersatz aus unseren Entwicklungen sind poröse Granulate (N) und Formkörper (O) aus Hydroxylapatit in verschiedenen Größen. Diese sind bisher als Füllmaterial bei Cysten und als Zusatz bei Spongiosaplastiken, sowie für die Überbrückung von Knochendefekten und bei Spondylodesen an der Wirbelsäule verwendet worden.

Literatur

Burri C, Rüter A (1980) Isoelastische Prothesen an der Schulter. Orthopädie 9:169-176
Bertele G (1980) Spätergebnisse der ersten aus isoelastischem Material gefertigten Oberarmprothese. Akt Traumatol 10:333-341
Müller KH, Müller-Färber J (1982) Diaphysenprothese zur operativen Behandlung von Knochenmetastasen des Oberarmschaftes. Unfallheilkunde B:85, Heft 12
Mathys R, Mathys R jun (1974) Die Grenzflächen Metall-Metall, Metall-Kunststoff, Kunststoff-Kunststoff. Springer, Berlin Heidelberg New York, S 401-408
Kinzl L, Burri C, Mohr W, Paulini K, Wolter D (1976) Gewebeverträglichkeit der Polymere Polyäthylen, Polyester und Polyacetalharz. Z Orthop 114:Heft 5, 777-784

Dr. h.c. Rob. Mathys, Güterstraße 5, CH-2544 Bettlach

Über die Möglichkeit der gleichzeitigen Anwendung von Hüftgelenksendoprothese und Marknagel

M. Faensen, F. Hahn und H.-R. Ottlitz

Abteilung für Unfall- und Wiederherstellungschirurgie im Klinikum Steglitz der FU Berlin (Leiter: Prof. Dr. R. Rahmanzadeh)

Die Kombination einer Hüftgelenksprothese mit einem Marknagel kann zur Anwendung kommen, wenn Veränderungen am Hüftgelenk und am Femurschaft gleichzeitig auftreten.

Die hauptsächlichen Indikationen sind:

1. Femurschaftfraktur bei Coxarthrose,
2. Femurschaftfraktur bei Hüftgelenksprothese,
3. Intraoperative Femurschaftfrakturen bei Prothesenimplantation,
4. Tumoröse Veränderungen am coxalen Femur und im Schaftbereich.

Alternative Verfahren sind die überlange Prothese und die Plattenosteosynthese in Kombination mit der Hüftgelenksprothese. Das Alter der Patienten und eine lange Krankengeschichte mit Inaktivitätsosteoporose erfordern bei der Anwendung der Platte häufig eine Verbundosteosynthese. Dieses Vorgehen stört die medulläre und periostale Vascularisation des Knochens. Überlange Prothesenschäfte und Platten verändern beide entscheidend die

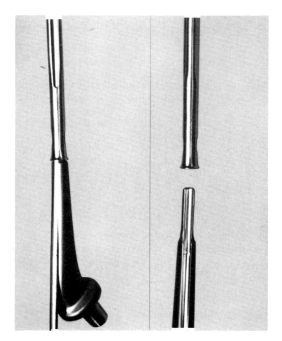

Abb. 1. Die Steckverbindung zwischen Prothesenschaft und AO-Nagel wird durch Abdrehen des distal fast runden Prothesenschaftes einer herkömmlichen Prothese erreicht.
Der AO-Nagel kann auf einer Strecke von 5 cm einen runden Schaft aufnehmen. Die laterale Nut ermöglicht die Anwendung eines Führungsspießes

Hefte zur Unfallheilkunde, Heft 165
Hrsg.: C. Burri/U. Heim/J. Poigenfürst
© Springer-Verlag Berlin Heidelberg 1983

Elastizität des Femur und können zu Ermüdungsfrakturen führen. Die notwendige Entfernung der Platte ist ein weiterer Nachteil.

Die gleichzeitige Anwendung von Prothese und Nagel wurde jedoch kaum vorgenommen, da beide Komponenten nicht ohne technische Schwierigkeiten verbunden werden können.

Einige Prothesenschäfte könnten bei ausreichendem Durchmesser in das Nagelende einige Zentimeter eingeführt werden. Ritter gab eine Verbindung an, bei der der Nagelschlitz in zwei Nuten am Prothesenschaft geführt wird. Beim ersten Verfahren ist die Verbindung selten stabil, beim zweiten muß der Nagelschlitz nach medial zeigen, damit die Rotation der Prothese stimmt. Die vorgegebene Antekurvation des Nagels ist dann ein Hindernis.

Beiden Verfahren gemeinsam ist der Nachteil, daß der Nagel ohne Führungsspieß eingeschlagen werden muß, so daß die Gefahr der Perforation besteht.

Um die Anwendung von Nagel und Prothese zu erleichtern, die Verbindung zwischen beiden Teilen zu stabilisieren und den Gebrauch des Führungsspießes zu ermöglichen, wurde eine herkömmliche Prothese modifiziert. Der im distalen Anteil runde Schaft wird auf normalerweise 12-14 mm abgedreht, je nach Stärke des Nagels, der nach Ausmessen des Röntgenbildes benutzt werden soll. Zur Anwendung kommen neue AO-Nägel, die proximal über eine Strecke von 5 cm rund sind, so daß die Prothese jede Position einnehmen kann und etwa 5 cm fest im Nagel steckt. An der Lateralseite der Prothese ist eine Nut, die den Führungsspieß aufnimmt, so daß Prothese und Nagel zusammen über dem Führungsspieß eingeschlagen werden können, nachdem im proximalen Femur Zement eingebracht wurde. Das distale Nagelende wird soweit gekürzt, daß die gesamte Montage der im Röntgenbild bestimmten Nagellänge entspricht (vergl. Abb. 1).

Durch die Antetorsion des Nagels wird beim Einschlagen in maximaler Adduktion und Außenrotation der Trochanter majus stark beansprucht, so daß er besonders beachtet werden oder osteotomiert werden muß. Durch die atypische Verlaufsrichtung des Nagels medial des Trochanters kann er eher in der Diaphyse verklemmen, so daß es sich empfiehlt, 1 mm mehr aufzubohren als üblich.

Literatur

Ritter G, Weigand H (1982) Spezielle Operationstechniken zur Versorgung traumatischer Frakturen im Bereich von Hüft- und Knieprothesen. Unfallchirurgie 8:27-32

Priv.-Doz. Dr. M. Faensen, Abteilung für Unfall- und Wiederherstellungschirurgie, Klinikum Steglitz der Freien Universität Berlin, Hindenburgdamm 30, D-1000 Berlin 45

Neue Untersuchungen zur Lockerungsursache von Hüfttotalendoprothesen

D. Gebauer

Orthopädische Klinik und Poliklinik der Universität München (Dir.: Prof. Dr. med. M. Jäger)

Als Gesamtergebnis kann zusammengefaßt werden, daß die Implantationsstellung ebenso wie die Reibungskräfte beim Gehen für die aseptische Lockerung der Pfanne eine untergeordnete Rolle spielen. Neue Ersatzwerkstoffe können das Temperaturproblem des konventionellen Knochenzementes deutlich abschwächen. Extreme Belastungen während des täglichen Lebens bieten eine gute Erklärung für die Einleitung einer Lockerung primär fester Pfanne.

1. Einführung

Die retrospektive Analyse von 2300 Operationen mit künstlichem Hüftgelenksersatz hatte einige Einflußfaktoren als mögliche Lockerungsursachen herausgestellt. Als Konsequenz aus diesen Ergebnissen erschien es sinnvoll, ein spezielles Untersuchungsprogramm zur Abschätzung des Einzeleinflusses dieser Faktoren durchzuführen. Nachdem umfangreiche Arbeiten über die Lockerungsursachen der Femurkomponente bekannt sind, lag das Schwergewicht des Programmes auf der Pfannenkomponente des künstlichen Gelenkes.

Material und Methode

Der geometrischen Pfannenstellung bei Implantation wird eine große Bedeutung für die Langzeitstabilität der Endoprothese beigemessen. Es sollte deshalb untersucht werden, ob diese initiale Stellung direkten Einfluß auf eine beschleunigte Lockerung der Pfanne hat. Zu diesem Zweck wurde ein Meßverfahren zur geometrischen Erfassung repräsentativer Implantatparameter zur Anwendung gebracht, bei dem die Parameter mit Hilfe von anatomischen Fixpunkten des knöchernen Beckens bestimmt wurden. Als Stellungswerte wurden das Antetorsionsmaß, der Inklinationswinkel und die Translation des Pfannenmittelpunktes und ihre Änderung während der röntgenologischen Verlaufskontrolle in Abhängigkeit vom Inklinationswinkel bei Implantation und von der Implantationsdauer bestimmt.

Zur Erfassung des Einflusses der Reibung auf die Lockerung wurde das übertragbare Reibmoment explantierter Endoprothesen unter ungünstigen Trockenreibungsverhältnissen im selbstgebauten Reibsimulator gemessen und mit rechnerisch und experimentell ermittelten Grenzwerten der Belastbarkeit des Pfannenlagers verglichen.

Zur Verringerung des durch die Polymerisation des PMMA-Knochenzementes entstehenden Temperaturniveaus wurde ein neuer Knochenzement entwickelt, der eine niedrigere Polymerisationstemperatur besitzt. Zur Prüfung der Eignung für die Fixierung von Endoprothesen wurden stets erste materialtechnische und tierexperimentelle Versuche durchgeführt.

Hefte zur Unfallheilkunde, Heft 165
Hrsg.: C. Burri/U. Heim/J. Poigenfürst
© Springer-Verlag Berlin Heidelberg 1983

Daneben wurde ein mathematisches Ersatzmodell des künstlichen Hüftgelenkes zur Anwendung gebracht, mit dem Extrembelastungen wie Stürze simuliert und in ihren Auswirkungen auf die Lockerung der Endoprothese abgeschätzt werden können.

3. Ergebnisse und Diskussion

Bei der Untersuchung der Lageveränderung der Pfannenkomponente findet sich kein enger funktioneller Zusammenhang mit der Implantationsdauer bzw. mit dem initialen Inklinationswinkel. Beim Vergleich der Lageveränderung von gelockerten und nicht gelockerten Prothesen läßt sich kein signifikanter Unterschied feststellen. Beide Gruppen weisen allerdings erstaunliche Veränderungswerte auf, so daß die Pfannenstellung bei Implantation — abgesehen von Extremabweichungen — keinen eindeutigen Hinweis auf eine Prädisposition für eine Lockerung gibt. Als maximal übertragbares Reibmoment der untersuchten Gelenke wurden unter einer für Gehbedingungen relevanten Druckkraft von 2400 N Werte von weniger als 15 Nm gemessen. Im Vergleich mit den von Kölbel [3] ermittelten kritischen Schubspannungen des Interface und den von Jäger [2] oder von Andersson [1] an Leichenpräparaten gemessenen Auslockerungsdrehmomenten der Pfanne zeigt sich, daß der singuläre Einfluß der durch die Reibung übertragenen Scherkräfte beim Gehen eine untergeordnete Rolle bei der Lockerung des Interface darstellt.

Die Prüfung des neuartigen Knochenzementes, der deutlich niedrigere Polymerisationstemperaturen erzeugt, ergab bei einigen mechanischen Eigenschaften gleichartige oder günstigere Werte als der PMMA-Zement; bei der Biegefestigkeit war der herkömmliche Zement dem neuen Material jedoch überlegen. Bei den ersten Tierversuchen konnte kein verifizierbarer Unterschied zwischen konventionellem und neuem Zement festgestellt werden.

Mit dem biomechanischen Ersatzmodell ließ sich mit Hilfe begleitender in vivo-Versuche zur Ermittlung der Randbedingungen herausfinden, daß Stürze von einer Höhe von 20 cm auf das gestreckte Bein Zerstörungen der Pfannenoberfläche und Trennungen im Interface herbeiführen können. Aus diesem Grund ist Extrembelastung, eventuell auch geringeren Ausmaßes, aber mit häufigerer Wiederholung eine mitentscheidende Bedeutung für die aseptische Pfannenlockerung zementierter Totelendoprothesen der Hüfte beizumessen.

Literatur

1. Andersson GBJ, Freeman MAR, Swanson SAV (1972) Loosening of the cemented acetabular cup in total hip replacement. J Bone Joint Surg 54 B:4, 590-599
2. Jäger M, Küsswetter W, Rütt J, Ungethüm M, Burchkardt R (1974) Experimentelle Torsionslockerung technisch verschieden implantierter Hüftendoprothesen. Z Orthop 112: 34-44
3. Kölbel R (1974) Mechanische Eigenschaften der Verbindung zwischen spongiösem Knochen und Polymethylmethacrylat bei periodischer Belastung. Arch Orthop Unfall Chir 80:31-43

Dr. med. habil., Dr. Ing. D. Gebauer, Orthopädische Klinik der Ludwig-Maximilians-Universität Klinikum Großhadern, D-8000 München

Die Verlängerung von Hüft- und Knieprothesen
mittels elastischer Metallschäfte für spezielle Anwendungsbereiche

G. Ritter und H. Weigand

Unfallchirurgische Abteilung der Chirurgischen Universitätsklinik Mainz
(Leiter: Prof. Dr. med. G. Ritter)

Traumatische Frakturen im Verankerungsbereich von Hüft- und Knieendoprothesen nehmen mit zunehmender Zahl der Endoprothesenträger in den letzten Jahren erheblich zu,
wobei schwere, atypische Frakturen sogar mit Verbiegung von Prothesenteilen möglich
sind. Die Problematik dieser Frakturen liegt einmal in der ungewöhnlichen Frakturform
mit Zerstörung der Prothesenverankerung im Knochen, zum anderen darin, daß bei implantierter Prothese übliche Osteosyntheseverfahren nur begrenzt einsetzbar sind. Besonders
schwierig oder auch gar nicht können solche Frakturen mit herkömmlichen Mitteln dann
zu versorgen sein, wenn die Fraktur im Bereich einer schon vorher bestehenden Prothesen-
lockerung liegt. Hier kann, wie wir schon mehrfach gesehen haben, die Knochencorticalis
des Oberschenkelschaftes sowohl im Bereich von Hüft- als auch von Knieendoprothesen so
extrem aufgebraucht und dünn sein, daß z.B. eine Plattenosteosynthese und eine stabile
Verankerung von Schrauben völlig unmöglich ist. Frakturen im Bereich schon vorher ausgelockerter Prothesen erfordern aber nicht nur eine Osteosynthese, sondern gleichzeitig einen
Wechsel der Prothese. Eine übliche Endoprothese kann unter diesen Bedingungen aber nicht
fest verankert werden und gleichzeitig als Osteosynthesemittel die Fraktur voll stabilisieren.
Frakturierte größere Knochenabschnitte einfach zu entfernen und z.B. am proximalen Oberschenkel durch eine sog. Krückstockprothese zu ersetzen, muß nach unseren früheren Erfahrungen wegen der schlechten funktionellen Ergebnisse heute abgelehnt werden.

Extrem langschaftige übliche Endoprothesen verursachen ebenfalls erhebliche Probleme:
Da die physiologische Antekurvation des Femur nicht berücksichtigbar ist, kann die Einführung so langer Schäfte sehr schwierig oder gar unmöglich sein und intraoperativ zu weiteren Zwischenfällen und Frakturen führen. Die langstreckige Einzementierung führt zu
ausgedehnter Zerstörung des Markraumgefäßsystems und gefährdet so weiter die in solchen
Fällen an sich schon gestörte Knochenvitalität. Die Biomechanik des Knochens wird durch
extrem starre und langschaftig einzementierte Prothesenschäfte für dauernd schwerwiegend
negativ verändert.

Für die Versorgung von solchen problematischen Schaftfrakturen im Bereich gelockerter
Endoprothesen, bei denen gleichzeitig ein Wechsel der Prothese erforderlich ist, haben wir
in unserer Klinik ein Verfahren mit Verlängerung von Hüft- und Knieendoprothesen mittels
elastischer Metallschäfte weiterentwickelt, das von Ritter 1979 zuerst für die Reparatur
ausgelockerter Knieendoprothesen, dann auch zur zementfreien Verankerung von Knieendoprothesen angegeben wurde und sich bei diesem Indikationsbereich auch in unserer
Klinik seit Jahren sehr bewährt hat:

Ausgangsmaterial für eine so modifizierte Hüftendoprothese ist die herkömmliche, ge-
schmiedete Protasul-10-Langschaftprothese bzw. am Knie eine Guepar-Prothese, in deren
Schäfte beidseits eine schmale, längsverlaufende Nut eingefräst ist (Ritter und Weigand
1982). Auf den Prothesenschaft und von dieser Nut geführt wird ein längsgeschlitztes Rohr

Hefte zur Unfallheilkunde, Heft 165
Hrsg.: C. Burri/U. Heim/J. Poigenfürst
© Springer-Verlag Berlin Heidelberg 1983

aufgeschlagen, wobei sich durch die elastische Verklemmung zwischen Marknagel und Prothesenschaft eine außerordentlich feste und mechanisch hochwertige Verbindung ergibt. Für diese Schaftverlängerung dienen übliche AO-Oberschenkel-Marknägel, bei denen das geschlossene obere Rohrende abgesägt ist. Der Vorteil dieses Verfahrens liegt einmal darin, daß Durchmesser und Länge des elastischen Schaftes sich für jeden einzelnen Fall im voraus durch präoperatives Ausmessen der Markhöhle auf dem Röntgenbild individuell auswählen lassen. Durch die richtige Wahl des aufzuschlagenden, geschlitzten Marknagels werden eine mit dieser Methode bestmögliche Frakturstabilisierung und gleichzeitig Prothesenverankerung erreicht. Ein weiterer wesentlicher Vorteil liegt in der einfachen und komplikationsarmen Operationstechnik: Die Ausführung der Operation entspricht weitgehend der offenen Marknagelung. Der elastisch verformbare Schaft paßt sich dem Verlauf der Markhöhle gut an, so daß Probleme, die sich sonst bei Verwendung spezieller Endoprothesen mit überlangem starren Schaft aufgrund der physiologischen Antekurvation des Femurs ergeben, nicht auftreten können. Ein wesentlicher Vorteil des Verfahrens liegt ferner darin, daß die Knochenernährung nur geringfügig beeinträchtigt wird. Da die Vascularisation des Knochens durch Zerstörung der Markraumgefäße im Bereich einer einzementierten Prothese ohnehin bereits erheblich beeinträchtigt ist, halten wir es für sehr bedenklich, die Knochenernährung durch Freilegung des Knochens von außen und Anlagerung einer Platte oder auch durch extrem langstreckige Einzementierung einer Prothese zusätzlich zu gefährden. Der von uns verwandte elastische lange Schaft wird zementfrei verankert. Bei dem nur gering notwendigen Aufbohren der Markhöhle wird das Gefäßsystem des Markraumes nur mäßiggradig zerstört, wobei erwartet werden kann, daß innerhalb weniger Wochen eine gute Gefäßregeneration stattfinden wird. Wesentlicher Vorzug unseres Verfahrens ist ferner, daß die Biomechanik des Knochens entscheidend weniger beeinträchtigt wird. Wie bei jeder Marknagelung gewährleistet die stramme Verklemmung des langen biege- und torsionselastischen Prothesenschaftes in der Markhöhle eine gute Stabilisierung der Fraktur und damit die Voraussetzung für eine dauerhaft stabil bleibende Prothesenverankerung. Auch nach erfolgter Frakturheilung wird die Biomechanik des Knochens hinsichtlich seiner physiologischen Beanspruchung ungleich weniger negativ verändert, als es nach Implantation starrer Spezialprothesen oder nach zusätzlichen Plattenosteosynthesen der Fall ist. Da der Schaft elastisch und zudem nicht einzementiert ist, verläuft später nach der Frakturheilung der axiale Kraftfluß wieder weitgehend physiologisch über den Knochen und nicht, wie bei starr einzementierten Prothesen, weitgehend über das Prothesenmaterial.

Das neue Operationsverfahren mit Verlängerung von Hüft- oder Knieendoprothesen mittels elastischer Metallschäfte hat sich in unserer Klinik, wie im Vortrag an mehreren Fällen demonstriert wird, außerordentlich bewährt, so daß wir es bei entsprechender Indikationsstellung unbedingt empfehlen können.

Literatur

Ritter H, Dege K, Kubba R (1979) Initial Experience with a Total Knee Prosthesis implanted without Bone Cement. Arch Orthop Traumat Surg 95:89-93
Ritter G, Wiegand H (1982) Spezielle Operationstechniken zur Versorgung traumatischer Frakturen im Bereich von Hüft- und Knieendoprothesen. Unfallchirurgie 8:27-32

Prof. Dr. med. G. Ritter, Abteilung für Unfallchirurgie der Chirurgischen Universitätsklinik, Langenbeckstr. 1, D-6500 Mainz

Experimentelle und klinische Erfahrungen mit einer neuen Bandfixationsplatte

L. Claes, C. Burri und W. Mutschler

Abteilung für Unfallchirurgie, Hand-, Plastische und Wiederherstellungschirurgie der Universität Ulm (Ärztl. Direktor: Prof. Dr. C. Burri)

Bandrupturen an der Insertionsstelle werden heute überwiegend durch Unterlegscheiben und Schrauben fixiert [4]. Dabei ist es unumgänglich die Schraube zentral durch die Unterlegscheibe und das Band zu drehen, wodurch es zu einer zusätzlichen Schädigung des Bandes kommt. Die kleine Kontaktfläche zwischen Unterlegscheibe und Band und die möglichen relativ hohen Schraubenfixationskräfte dürften die Ursache für die tierexperimentell beobachteten Drucknekrosen [5] unter solchen Unterlegscheiben sein. Um diese Nachteile zu vermeiden, entwickelten wir ein neues Implantat [1].

Eine Durchbohrung des Bandes mit einer Schraube wird bei der neuen Fixationsplatte dadurch vermieden, daß die Bandfixation durch das Implantat und die Implantatbefestigung durch eine Schraube räumlich voneinander getrennt wurden. Die Befestigungsschraube (6,5 mm Spongiosaschraube) liegt bei der neuen Fixationsplatte außerhalb des Bandansatzes (Abb. 1). Das Implantat mit einer Länge von 25 mm und einer Breite von 12 mm weist einen vorderen Teil mit 23 Spitzen auf, der der Bandfixation dient, während im hinteren Teil die Bohrung für die 6,5 mm Spongiosaschraube liegt (Abb. 1).

Die Auflagefläche des Spannbereiches und die Höhe der 23 dort angeordneten Spitzen (Abb. 1) wurde so gewählt, daß nur geringe Druckkräfte auf das Band ausgeübt werden und ein großer Anteil der mechanischen Verankerung durch den Formschluß zwischen Band und Spitzen bewirkt wird. Die Fixationsplatte läßt sich in der Mitte abwinkeln und kann so den jeweiligen anatomischen Gegebenheiten angepaßt werden.

Das neue Implantat wurde in biomechanischen und tierexperimentellen Untersuchungen auf seine Eignung getestet. In vitro lösten wir bei 10 Leichenknien den femoralen Bandansatz

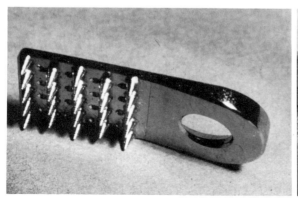
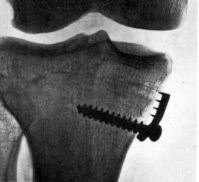

Abb. 1. Fixationsplatte zur Refixation von Collateralbändern (*links*) und Röntgenbild eines Einsatzes am medialen Knieseitenband (*rechts*)

Hefte zur Unfallheilkunde, Heft 165
Hrsg.: C. Burri/U. Heim/J. Poigenfürst
© Springer-Verlag Berlin Heidelberg 1983

des medialen Seitenbandes ab, refixierten diesen mit der Fixationsplatte und unterzogen diese Verankerung einer Zugprüfung. Die durchschnittliche Reißfestigkeit betrug 161 ± 27 N. Diese Ergebnisse lassen eine frühe funktionelle Nachbehandlung so versorgter Bandrupturen zu, da bei reiner Flexionsbewegung der Kniegelenke an den Collateralbändern wesentlich niedrigere Zugkräfte auftreten [2].

In tierexperimentellen Untersuchungen prüften wir die vasculären und histologischen Bedingungen des Bandes unter dem Implantat [3]. Dazu implantierten wir bei 11 Schafen je eine maßstäblich verkleinerte Fixationsplatte am intakten femoralen Bandansatz des medialen Knieseitenbandes [3]. Die Untersuchungen wurden am intakten Bandansatz durchgeführt, da mögliche Veränderungen der Bandhistologie nicht durch Heilungsvorgänge überlagert werden sollten.

12 Wochen nach Implantation explantierten wir die Kniegelenke von 9 Schafen, entfernten alle Implantate und resezierten alle Kapsel-Bandstrukturen mit Ausnahme des medialen Seitenbandes. An den Kniegelenken wurde die Zugfestigkeit des behandelten medialen Bandes getestet und mit der Festigkeit der unbehandelten kontralateralen Bänder verglichen. Die mit Implantaten behandelten Bänder rissen nie an der femoralen Verankerung an denen die Fixationsplatten implantiert waren, sondern − wie auf der Kontrollseite auch − an der tibialen Knocheninsertion. Der Mittelwert der Reißkräfte der operierten Bänder (584 ± 150 N) unterschied sich deshalb auch nicht signifikant von dem Wert der Kontrollseite (590 ± 204 N). Bei 2 Schafen führten wir eine Mikroangiographie durch und stellten nach Entkalkung der knöchernen Bandverankerungen histologische Schnitte und Mikroradiographien her.

Die Histologie zeigt eine Verringerung der Dicke des Seitenbandes um ca. 30%, jedoch keine Nekrosen oder Strukturunterbrechungen der Faserbündel. Die Mikroangiographien wiesen eine ausgeprägte Vascularisation des Plattenbettes nach [3].

Die experimentellen Untersuchungen weisen damit nach, daß es bei der Verwendung der Fixationsplatte nicht zur Schädigung der refixierten Bänder kommt und daß eine ausreichende postoperative Verankerungskraft erreicht wird.

Diese Befunde decken sich mit der klinischen Erfahrung. Seit 1979 [1] wird dieses Implantat in unserer Klinik bei nahezu allen frischen, am Bandansatz auftretenden Knieseitenbandrupturen verwendet. In mehr als 300 bisher vorliegenden Fällen zeigten sich bei der Explanation der Fixationsplatten ca. 3 Monate postoperativ keine Zeichen von Drucknekrosen, die Bänder waren an der fixierten Stelle fest verheilt.

Seit 1981 ist dieses Implantat allgemein verfügbar und wird in mehreren Kliniken eingesetzt.

Literatur

1. Burri C, Claes L, Mutschler W (1979) Eine neue Einlochplatte zur Reinsertion von Bandansätzen. Unfallchirurgie 5:100
2. Claes L, Burri C, Mutschler W, Plank E (1979) Experimentelle Untersuchungen zur Biomechanik der Seitenbänder am Kniegelenk. Langenbecks Arch Chir [Suppl] 217
3. Claes L, Burri C, Mutschler W, Neugebauer R (1981) Die Refixation von Bandansätzen mit einer neuen Fixationsplatte. In: Jäger M, Hackenbroch MH, Refior HJ (Hrsg) Kapselbandläsionen des Kniegelenkes. Thieme, Stuttgart New York
4. Müller W (1982) Das Knie. Springer, Berlin Heidelberg New York

5. v. Rechenberg B (1978) Experimentelle Untersuchungen zur Fixation der Lig. collateralia media mit Schrauben und Unterlegscheiben. Inauguraldissertation Zürich

Priv.-Doz. Dr. L. Claes, Labor für Experimentelle Traumatologie der Abteilung für Unfallchirurgie, Universität Ulm, Oberer Eselsberg, D-7900 Ulm

Der Fixateur externe bei Knieluxation und komplexen Kniebandläsionen

R. Johner[1], H.B. Burch[2], P. Ballmer[2] und R.P. Jakob[2]

1 Abteilung für orthopädische Chirurgie, Kantonsspital, Fribourg
2 Universitätsklinik für orthopädische Chirurgie, Inselspital, Bern

Offene und geschlossene Knieluxationen und Kniebandläsionen, insbesondere mit Verletzungen der Gefäße und Nerven, ergeben Probleme hinsichtlich der Nachbehandlung. Neben der Ruhigstellung im Gipsverband ist die Immobilisation des Kniegelenkes durch transarticuläre Steinmann-Nägel bekannt [1-5].

Seit Juli 1979 verwenden wir zur Stabilisierung einen unilateralen Fixateur externe. Er erlaubt auf einfache Weise, die Reposition in der gewünschten Stellung zu halten und ermöglicht postoperativ eine problemlose Wundbehandlung und Überwachung der peripheren Zirkulation. Das Ziel dieser Arbeit war es, den Einfluß der relativ langen rigiden Fixation auf die Gelenksbeweglichkeit und Stabilität zu untersuchen.

Patientengut und Methodik

Wir berichten über 14 Patienten, 12 Männer und 2 Frauen, im Alter von 21 bis 59 Jahren (Durchschnitt 37 Jahre). Alle Patienten hatten frische, traumatische Verletzungen. Dabei fanden sich 6 Fälle mit einer offenen Knieluxation, wobei 3 mal eine Läsion der Arteria poplitea vorlag. 5 Fälle wiesen eine geschlossene Luxation auf, dabei fand sich 1 mal eine Verletzung der Arteria poplitea. Bei 3 schweren Kniebandverletzungen ohne Luxation bestand 2 mal eine Läsion der Arteria poplitea, eine davon offen. Von den 11 Luxationen hatten 4 Nervenläsionen.

In allen 14 Fällen wurde das Knie nach erfolgter Reposition zu Beginn des Eingriffs mit einem unilateral ventral applizierten Klammerfixateur über 4 Schanzsche Schrauben in möglichst korrekter Stellung gehalten. In 9 Fällen wurde eine ventrale Montage am Ober- und Unterschenkel durchgeführt. In 5 Fällen legte man den Fixateur zur Vermeidung der Quadricepssehne lateral am Oberschenkel an. Nach der gefäßchirurgischen Versorgung wurden in 8 Fällen die Bandläsionen versorgt. Bei den restlichen Patienten verzichteten wir wegen prekärer Weichteilverhältnisse auf eine größere Exploration mit Bandnähten, so daß das Anlegen des Fixateurs neben dem notwendigen Debridement die einzige Maßnahme darstellte.

Hefte zur Unfallheilkunde, Heft 165
Hrsg.: C. Burri/U. Heim/J. Poigenfürst
© Springer-Verlag Berlin Heidelberg 1983

13 Patienten wurden nachkontrolliert, ein Patient war 2 Wochen nach dem Unfall an zusätzlichen schweren Verletzungen gestorben. Die Nachkontrolle erfolgte durchschnittlich nach 19 Monaten (maximal 43, minimal 4 Monate). Die Befragung und klinische Untersuchung wurde durch eine detaillierte radiologische Untersuchung mit mindestens 8 gehaltenen Aufnahmen ergänzt. Das Schubladenphänomen wurde auf diesen Bildern nach der Methode der Lyoner Schule ausgemessen.

Resultate

Die *Kniebeweglichkeit* betrug bei 11 Patienten im Durchschnitt 120-5-0° (maximal 140-0-0, minimal 90-0-10). 2 Patienten hatten eine schlechte Beweglichkeit. Bei dem einen wurde der Fixateur wegen zusätzlichen plastischen Eingriffen während 13 Wochen belassen, was zu einer Flexion/Extension von 60-15-0° führte. Beim 2. Patienten wurde wegen schwerer Weichteilverletzung die Kreuzbandversorgung erst nach 4 Wochen durchgeführt. Es resultierte eine Beweglichkeit von 55-15-0°.

Bei der *Kniestabilität* interessierte uns vor allem das Ausmaß der hinteren Schublade. Bei den 8 Fällen mit primär versorgten Bandläsionen stellten wir radiologisch eine hintere Schublade von durchschnittlich 4,8 mm (maximal 13 mm, minimal 0 mm) fest. Die 5 Fälle ohne Bandnaht ergaben eine durchschnittliche hintere Schublade von 12,5 mm (maximal 13 mm, minimal 12 mm). Bei den Patienten mit primären Bandnähten hatte einer ein allseits stabiles Gelenk, je einer eine leichte antero-laterale respektive antero-mediale Instabilität, je 2 eine leichte respektive mittelschwere postero-laterale Instabilität und einer eine mittelschwere hintere Instabilität. Ohne Bandnaht fanden sich bei allen 5 Patienten mittelschwere bis schwere Instabilitäten nach vorne und hinten. Einer dieser Patienten klagt über leichtere Beschwerden, 2 sind nur mit einer Schiene gehfähig, einer davon hat sich inzwischen einer Kniebandrekonstruktion unterzogen.

Zusammenfassend hat sich die Behandlung der offenen und geschlossenen Knieluxationen sowie komplexer Kniebandläsionen mit dem Fixateur externe bewährt. Bei einer Stabilisierung von 6-7 Wochen kann mit einer befriedigenden Kniebeweglichkeit gerechnet werden. Persistierende, klinisch relevante Knorpelschäden haben wir dabei nicht beobachtet. Wenn immer möglich, sollten primär die Bänder versorgt werden. Das Ausmaß der vom Fixateur gehaltenen Flexion hat in unserem Krankengut keinen Einfluß auf die resultierende Beweglichkeit und Stabilität gehabt. Sie kann deshalb entsprechend dem vorliegenden Verletzungsmuster zwischen 10 und 50° gewählt werden. Außer 3 folgenlos ausgeheilten Nagelinfektionen haben wir keine Nachteile beobachtet.

Literatur

1. Dejour H, Paillot JM, Lapeyre B, Amr F (1976) Les lésions isolées du ligament croisé postérieur. Rév Chir Orthop [Suppl] 62:129-36
2. Jones ER, Smith EC, Bone GE (1979) Vascular and orthopedic complications of knee dislocation. Surg Gyn Obst 149:554-558
3. Moore HA, Larson RL (1980) Posterior cruciate ligament injuries. Am J Sports Med 8: 68-78

4. Trickey EL (1968) Rupture of the posterior cruciate ligament of the knee. J Bone Joint Surg 50-B:334-341
5. Trickey EL (1980) Injuries to the posterior cruciate ligament. Clin Orthop 147:76-81

Dr. med. R. Johner, Abteilung für orthopädische Chirurgie, Kantonsspital, CH-1700 Fribourg

Schienbeinkopf-Osteotomie mit neuer Zuggurtungsplatte — Technik und klinische Ergebnisse

G. Giebel, H. Tscherne, N. Haas und H.-J. Oestern

Unfallchirurgische Klinik der Medizinischen Hochschule Hannover
(Direktor: Prof. Dr. H. Tscherne)

Zur Behandlung der überwiegend hemiarticulär ausgebildeten Varus- oder Valgusgonarthrosen hat sich die supratuberculäre Keilosteotomie bewährt.

Nach einem Vorschlag von Weber wurde zunächst die supratuberculäre Keilosteotomie so durchgeführt, daß das Periost medial intakt bleibt. Es entsteht dadurch ein Zuggurtungseffekt, daß lateral proximal der Osteotomie eine flachgebogene Halbrohrplatte mit einer distal verankerten Zugschraube eingeschlagen wird. Dadurch wird die Osteotomie unter Kompression gesetzt. Da die Halbrohrplatte jedoch eine ungenügende Stabilität zu vermitteln schien, wurde für diesen Zweck eine Platte entwickelt und klinisch eingesetzt.

Es handelt sich hierbei um eine Klingenplatte mit zwei Schraubenlöchern, die nebeneinander platzsparend angeordnet sind (Abb. 1).

Die Nachbehandlung erfolgt funktionell, eine Vollbelastung nach 8-10 Wochen.

Im Folgenden werden die nach beiden Verfahren operierten Patientengruppen miteinander verglichen.

Nachuntersuchung

63 *Varusfehlstellungen* von 72 operierten Kniegelenken konnten nachuntersucht werden. Das durchschnittliche Operationsalter lag bei 58 Jahren (22-81 Jahre).

45 Deformitäten entstanden idiopathisch, 9 nach Meniscektomie, 3 posttraumatisch und eine postinfektiös. 5 mal handelte es sich um Präarthrosen.

Die mechanischen femoro-tibial-Winkel lagen präoperativ zwischen 2 und 23° Varus.

Die Verteilung der Osteosynthesen zeigt Tabelle 1.

Postoperativ wurden jeweils 3 Hämatome revidiert, 3 Infekte und 2 Pseudarthrosen (Klingenplatte) heilten nach Reintervention aus. Dabei ist zu berücksichtigen, daß das mit Klingenplatte versorgte Patientenkollektiv doppelt so groß ist, wie das mit Halbrohrplatte behandelte.

Hefte zur Unfallheilkunde, Heft 165
Hrsg.: C. Burri/U. Heim/J. Poigenfürst
© Springer-Verlag Berlin Heidelberg 1983

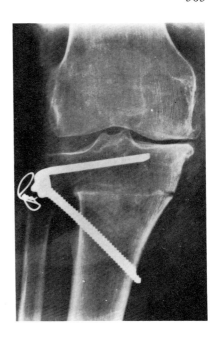

Abb. 1. Supratuberculäre Tibia-Osteotomie mit Zuggurtungsplatte

Tabelle 1. Verteilung der Osteosynthesen

Halbrohrplatte	21 x
Klingenplatte	42 x

Tabelle 2. Re-Varisierung bei Nachuntersuchung

	Patienten	%
Halbrohrplatte (n = 21)	7	33
Klingenplatte (n = 42)	1	2

Tabelle 3. Beurteilung der Ergebnisse durch die Patienten

	1. Gruppe (n = 21)	2. Gruppe (n = 42)
Sehr gut + gut	(14 P.) 67%	(32 P.) 76%
Befriedigend	(4 P.) 19%	(6 P.) 14%
Schlecht	(3 P.) 14%	(4 P.) 10%

Bei der Nachuntersuchung (Tabelle 2) fiel auf, daß es bei der Verwendung der Halbrohrplatte 16 x so häufig zu Re-Varisierungen gekommen war, als bei der Klingenplatte.

Auch bei der Beurteilung der Ergebnisse durch die Patienten (Tabelle 3) schnitt die 2. Gruppe (Klingenplatte) deutlich besser ab, obwohl noch nicht in allen Fällen ein Endzustand erreicht war.

In 5 Fällen waren Restzustände nach Peronaeusläsionen vorhanden. In einem Extremfall war eine inkomplette motorische Läsion nachweisbar.

Schlußfolgerung

Die Osteosynthese mit der Klingenplatte führt zu einer starken dynamischen Stabilisierung der supratuberculären Keilosteotomie, die bei der Verwendung einer Halbrohrplatte nicht in diesem Ausmaß gegeben ist. Die flachgebogene Halbrohrplatte verformt sich leicht und kann die Osteotomie nur mit einer Schraube komprimieren. Beide Platten können im Gegensatz zu T-Platten und Metall-Klammern keine Sperrwirkung ausüben. Es tritt keine stress-protection auf. Wenn die Osteotomie verheilt ist, hat die Platte keine biomechanische Funktion und Wirkung mehr. Ihre Dimension trägt der geringen Weichteildeckung des lateralen Tibiakopfes Rechnung. Gegenüber der äußeren Fixation vermittelt die Platte bei diesen gelenknahen metaphysären Osteotomien in dem oft alters-osteoporotischen Knochen eine zuverlässige Stabilität. Die äußeren Spanner behindern besonders den älteren Menschen und verlangen eine zuverlässige Pflege. Bei der Osteotomie mit der Klingenplatte ist besonders darauf zu achten, daß die Klinge osteotomiefern und parallel zum Gelenk liegt. Die beiden Zugschrauben müssen dosiert angezogen werden, da die Kompression sonst so stark wird, daß sich die laterale Corticalis des distalen Fragmentes in die Spongiosa des überhängenden proximalen Fragmentes einstaucht. Dadurch resultiert eine zunehmende Valgus-Deformität.

Wir verwenden dieses Verfahren, weil es zu besseren Ergebnissen geführt hat. Es stabilisiert zuverlässig die Osteotomie und erhält sicherer den Korrekturwinkel.

Literatur

1. Coventry MB (1973) Osteotomy about the Knee for Degenerative and Rheumatoid Arthritis. J Bone Joint Surg 55A:23
2. Haas N, Behrens S, Jacobitz J (1978) Technik und Ergebnisse der kniegelenksnahen Osteotomien. Unfallheilkunde 81:634
3. Jackson JP, Waugh W (1961) Tibial Osteotomy for Osteoarthritis of the Knee. J Bone Joint Surg 43B:746
4. Maquet J (1980) Biomechanics of the Knee. Springer, Berlin Heidelberg New York
5. Weber BG, Wörsdörfer O (1980) Zuggurtungsosteosynthese bei Tibiakopfosteotomie. Z Orthop 118:637

Dr. G. Giebel, Unfallchirurgische Klinik, Medizinische Hochschule Hannover, Konstanty-Gutschow-Str. 8, D-3000 Hannover 61

Die „Kleinfragment-Zuggurtung" und ihre Anwendung in der Handchirurgie

W. Zimmerli

Bezirksspital Oberdiessbach/Schweiz

Mit Kirschner-Drähten und den AO-Implantaten sind viele operationstechnische Probleme der Osteosynthese an der Hand zu lösen. Die Prinzipien sind aus den Arbeiten von Bunnell [4], Böhler [2], Müller et al. [6], A. Pannike [7], Heim und Pfeiffer [5] bekannt. Sehr kleine, dislocierte Fragmente, an denen ein Band oder eine Sehne ansetzt, sind aber häufig für Kirschner-Drähte oder Schrauben zu verletzlich. Da es sich meist um Gelenkfrakturen handelt, ist eine ideale Reposition erwünscht und damit eine Osteosynthesemethode gesucht. Adler [1] hat kürzlich eine Methode für die Busch-Fraktur beschrieben. Büchler [3] (Leitender Arzt für Handchirurgie, Universitätsspital Bern, Schweiz) hat mir vor einigen Jahren seine Methode der Zuggurtungsosteosynthese gezeigt. Sie hat sich in meinen Händen in der täglichen Handchirurgie bewährt. Deshalb sollen die Operationstechnik mit einigen Tricks dargestellt und die Indikationen aufgezählt werden.

Technik

Der Zugang wird nach den üblichen Operationsmethoden der Handchirurgie gewählt. Es empfiehlt sich die Verwendung der Lupenbrille. Das Fragment und der Fragmentsitz werden angefrischt, eine kurze, feine Spritzkanüle wird hart auf den Knochen parallel zur Frakturebene durch die Fasern der Sehne oder des entsprechenden Bandes durchgezogen, ohne das Knochenfragment überhaupt mit einem scharfen Instrument zu fassen (Abb. 1b). Diese Kanüle muß so dick sein, daß ein monofiler Stahldraht in angepaßter Dicke (3-0 bis 0) in die Kanülenspitze eingeführt werden kann. Mit Hilfe dieser Kanüle wird dann der Stahldraht an der gewünschten Stelle eingezogen. Distal genau in der Verlängerung des Fragmentbettes, also in der Verlängerung der Zugrichtung der Sehne oder des Bandes, wird ein queres Bohrloch parallel zur Frakturebene mit einem 1,1 mm Bohrer angelegt (Abb. 1a). Wieder mit Hilfe der Spritzkanüle oder direkt wird der monofile Draht durchgezogen und dieser nach Reposition des Fragmentes unter Zug gequirlt (Abb. 1c, d und f). Der Quirl wird an eine nicht störende Stelle gelegt und die Wunde verschlossen. Nach zwei bis drei Tagen Ruhigstellung mit einer Gipsschiene wird mit der überwachten aktiven Bewegung begonnen. Zum Schutz wird zwischenzeitig die Gipsschiene in den ersten drei bis vier Wochen getragen. Die Arbeitsaufnahme erfolgt erst nach Anheilen des Fragmentes nach vier bis sechs Wochen. Eine Drahtentfernung erübrigt sich in vielen Fällen.

Operationstricks

1. Um den Zugang nicht unnötig zu erweitern und um Knochenfreilegungen zu vermeiden, ist es häufig sinnvoll, nicht ein gerades, sondern ein winkelförmiges bis rundes Bohrloch durch doppeltes Bohren pfeilförmig gegen das Innere des Knochens anzulegen. Mit dem

Hefte zur Unfallheilkunde, Heft 165
Hrsg.: C. Burri/U. Heim/J. Poigenfürst
© Springer-Verlag Berlin Heidelberg 1983

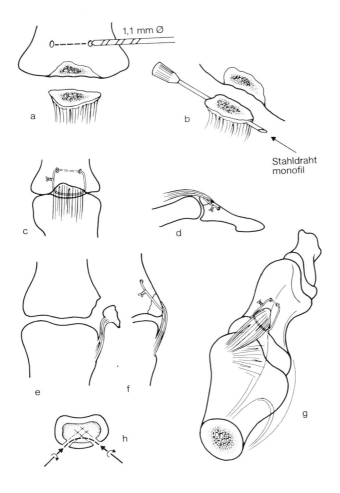

Abb. 1. Operationstechnische Details der Kleinfragment-Zuggurtung nach Büchler

Ende einer Tuchklemme oder mit dem feinen Repositionshaken der AO läßt sich die gekrümmte Drahteinlage vorbereiten. Dies verlangt natürlich auch ein entsprechendes Krümmen der Drahteinführkanüle oder des Drahtes (Abb. 1h).

2. Sowohl bei den Collateralbandausrißfrakturen an den Mittelphalanxbasen als auch bei der Ausrißfraktur beim Skidaumen, sind im Bereich des vorgesehenen Bohrloches Kapsel- und Sehnenscheidenstrukturen zwischengelagert, die vom Bohrloch unterfahren werden müssen (Abb. 1g). Es ist sehr wichtig, diese Strukturen so zu unterfahren, daß der Zuggurtungsdraht gradlinig auf die Zugrichtung des Bandes zuläuft und nicht durch Weichteile abgelenkt wird, was die saubere Zuggurtungswirkung in Frage stellen würde.

Einschränkungen

1. Frakturen, die älter als 10 Tage sind, lassen sich nicht mehr nach dieser Methode operieren.
2. Wenn die Kantenfrakturen nicht disloziert sind, weil sie subperiostal geschient sind, besteht keine Operationsindikation. Eine Ruhigstellung mit Gips oder Stack-Schiene genügt.
3. Diese Methode darf nicht angewandt werden bei Mehrfragment- oder Trümmerbrüchen.
4. Die ärztlich überwachten Bewegungsübungen sollen nur bei intelligenten Patienten durchgeführt werden. Bei weniger differenzierten Patienten ist ein fester Gipsverband, der bis zur Frakturheilung nicht entfernt werden kann, vorzuziehen.

Indikationen

1. Intraarticulär reichende, dislocierte Strecksehnenausrißfrakturen der Fingerendphalanx (Busch-Fraktur).
2. Intraarticulär reichende, dislocierte ulnare Collateralband-Ausrißfrakturen an der Grundphalanx des Daumens (Ski-Daumen).
3. Die seltenen, dislocierten Collateralband-Ausrißfrakturen an der Mittelphalanx der Langfinger.
4. Luxierende Benettfrakturen mit sehr kleinem medialen Fragment.

Literatur

1. Adler H (1982) Die Zuggurtungsosteosynthese beim knöchernen Fingerstrecksehnenabriß (sog. Busch-Fraktur). Handchirurgie 14:121-122
2. Böhler J (1972) Die Eingriffe an Knochen und Gelenken. Allgemeine und spezielle chirurgische Operationslehre, Band X/3. Springer, Berlin Heidelberg New York, S 154-201
3. Büchler U, Persönliche Mitteilung.
4. Bunnell S. Böhler J (1958/59) Die Chirurgie der Hand. Maudrich, Wien
5. Heim U, Pfeiffer KM, Periphere Osteosynthesen. Springer, Berlin Heidelberg New York
6. Müller ME, Allgöwer M, Schneider R, Willenegger H (1977) Manual der Osteosynthese, 2. Aufl. Springer, Berlin Heidelberg New York
7. Pannike A (1972) Osteosynthese in der Handchirurgie. Springer, Berlin Heidelberg New York

Dr. W. Zimmerli, Chefarzt, Bezirksspital, CH-3515 Oberdiessbach

Hefte zur Unfallheilkunde

Beihefte zur Zeitschrift „Unfallheilkunde/Traumatology"
Herausgeber: J. Rehn, L. Schweiberer

140. Heft:
Frakturen und Luxationen im Beckenbereich
12. Reisensburger Workshop zu Ehren von
A. N. Witt, 15. bis 17. Februar 1979
Herausgeber: C. Burri, A. Rüter
Unter Mitarbeit zahlreicher Fachwissenschaftler
1979. 1 Porträt, 136 Abbildungen, 87 Tabellen.
XIII, 262 Seiten
DM 58,-. ISBN 3-540-09647-7

141. Heft:
14. Tagung der Österreichischen Gesellschaft für Unfallchirurgie
6. bis 7. Oktober 1978, Salzburg
Kongreßbericht im Auftrage des Vorstandes
zusammengestellt von A. Titze
1980. 281 Abbildungen, 74 Tabellen.
XVII, 319 Seiten
DM 108,-. ISBN 3-540-09878-X

142. Heft: P. Hertel
Verletzung und Spannung von Kniebändern
Experimentelle Studie
1980. 61 Abbildungen, 25 Tabellen.
VII, 94 Seiten
DM 40,-. ISBN 3-540-09847-X

143. Heft:
Antibiotica-Prophylaxe in der Traumatologie
Von D. Stolle, P. Naumann, K. Kremer, D. A. Loose
1980. 1 Abbildung, 7 Tabellen. IX, 55 Seiten
DM 23,-. ISBN 3-540-09851-8

144. Heft: J. Harms, E. Mäusle
Biokompatibilität von Implantaten in der Orthopädie
1980. 63 Abbildungen, 12 Tabellen.
IX, 119 Seiten
DM 54,-. ISBN 3-540-09852-6

145. Heft: G. Lob
Chronische posttraumatische Osteomyelitis
Tierexperimentelle und klinische Untersuchungen zu einer oralen antibakteriellen Vaccination
1980. 19 Abbildungen, 23 Tabellen.
IX, 108 Seiten
DM 48,-. ISBN 3-540-09946-8

146. Heft: J. Rehn, H. P. Harrfeldt
Behandlungsfehler und Haftpflichtschäden in der Unfallchirurgie
1980. V, 40 Seiten
DM 15,-. ISBN 3-540-09896-8

147. Heft: L.-J. Lugger
Der Wadenbeinschaft
1981. 69 Abbildungen, 10 Tabellen.
VIII, 100 Seiten
DM 38,-. ISBN 3-540-10421-6

149. Heft:
Verletzungen der Wirbelsäule
13. Reisensburger Workshop zu Ehren von
H. Willenegger
14. bis 16. Februar 1980
Herausgeber: C. Burri, A. Rüter
Unter Mitarbeit zahlreicher Fachwissenschaftler
1980. 1 Porträt, 168 Abbildungen, 38 Tabellen.
XIII, 270 Seiten
DM 64,-. ISBN 3-540-10202-7

150. Heft: E. Jonasch, E. Bertel.
Verletzungen bei Kindern bis zum 14. Lebensjahr
Medizinisch-statistische Studie über
263 166 Verletzte
1981. 5 Abbildungen, 188 Tabellen.
XI, 146 Seiten
DM 42,-. ISBN 3-540-10476-3

151. Heft: R. Kleining:
Der Fixateur externe an der Tibia
Biomechanische Untersuchungen
1981. 78 Abbildungen, 12 Tabellen.
VII, 85 Seiten
DM 34,-. ISBN 3-540-10665-0

Springer-Verlag
Berlin
Heidelberg
New York
Tokyo

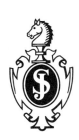

Hefte zur Unfallheilkunde

Beihefte zur Zeitschrift „Unfallheilkunde/Traumatology"
Herausgeber: J. Rehn, L. Schweiberer

152. Heft: F. Klapp
Diaphysäre und metaphysäre Verletzungen im Wachstumsalter
Eine experimentelle Studie
1981. 51 zum Teil farbige Abbildungen in
106 Einzeldarstellungen. VII, 77 Seiten
DM 49,–
ISBN 3-540-10760-6

153. Heft:
44. Jahrestagung der Deutschen Gesellschaft für Unfallheilkunde e.V.
19. bis 22 November 1980, Berlin
Kongreßbericht im Auftrage des Vorstandes
zusammengestellt von J. Probst, A. Pannike
1981. 184 Abbildungen. XXIV, 531 Seiten
DM 128,–
ISBN 3-540-10926-9

154. Heft: F. Eitel
Indikation zur operativen Frakturenbehandlung
Experimentalchirurgische und klinische Aspekte
1981. 38 Abbildungen. VIII, 88 Seiten
DM 36,–
ISBN 3-540-10995-1

155. Heft:
Verletzungen des Ellbogens
14. Reisensburger Workshop
19. bis 21. Februar 1981
Herausgeber: C. Burri, A. Rüter
Unter Mitarbeit zahlreicher Fachwissenschaftler
1982. 213 Abbildungen.
XIII, 325 Seiten
DM 98,–. ISBN 3-540-11028-3

157. Heft:
16. Jahrestagung der Österreichischen Gesellschaft für Unfallchirurgie
3. bis 4. Oktober 1980, Salzburg
Kongreßbericht im Auftrage des Vorstandes
zusammengestellt von J. Poigenfürst
1982. 196 Abbildungen. XXII, 416 Seiten
DM 128,–. ISBN 3-540-11387-8

158. Heft:
45. Jahrestagung der Deutschen Gesellschaft für Unfallheilkunde e.V.
22. bis 25. November 1981, Berlin
Kongreßbericht im Auftrage des Vorstandes
zusammengestellt von A. Pannike
1982. 289 Abbildungen. XXVI, 754 Seiten
DM 168,–. ISBN 3-540-11718-0

159. Heft: B. Helpap
Die lokale Gewebsverbrennung
Folgen der Thermochirurgie
1983. 46 Abbildungen. X, 90 Seiten
DM 36,–. ISBN 3-540-11891-8

160. Heft:
Verletzungen des Schultergürtels
15. Reisensburger Workshop zu Ehren von
M. Allgöwer
18. bis 20. Februar 1982
Herausgeber: C. Burri, A. Rüter
Unter Mitarbeit von zahlreichen Fachwissenschaftlern
1982. 194 Abbildungen. XV, 284 Seiten
DM 169,–. ISBN 3-540-11767-9

161. Heft:
Die Verriegelungsnagelung
3. Internationales Verriegelungsnagel-Symposium
2. und 3. April 1982, Frankfurt/Main
Herausgeber: J. Mockwitz, H. Contzen
1983. 107 Abbildungen. XII, 190 Seiten.
DM 78,–. ISBN 3-540-12009-2

162. Heft
Fraktur und Weichteilschaden
28. Hannoversches Unfallseminar
7. November 1981
Herausgeber: H. Tscherne, L. Gotzen
Unter Mitarbeit von zahlreichen Fachwissenschaftlern
1983. 104 Abbildungen. IX, 160 Seiten.
DM 78,–. ISBN 3-540-12095-5

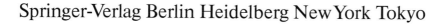

Springer-Verlag Berlin Heidelberg New York Tokyo